근골격 재활초음파를 이용한

운동치료

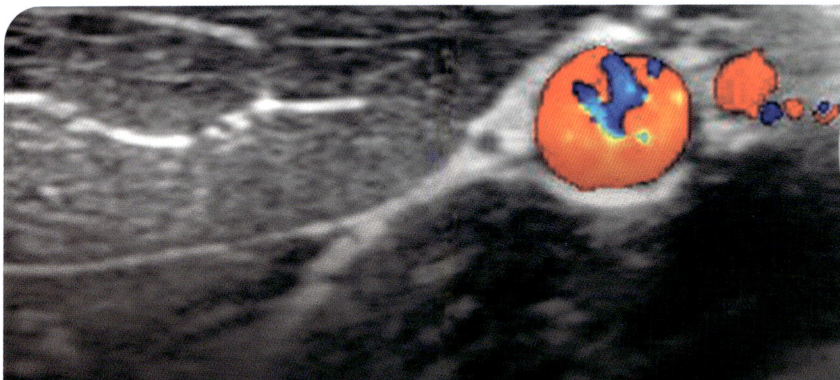

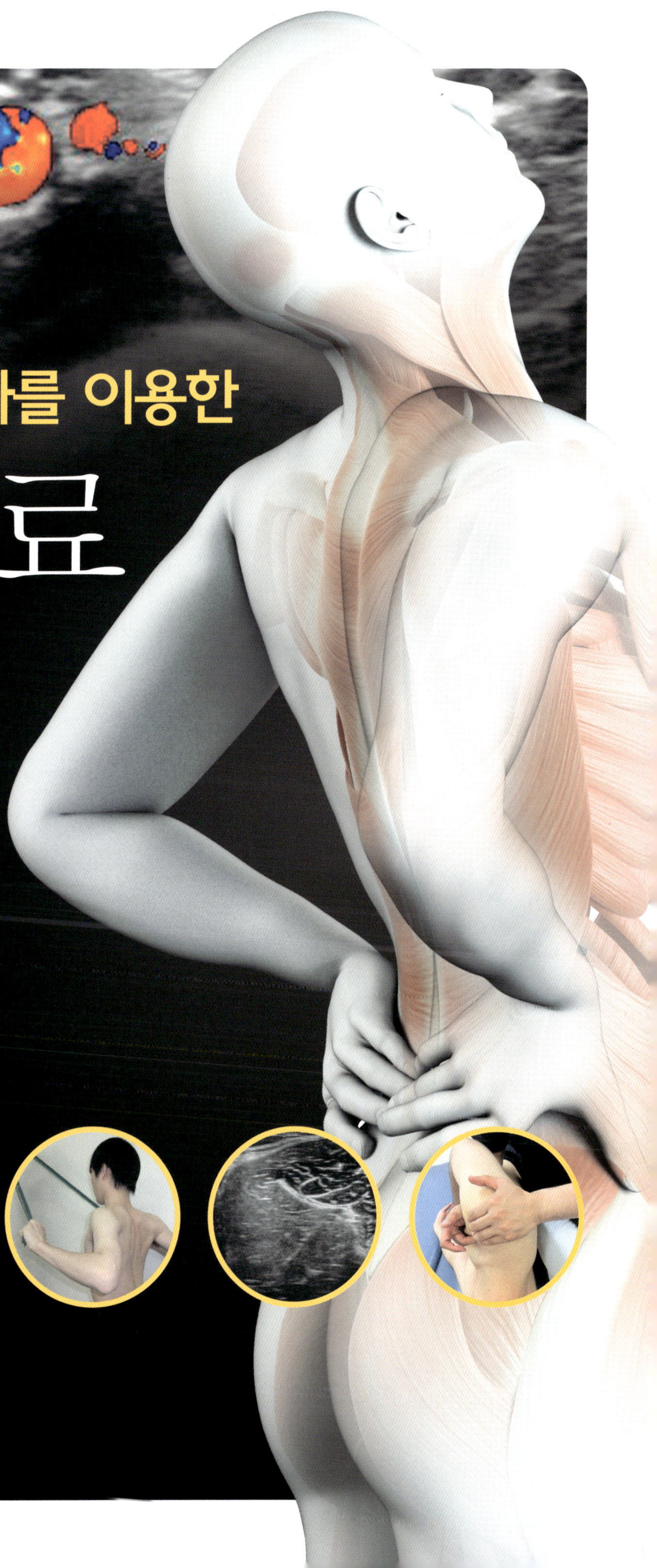

근골격 재활초음파를 이용한

운동치료

Shintaro Kudo

이완희 옮김

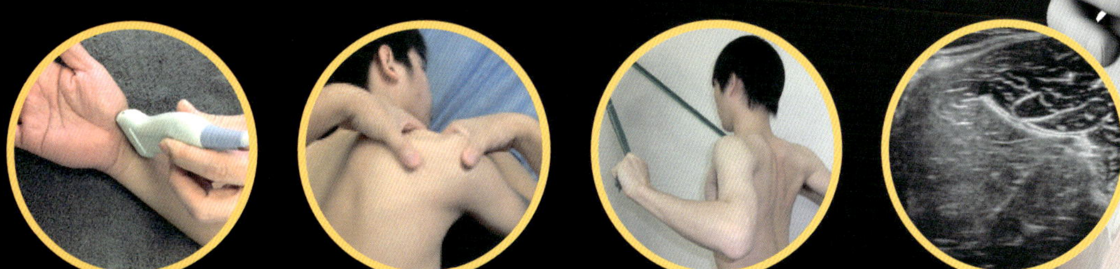

신흥메드싸이언스

Authorized translation from the Japanese language edition, entitled
運動療法の「なぜ？」がわかる超音波解剖
ISBN 978-4-260-02031-2
編著:　工藤　慎太郎
published by IGAKU-SHOIN LTD., TOKYO Copyright ⓒ 2014

근골격 재활초음파를 이용한 운동치료

2015년 11월 20일 발행

지 은 이　Shintaro Kudo
옮 긴 이　이 완 희
발 행 인　홍 성 혁
발 행 처　신흥메드싸이언스
주　　소　서울시 영등포구 양평동 3가 15-1번지
　　　　　월드메르디앙비즈센터 501호
등록번호　제318-2007-000077호
전　　화　02-2165-8670
팩　　스　02-2165-8675
홈페이지　www.shmed.co.kr

ISBN　978-89-6498-051-4　93510
정　　가　40,000원

저자 서문 - 근골격 재활초음파를 이용한 운동치료

골격근은 근육과 신경 · 혈관 및 그것들을 연결하는 근막이나 힘줄과 같은 결합조직으로 구성되어 있다. 이것은 물리치료를 배우기 시작하여 처음으로 이해하는 해부학적 지식으로 서로 다른 조직이 복합되어 뼈대근육의 점탄성(viscoelasticity)을 구성하고 있다.

처음으로 임상현장을 접했을 때, 나는 이 해부학적 사실의 중요성을 생각할 겨를도 없이, 오로지 근육 트레이닝과 신장만을 생각했었다. 근육을 펼 때는 '근육의 기시와 종지를 3차원적으로 구분하려면 어떻게 해야 할까?', 트레이닝에서는 '최대한 대상 근육을 선택적으로 수축하자'라고 생각했었다. 하지만 선배 치료사들의 치료를 견학하고서는 왠지 치료 효과가 다른 것을 알았다. 자세히 보니 단순히 잡아당기는 것만이 아니라, 근육 자체를 압박하거나 움직이는 등의 조작을 가하는 것이었다. 똑같이 따라 해 보니 왠지 이전보다 스트레치를 잘 한 것 같았다. 많은 치료사들은 이런 경험을 해 보았을 것이다.

이것이 운동요법을 행할 때의 테크닉(technic)이다. Technic의 어원은 그리스어 'techne'이고, '원리를 이해한 후에 행한다'는 의미이다. 해부학 · 생리학 · 운동학 등의 기초 분야에서 이 원리를 분명히 밝히는 것이 기초 물리치료학이다.

해부학을 학습할 때는 물리치료와의 관계에서 3차원적 위치관계를 이해하는 것이 중요하다. 인체해부학 실습에서 3차원적 위치관계가 명확해지면, 치료사는 대상자의 신체를 보다 정밀하게 이미지화할 수 있다.

나는 육안해부학을 연구하여 뼈대근육의 3차원적 위치관계를 확인할 수 있게 되자, 이번에는 '이것이 움직이면 어떻게 될까?'에 흥미를 가지게 되었다. 그래서 생체역학(biomechanics) 연구실의 문을 두드려 운동 분석 기법과 초음파 영상진단 장치를 통해 뼈대근육을 관찰하는 세계로 빠져들었다.

장치에서의 3차원적 위치관계를 이해하는 것은 중요하다. 그러나 우리들은 3차원 공간에 시간축을 더한 4차원 시공간에서 살고 있다. 그리므로 뼈대근육의 위치관계를 3차원 공간이 아닌, '4차원 시공간에서 이해하는 것'이 요구된다. 이것을 가능하게 하는 것이 '초음파해부학'의 매력일 것이나. 단, 초음파 영상 장치에서 보는 영상은 거의 흑백의 2차원적인 영상이다. 거기서 '4차원 시공간에서 이해하기'까지는 인체해부학 실습에서 갈고 닦은 3차원 공긴의 이미지화가 필수이다. 본서에서는 이미지화하기 쉽게 초음파 영상과 함께 많은 일러스트나 사진을 심사 숙고하여 배열하였다. 그리고 필요에 따라 웹 상에서 초음파 영상을 열람할 수 있도록 하였다. 본서를 통해 뼈대근육을 '4차원 시공간에서 이해하기'가 권장되기를 바란다.

이전에 나온『운동기 질환, '왜'를 알려 주는 임상해부학』은 감사하게도 물리치료사뿐만 아니라, 임상가, 트레이너 등 많은 독자들에게 제공되었다. 한편, '실제로 어떤 일을 하는지 쓰길 바란다'는 의견도 받았다. 이것은 임상 능력을 키우고 싶은 치료사의(감지기 튀어나온 진심) 소망일 것이다. 물리치료에서 '임상 능력'의 방정식은, '임상력 = 지식 × 실천'이라고 생각한다. 지식은 교과서나 논문을 읽고 이해함으로써 넓힐 수 있지만, 실천은 경험한 증례 수에 비례한다. 그러나 막연히 증례를 경험하는 것만으로 임상 능력은 향상되지 않는다. 지식에 따라 경험에 가치를 부여한 '의미화한 경험'을 쌓는 과정이야말로 '임상 능력'을 키우는 키 포인트라고 할 수 있다.

해부학을 임상에 응용하기 위해서는, 3차원 공간에 존재하는 구조물이 운동이라는 시간축의 변화에 따라 어떤 식으로 바뀌는지 생각해야 한다. 이것을 자세하게 이미지화할 수 있을 때, 근육을 뼈대근육으로 파악할 수 있고, 단순하게 늘이기만 하는 스트레치에서 의미 있는 운동요법을 실시할 수 있을 것이다.

이전 저서를 집필할 당시에는 '3차원 공간에서 이해하기'에 머물렀다. 본서에서는, 초음파해부학에서 얻을 수 있는 '4차원 시공간에서 이해하기'에서 자신이 임상에서 행한 운동요법을 다시 보고, 그 테크닉의 근거를 구하였다. 이 방법론은 경험이 풍부한 치료사에게는 새로운 것이 아닐 수도 있다. 그러나 운동요법을 행하는 데에 필요한 원리, 즉 뼈대근육을 '4차원 시공간에서 이해하기'가 진척됨으로써 선배 치료사의 임상 능력이 후배 치료사에게 효율적으로 전달될 수 있을 것이다. 또한, 젊은 치료사는 선배들이 행하는 조작 원리 부분을 이해할 수 있을 것이다.

본서에서 기술한 방법론은 유일무이한 방법도 아니고, 근거(evidence)를 확실히 가지고 있는 것도 아니다. 그러나 현재 과학으로는 지구상에 일어나는 모든 일을 정확하게 나타낼 수는 없으며 '근거가 있는 치료' = '최상의 치료'라는 식이 성립되지 않는다. 근거는 해야 할 것을 나타내는 것에 불과하고, +α보다 좋은 치료를 모색하는 것도 물리치료의 발전에 필요하다. 해부학과 운동학에 입각하여 물리치료를 재인식함으로써 현재의 치료법에 대해 논의가 활발해져, 치료자의 '임상 능력'이 향상될 것이라 믿는다. 시간이 걸릴지도 모르지만, 우리들은 본서에서 나타낸 방법이 유효한지를 임상 현장에서 이학적 수단으로 증명하고 싶다.

마지막으로, 많은 조언과 지지를 받아 본서를 만들었다. 이 자리를 빌려 감사의 마음을 전하고 싶다.

본서에서는 초음파 영상과 보행이나 동작 중에 근육다발의 움직임을 같이 기재하였다. 이 같은 영상과 연구 결과는 본서의 학술적 가치를 확실히 높일 것이다. 이 방법은 은사이신 Suzuka 의과대학 보건위생학부 Hatakenaka Yasuhiko 교수의 지도 덕분이다. Hatakenaka 교수께 받은 은혜는 감사의 말만으로는 부족하다.

제멋대로인 나를 언제나 받아 주고, 늦은 시간까지 데이터 정리와 연구에 도움을 준 동료들 없이는 본서를 완성하지 못했을 것이다. 그들과 함께 날마다 연구했던 내용을 책으로 출판할 수 있어 진심으로 흐뭇하다. 정말로 감사하며 앞으로도 잘 부탁한다.

그리고 매일 나를 지탱해 주는 아내와 멋진 인생을 살게 해준 어머니, 동생, 돌아가신 아버지께 감사의 마음을 담아 본서를 바친다.

2014년 7월

Shintaro Kudo

옮긴이 서문

유명한 의학자인 Joan Basmajian은 인체의 골격근은 평생 동안 중력과 치열한 전투를 벌이고 있다고 주장하면서 우리 인체에서 골격근이 대단히 중요하다고 강조하고 있다. 물리치료학을 배우는 대학에서도 골격근의 역할과 기능을 중요한 과목으로 설정하고 있고 실제 임상 현상에서도 골격근 손상에 의한 질병과 기능 장애가 주된 치료가 되고 있다. 이러한 현실을 감안할 때 골격근에 대한 정확한 해부생리학적 지식과 이해 및 치료는 물리치료사가 해결해야 할 도전적인 과제임이 틀림없다.

이미 오래전부터 우리에게 잘 알려진 Deydre Teyhen 교수, Maria Stokes 교수, Paul Hodges 교수, Julie Hides 교수, Jackie Whittaker 교수 등에 의해 재활초음파의 활용이 많이 알려졌지만 2006년 미국 텍사스에 있는 US Army-Baylor University에서 Rehabilitative Ultrasound Imaging(RUSI)의 용어를 정의하면서 물리치료사에게 더욱 익숙하게 되었다.

골격근에 대한 정확하고 논리적인 평가 및 치료 효과의 객관적인 분석을 위하여 또한 심부근육에 대한 시각적 되먹임을 통한 근재교육을 위하여 근골격 재활초음파의 개념과 임상적 적응에 대한 요구가 급증하고 있는 이때에 골격근에 대한 이해와 재활초음파를 이용한 운동 치료의 새로운 장르를 개척한 Shintarou Kudo 교수의 책을 번역할 수 있는 것은 큰 축복이라 여겨진다.

본서를 번역함에 있어서 재활초음파가 다소 낯설고 아직은 임상 현상에서 적용하는데 여러 가지 어려움이 있지만 새로운 학문으로의 접근이라는 사명감으로 시작하였다

번역 작업에 도움을 수신 신흥메드싸이언스 임직원께 감사의 인사를 전한다.

2015년 10월

불암산 기슭 연구실에서

이 완희

옮긴이 소개

옮긴이 대표 및 감수: 이 완 희 (삼육대)

옮긴이: 함 용 운 (고려대 명예교수)
김 용 성 (남부대)
김 명 준 (경동대)
김 주 상 (삼성서울병원)
강 준 한 (가톨릭의대 외래교수)
서 동 권 (건양대)
심 재 훈 (백석대)
김 지 선 (경운대)
김 대 훈 (경동대)
이 동 우 (호남대)
김 진 섭 (선문대)
이 황 재 (삼성서울병원 생명과학연구소)
강 민 수 (최재활의학과)
정 주 리 (삼육대 응용물리치료연구소)
정 상 우 (굿아이커뮤니티 / 선문대 외래교수)
이 경 보 (성빈센트병원)
김 항 진 (Dr척척클리닉)
오 덕 원 (청주대)
이 상 용 (영동대)

차례

15 신 스프린트 191

초음파 영상진단 장치의 특징 01

I 초음파 영상진단 장치의 사용법

1. 초음파 영상진단 장치란?(● 표 1-1)

초음파 영상진단 장치는 초음파를 송수신하는 프로브(probe)에서 초음파(pulse wave)를 신체 내로 송신하며, 여러 조직의 경계면에서 반사되어 돌아오는 에코 신호(echo wave)를 프로브로 수신한다. 송신에서 수신까지 필요한 시간 및 반사 진폭의 강약을 계측하여 조직의 단층 영상을 표시하는 것이다[1].

초음파 영상의 큰 특징은 영상을 촬영하여 근육과 힘줄의 움직임을 관찰할 수 있다는 점이다. 촉진과 같이 극히 주관적인 방법으로 이미지화하던 조직의 움직임을 상세하면서 정확하게 보여줄 수 있다. 게다가, 필요에 따라 수치화도 가능하다. 이것은 동작과 운동에 따라 연부조직을 치료하는 치료사에게 중요한 의미를 갖는다.

2. 초음파 영상진단 장치의 종류

초음파 영상진단 장치는 프로브를 바꿈으로써 깊이의 정도를 변경할 수 있다. 복부 등 신체의 심부를 주로 검사하는 내과 및 산부인과에서는 2.5~7 MHz의 **타원형 프로브(convex probe)**를, 뼈나 연부조직 등 신체의 천부를 진찰하는 정형외과 등에서는 5~10 MHz의 **선형 프로브(linear probe)**를 사용하는 경우가 많다(▶ 그림 1-1).

● 표 1-1 초음파 영상진단 장치의 장점과 단점

장점	· 나른 X선검사나 MRI와 비교하면 무해하다. · 디지털 기술의 진보에 따라 고화질의 영상을 얻을 수 있다. · 특별한 검사실을 필요로 하지 않는다.
단점	· 정확하게 조작해야 좋은 영상을 얻을 수 있다(검사자의 기술이 필요). · 영상 해석이 어렵다.

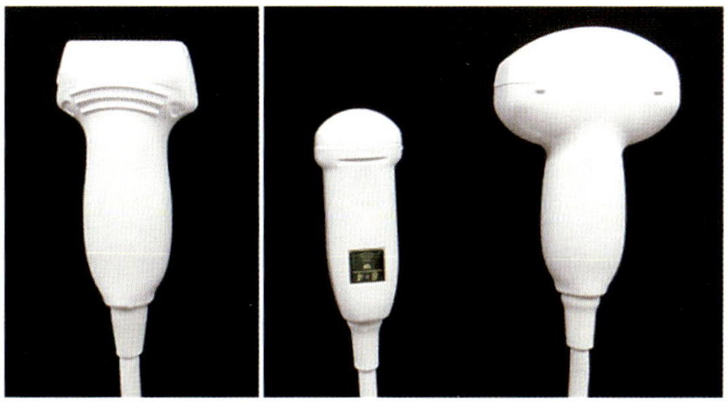

선형 프로브　　　　타원형 프로브

▶ 그림 1-1 프로브의 종류

또한 촬영 모드를 전환하여 영상 종류를 변경할 수 있다. 일반적으로 **B모드**가 사용되며 초음파 반사가 강한 조직이 밝게 표시된다. 한편, 심장 등의 움직이는 대상물을 관찰할 때에는 **M모드**를 사용한다. 그리고 초음파 영상진단 장치는 다른 영상진단 장치와 달리 혈류를 측정할 수 있다. 이때에는 **D모드**를 사용하며, 그 중에서도 혈류를 색깔로 표시하는 방법을 **컬러도플러**(color doppler)라고 부른다(▶ 그림 1-2).

3. 프로브의 조작 방법

일반적인 영상진단에서는 신체 전체를 시상면, 관상면, 수평면으로 나누어 관찰한다. 초음파 영상진단에서는 그 대상에 맞춘 영상을 얻는 경우가 많다. 대상의 장축에 대해 평행으로 프로브를 닿게 하는 경우를 **장축 스캔**, 장축에 수직으로 프로브를 닿게 하는 경우를 **단축 스캔**라고 한다.

근육을 장축 스캔으로 관찰하면 근섬유의 주행이 확인되며 우상근과 반우상근일 경우에는 우상각을 측정할 수 있다. 또한 근육을 단축 스캔하여 근육의 넓이와 폭을 확인할 수 있다(▶ 그림 1-3).

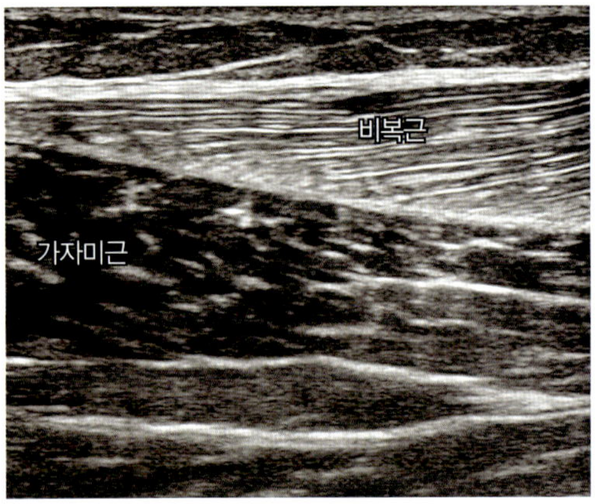

B 모드

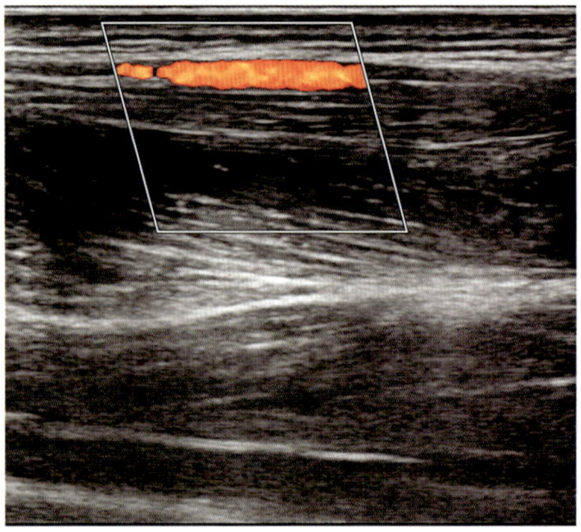

컬러도플러(color doppler) 모드

▶ 그림 1-2 촬영 모드

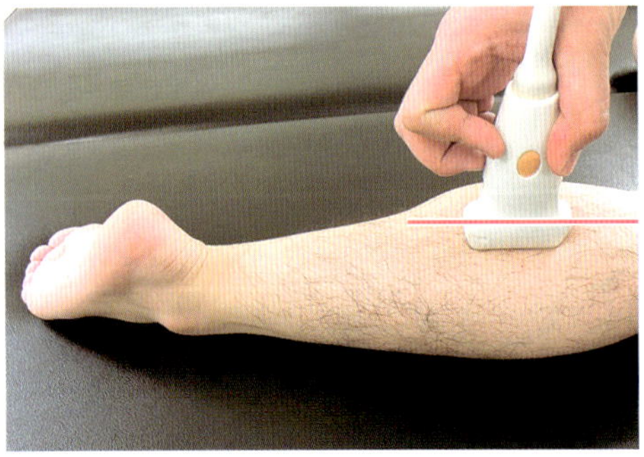

장축 스캔

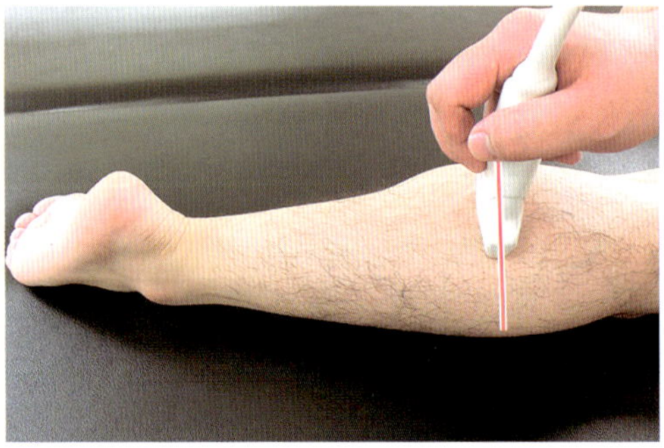

단축 스캔

▶ 그림 1-3 스캔 방법

II 초음파 영상을 보는 법

초음파 영상은 monochrome 영상이며 백색 부분과 흑색 부분을 확인한다. 백색 부분을 **고에코 영역**이라고 부르며, 흑색 부분을 **저에코 영역**이라고 부른다. 그리고 보다 더 아무것도 비추지 않는 구역을 **무에코 영역**이라고 부른다. 각 조직의 영상을 아래에 나타내었다.

1. 골조직(▶ 그림 1-4)

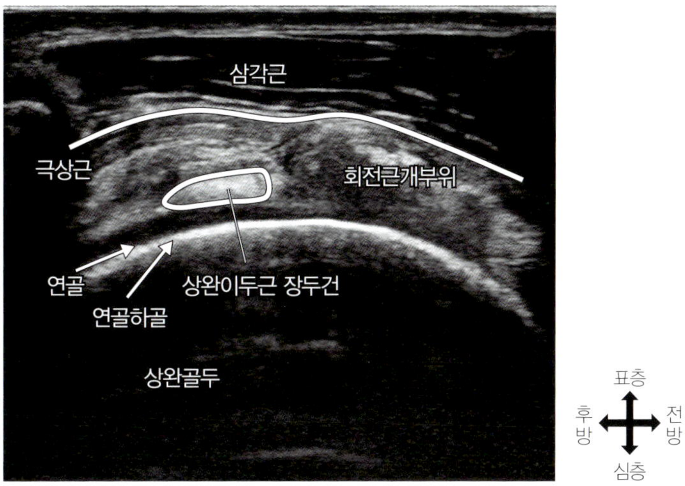

▶ 그림 1-4 골과 건

골: 소리그림자 허상(acoustic shadow)을 동반한 연속성이 있는 선 모양의 고에코 영상
연골: 균질한 무~저에코 영상
연골하골: 골과 마찬가지로 연속성이 있는 선 모양의 고에코 영상

2. 인대 · 관절낭(▶ 그림 1-5)

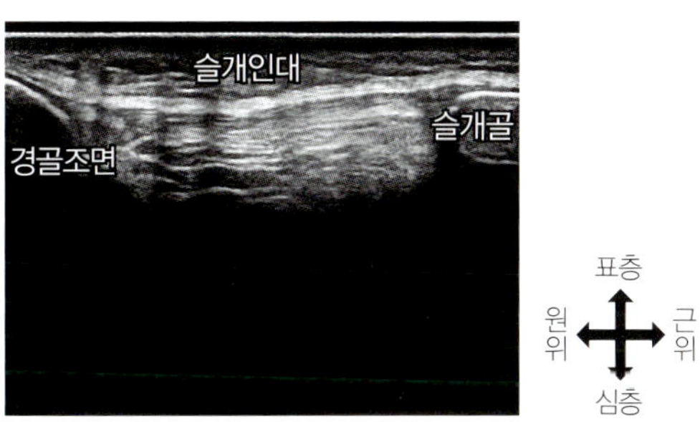

▶ 그림 1-5a 인대(장축 영상)

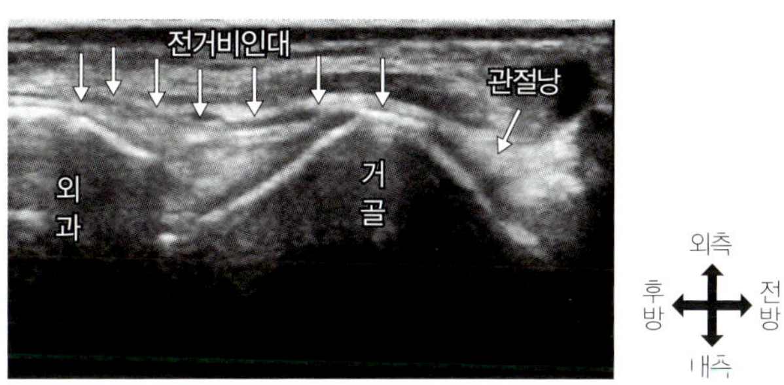

▶ 그림 1-5b 전거비인대와 관절낭(장축 영상)

건: 장축 스캔: 근보다는 약간 고에코의 섬유 배열

단축 스캔: 비교적 균질한 고에코 영상

관절낭: 골과 근 사이에 있는 평평하고 매끄러운 선 모양의 고에코 영상

활액낭: 화면에 나타나지 않는 경우가 많지만, 커다란 활액낭은 주위가 고에코 영상, 내부가 무에코 영상으로 나오는 경우도 있다.

3. 근조직(▶ 그림 1-6)

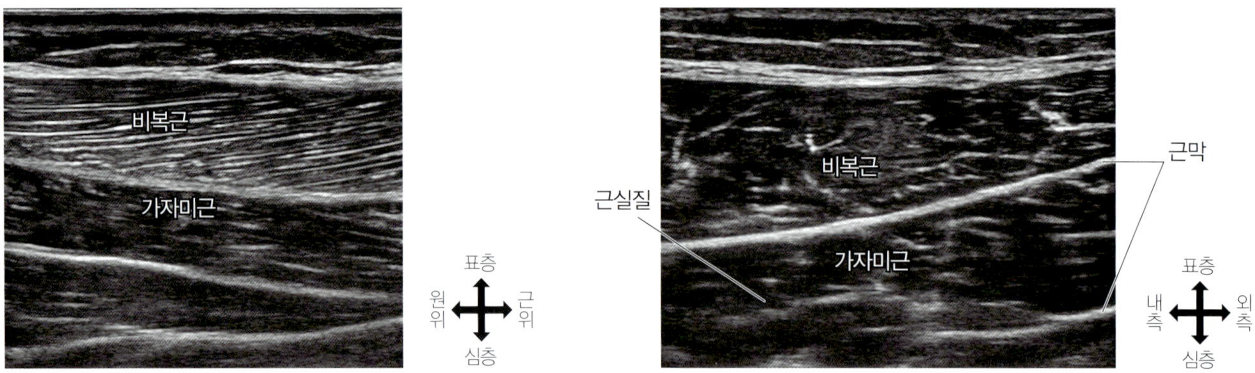

장축 영상 단축 영상

▶ 그림 1-6 **근육들**

근실질: 근섬유를 반영하고, 전체적으로 저에코 영상

근막: 매끄러운 선 모양의 고에코 영상

4. 말초신경(▶ 그림 1-7)

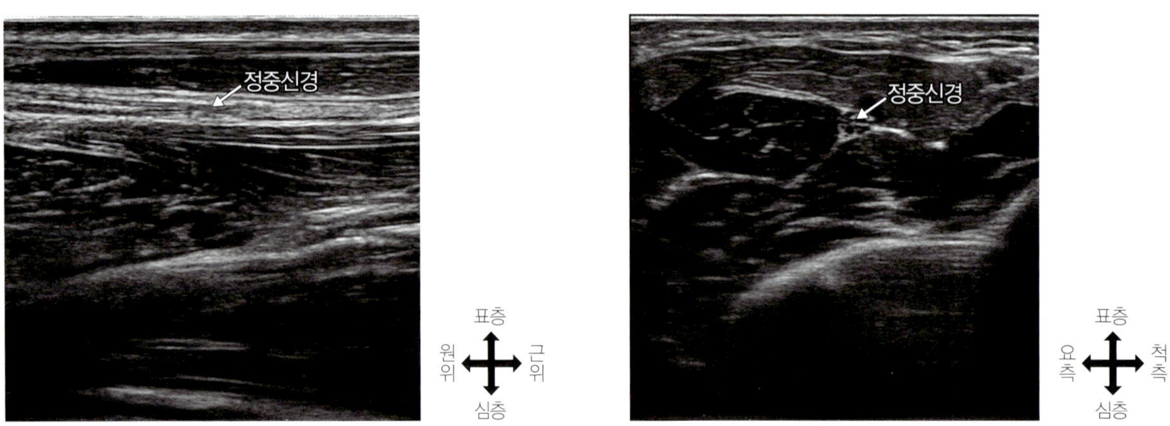

장축 영상 단축 영상

▶ 그림 1-7 **정중신경**

장축 영상: 연속되는 고에코와 저에코의 선 다발

단축 영상: 내부가 포도송이 모양의 저에코. 신경초가 고에코, 신경세포는 저에코가 된다. 주로 혈관과 함께 주행하기 때문에 컬러도플러(color doppler)와 병용하면 관찰하기 쉽다.

5. 혈관(▶ 그림 1-8)

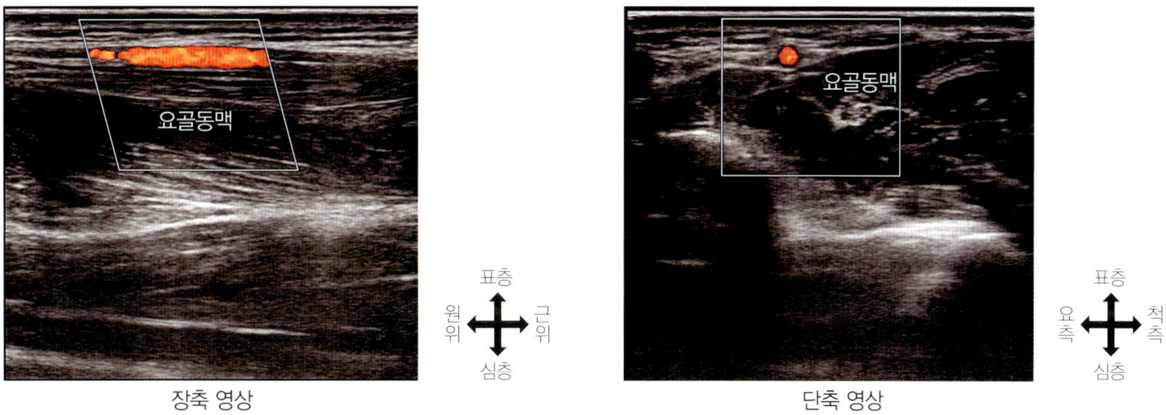

▶ 그림 1-8 **요골동맥**

무에코의 관강으로 나타나며 동맥의 박동을 관찰할 수 있다. 컬러도플러를 사용하여 혈류표시로 확인할 수 있다.

[참고문헌]

1) 木野達司：超音波の基礎. 筋・骨格画像研究会, 木野達司(編著)：運動器の超音波. pp3–23, 南山堂, 2008

경추증(경부척추증) 02

Cervical spondylosis

증례

30세, 여성. 20대부터 어깨 결림이 심하였다. 상태가 나쁠 때는 구토를 유발하는 경우도 있었다. 최근, 경부에서 어깨에 걸쳐 무겁고 뻐근한 통증이 있었다. 특히 위를 향할 때 경부의 통증이 강하며, 2~3일 전부터는 아침에 일어날 때 돌아누으면 가벼운 현기증을 느끼게 되었다. 종합 병원에서 두부의 CT · MRI검사를 실시하였지만, 별다른 문제는 없었고 정형외과 진료를 의뢰받았다. 정형외과에서는 경부의 X선검사를 통해 경추의 전만이 적다는 것을 확인하였다. 경부 통증과 현기증이 발생하는 **경추증**이라고 진단받아, 직장에서 가까운 병원에서 물리치료를 받았다.

회사원으로 책상에서의 업무가 중심이며 하루 종일 컴퓨터를 사용한다. 처진 어깨로 두경부의 신전자세를 취하였다. 경부 신전 시, 외후두융기의 아랫부분에서 통증을 보였다. 안정 시에는 항상 목외측에 둔통을 호소하였다. 양쪽의 근육이 강하게 긴장하였고 압통도 관찰되었다. 상지의 지각이상과 근력 저하는 관찰되지 않았다. I 그 이후에, 후두하근군과 판상근 · 반극근을 중심으로 이완시켰더니 증상의 완화를 확인하였다.

2주 정도의 통원 치료 후 증상은 경감하였고, 압통도 거의 소실되었지만, 일이 끝난 후에는 목에서 어깨에 걸쳐 둔통이 남았다. II 따라서 책상에서 업무를 볼 때 취하는 자세를 지도하였고, 견갑대 주위의 근력을 강화시키는 훈련을 실시하였다. 2개월 정도 지나자 자세가 개선되었고, 증상이 소실되었다.

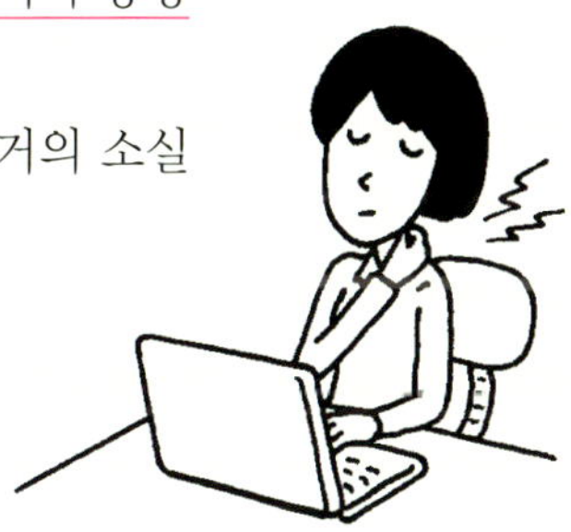

질환 메모

경추증(경부척추증, cervical spondylosis)

노화로 인해 척추골과 추간원판이 변성 · 변형되고, 신경근, 척수, 추골동맥이 압박 · 손상되어 나타난다. 중년에서 고령자에게 많다. 경부통, 상완통이나 손가락의 저림, 감각이상과 같은 증상이 나타난다. 추골동맥이 압박되면 뇌순환에 지장을 주므로 현기증이 일어난다.

I 왜, 경추증의 증상이 경감되었는가?

1. 경부통의 원인
2. 경추의 정렬과 경부신근군의 관계
3. 경부신근군을 초음파로 관찰해 보자!
4. 경부신근군의 운동요법

II 왜, 견갑대의 근력 강화로 경부통이 소실되었는가?

1. 견갑대의 정렬 조절
2. 견갑대 정렬과 두경부 정렬의 관계
3. 승모근, 대 · 소능형근, 전거근을 초음파로 관찰해 보자!
4. 승모근, 대 · 소능형근, 전거근의 운동요법

I 왜, 경추증의 증상이 경감되었는가?

1. 경부통의 원인

1) 경추의 구조와 통증의 종류

경추를 비롯하여 척주의 기능적 역할 중 하나는 수직으로 선 두부 · 체간의 중량을 지지하는 것이다. 이러한 중량의 지지는 전방 성분인 **척추체**와 측방 성분인 한 쌍의 **추간관절**로 이루어진다(▶ 그림 2-1). 이것은 경추와 요추에서도 마찬가지이다. 이 지지를 담당하고 있는 것이 **추간원판**이다. 추간원판에는 **섬유륜**이라고 불리는 두꺼운 아교섬유의 막 안에 **수핵**이라고 불리는 젤 상태의 물질이 들어 있다. 이것은 중량 부하 시에 변형되어 하중 응력을 완충해 준다(▶ 그림 2-2).

나이의 변화 등으로 중량 부하에 견디지 못하게 되어 추간원판에 변성이나 균열이 발생하면, 통증(**추간원판에서 유래한 통증**)과 함께 추간원판의 하중 완충능력이 저하한다.

➔ 척추체
(vertebral body)

➔ 추간관절
(zygapophysial joints)

➔ 추간판
(intervertebral disk)

➔ 섬유륜
(anulus fibrosus)

➔ 수핵
(nucleus pulposus)

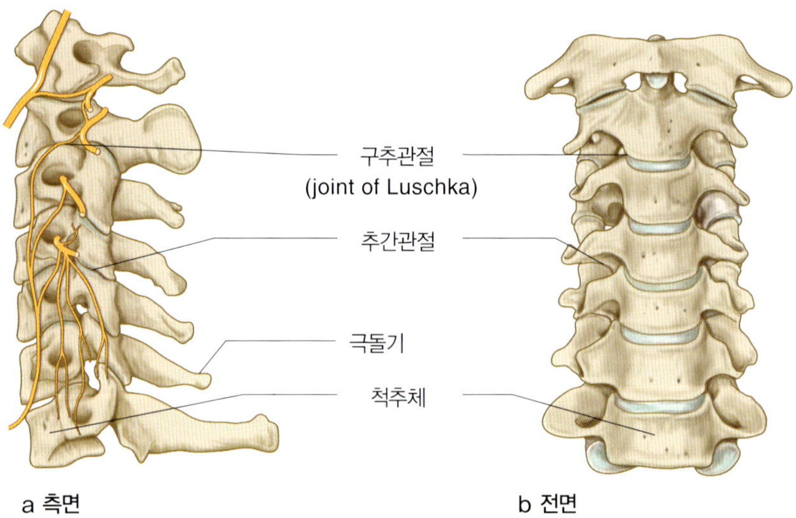

▶ 그림 2-1 척추체의 형태

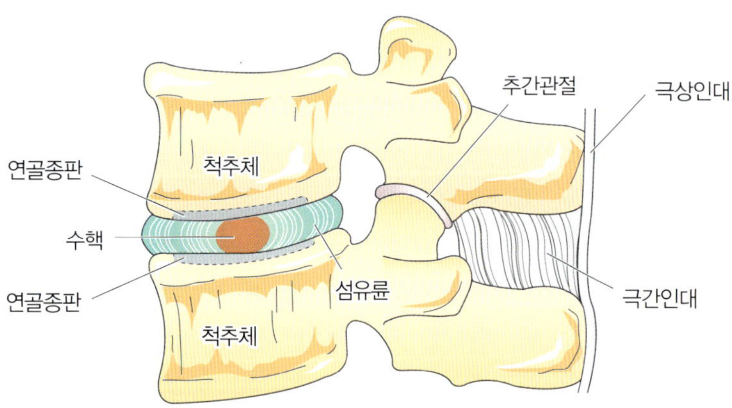

▶ 그림 2-2 추간원판의 구조

하중을 완충하는 능력이 저하하면 측방 성분의 추간관절에 가해지는 부하가 커지며, 관절병증 변화나 반응성의 골증식, 관절낭의 비후 · 단축과 같은 변형이 발생하여, 경부에 통증이 나타난다(**추간관절에서 유래한 통증**).

또한 경추에는 척추체의 외측연에 **구상돌기**라 불리는 뼈의 돌기가 존재한다. 구상돌기는 위쪽에 있는 척추체와 관절을 형성하며, 이 관절을 **구추관절**(Luschka 관절)이라 한다(▶ 그림 2-1). 추간원판의 기능이 저하하면, 구추관절에도 변형과 반응성의 골증식이 발생하고, 통증이 나타난다(**Luschka 관절에서 유래한 통증**).

➔ 구상돌기 (uncinated process)

➔ 구추관절 (joint of Luschka)

경신경은 구추관절의 후방 및 추간관절의 전방에 있는 횡돌기의 전결절과 후결절 사이(척수신경구)를 통과한다(▶ 그림 2-1). 따라서 추간관절과 구추관절 주위의 골증식으로 인해 경신경이 압박되어, 통증을 발생시키는 경우도 있다(**경신경에서 유래한 통증**).

➔ 경신경 (cervical nerves)

그러나 본 증례에서는 30세로 아직 젊다. 일반적으로 추간원판의 변성은 20대에서 시작하지만, 증상이 발생하는 원인을 연령으로 간주하는 것은 성급한 판단이다. 왜, 본 증례에서는 추간원판의 변성과 골극 변화가 발생한 것일까?

2) 생리적 만곡

두부의 중량 지지를 효율적으로 실시하기 위해서 한가지 더 중요한 것이 **생리적 만곡 (physiological curvature)**이다. 척주의 생리적 만곡은 3개월의 유아에게는 아직 존재하지 않고, 10개월의 유아에게는 존재하지만, 무게중심선이 후방에 위치한다. 보통 사춘기 이후에 생리적 만곡이 완성된다고 한다(▶ 그림 2-3). 즉, 척주의 만곡은 중력에 저항하여 두부와 체간을 효율적으로 지지하기 위해 후천적으로 형성되는 것이다.

본 증례에서는 척주의 생리적 전만이 적은 것을 초음파 영상을 통해 확인할 수 있다.

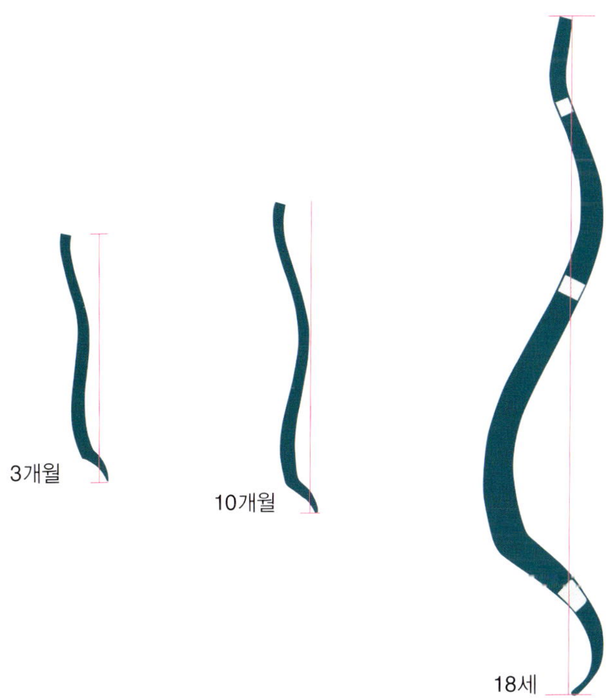

▶ 그림 2-3 척주의 생리적 만곡

즉, 척주의 만곡이 적기 때문에 경추에 가해지는 하중 응력이 증가하여 추간원판의 변성이나 추간관절의 변형이 발생하는 것이다.

2. 경추의 정렬과 경부신근군의 관계

1) 정적 안정화 기조와 동적 안정화 기조

경추의 생리적 전만을 유지하기 위해서는 인대나 관절낭에 의한 정적 안정화 기조와 경부의 근육에 의한 동적 안정화 기조가 존재한다.

정적 안정화 기조에는 척추체의 전방을 주행하는 **전종인대**, 척추체의 후방을 통과하는 **후종인대**, 극돌기 사이를 연결하는 **극간인대**, 극돌기의 표면을 주행하는 **극상인대**(항인대), 횡돌기 사이를 연결하는 **횡돌기간인대**가 있다(● 표 2-1, ▶ 그림 2-4). 경추의 노화로 인해, 이들 인대의 골화나 비후가 관찰될 수 있다.

경추에 부착된 근군은 많으며 경부의 고유배근, 사각근군, 추전근군, 흉쇄유돌근 등이 있다. 이들 근군 중 몇 개는 경추의 운동에 관여하고 몇 개는 경추의 안정화에 관여한다. 이 운동성과 안정성이 협조적으로 기능하지 않으면 경추 정렬은 악화될 가능성이 높아진다. 또한 경부의 굴근과 신근이 이루는 긴장 간에 균형이 무너지면, 경부의 정렬이 변화하는 경우가 있다.

2) 고유배근 외측군과 내측군의 기능

고유배근 외측군으로 분류되는 것은 **두판상근**, **경판상근**, **경장늑근**, **경최장근**, **두최장근**이다. 판상근은 상위 흉추극돌기에서 기시하여, 횡돌기 또는 유양돌기에 종지한다. 장늑근과 최장근은 늑골 또는 횡돌기에서 기시하여, 상위의 늑골 또는 횡돌기에 종지한다.

한편, **고유배근 내측군**으로 분류되는 것은 인접한 경추극돌기 사이를 연결하는 **경극간근**과 **경극근**, 횡돌기부터 극돌기를 연결하는 횡돌극근계의 **단·장회전근**, **다열근**, **경·두반극근**이다(● 표 2-2, ▶ 그림 2-5).

외측군의 근은 **척수신경 후지의 외측지** 또는 **전지**에 지배된다. 반대로 내측군의 근은 **척수신경 후지**의 지배를 받는다. 특히, 척수신경 후지의 외측지에 지배를 받는 외측군은 **경추의 운동**에 관여한다. 그리고 후지의 지배를 받는 내측군은 **경추의 안정성**에 관여하고 있다.

● 표 2-1 척주인대의 종류

명칭	주행
전종인대, 후종인대	척추체를 연결하는 인대
극간인대, 극상인대	극돌기 사이를 연결하는 인대
횡돌기간인대	횡돌기 사이를 연결하는 인대

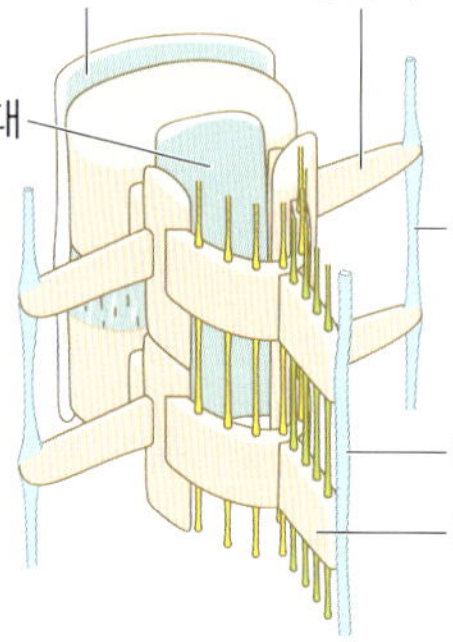

▶ 그림 2-4 척주의 인대

➜ 전종인대 (anterior longitudinal ligament)
➜ 후종인대 (posterior longitudinal ligament)
➜ 극간인대 (interspinous ligament)
➜ 극상인대 (supraspinous ligament)
➜ 횡돌기간인대 (intertransverse ligament)
➜ 고유배근 외측군 (intrinsic back muscles, lateral tract)
➜ 두판상근 (splenius capitis muscle)
➜ 경판상근 (splenius cervicis muscle)
➜ 경장늑근 (iliocostalis cervicis muscle)
➜ 경최장근 (longissimus cervicis muscle)
➜ 두최장근 (longissimus capitis muscle)
➜ 고유배근 내측군 (intrinsic back muscles, medial tract)
➜ 경극간근 (interspinales cervicis muscle)
➜ 경극근 (spinalis cervicis muscle)
➜ 단·장회전근 (rotatores breves and longi muscle)
➜ 다열근 (multifidus muscle)

● 표 2-2 고유배근의 분류

			기시 · 종지	신경지배
외측군	천극근계	경장늑근 경최장근 두최장근	늑골 또는 횡돌기에서 늑골 또는 횡돌기	척수신경 후지 외측지
	극횡돌근계	두판상근 경판상근	극돌기에서 횡돌기 또는 유양돌기	
	횡돌간근계	경후횡돌간근 경전횡돌간근	인접하는 횡돌기	척수신경 전지
내측군	극근계	극간근 극근	인접하는 극돌기	척수신경 후지
	횡돌극근계	단 · 장회전근 다열근 반극근 (경부에서 대부분이 반극근)	횡돌기에서 극돌기	

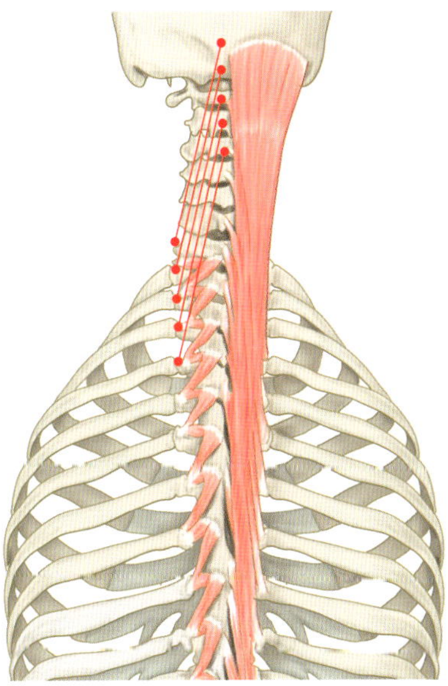

▶ 그림 2-5 고유배근 내측군의 주행

내측군은 횡돌기에서 기시하여, 극돌기에 종지한다. 이는 두부 내측을 향해 상방으로 주행하는 것이다.

또한 경부에서는 반극근이 내측군의 대부분을 차지한다. 즉, 경추의 전만을 유지하기 위해서는 **반극근**이 중요하다. 반극근의 긴장이 낮고, 경추의 전만을 유지할 수 없는 경우에는 정적 안정화 기조에 대한 부하가 늘어난다. 게다가 경추의 운동에 관여하는 외측군인 **두판상근**의 긴장을 항진시켜, 보상 작용으로 경추의 안정성을 높이는 경우가 있다. 이러한 경우에는 대부분 경추의 극돌기가 아닌, 경부의 후외측부에 통증을 호소한다.

➔ 반극근
(semispinalis muscle)

3) 후두하근군의 기능

본 증례와 같이 경추의 생리적 전만이 저하되면, 두부는 굴곡 자세가 된다. 이를 보상하기 위해 환추후두관절과 환축관절의 신전이 증가하는 경우도 있다. 동 관절의 신전에 작용하는 근육은 **후두하근군**이라 불린다(▶ 그림 2-6).

➔ 후두하근군
(suboccipital muscles)

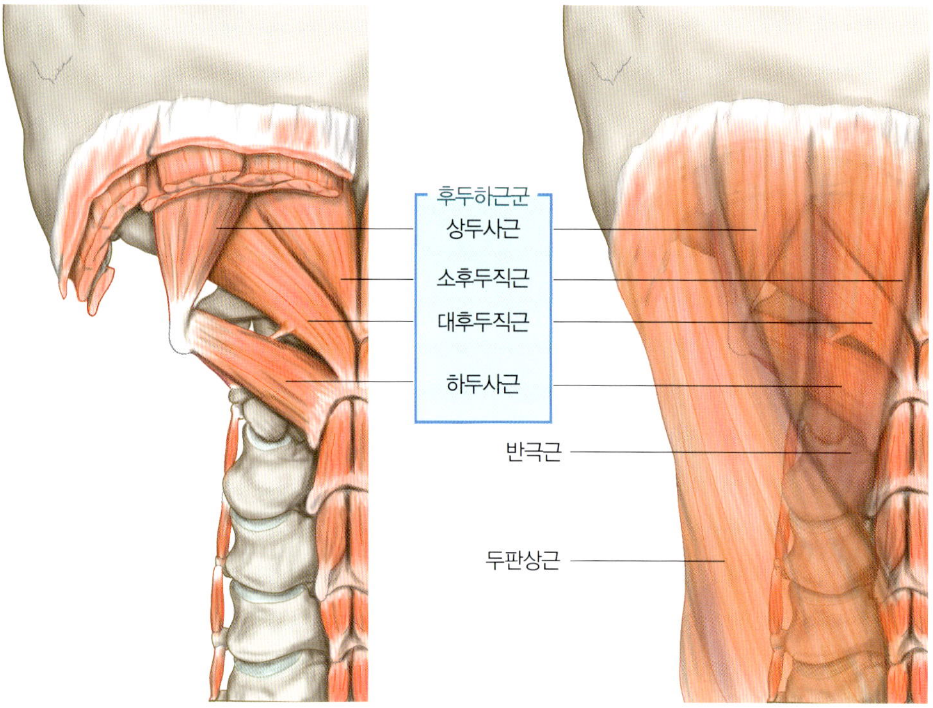

▶ 그림 2-6 **후두하근군**

후두하근군(파란 박스)의 표층에 경반극근과 두판상근이 위치한다. b는 a 위에 반극근과 두판상근을 유리화(vitrification)시켜 덧붙인 것.

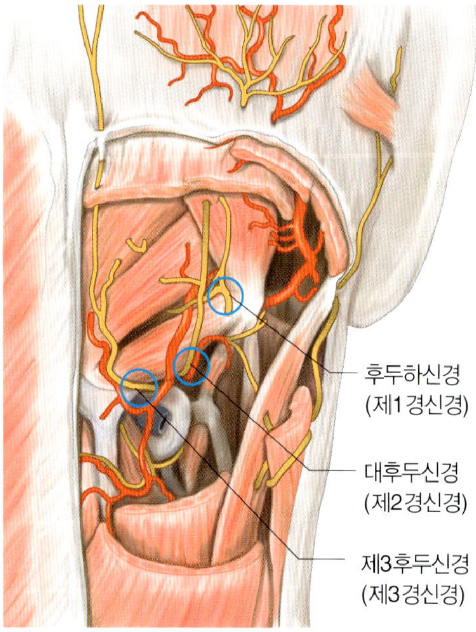

▶ 그림 2-7 **후두하근군을 관통하는 신경**

후두하근군을 지배하는 제1~3경신경은 후두하근군을 관통하고 두부에서 경부에 이른다(파란색 동그라미 부분). 그러므로 후두하근군의 긴장이 증가하면 이 신경들을 압박하게 된다.

후두하근군은 **대후두직근**, **소후두직근**, **상두사근**, **하두사근** 등 4개의 근육을 지칭한다. 이 근육들은 제1경신경(**후두하신경**)의 후지에 지배를 받고 있으며, 고유배근 내측군과 마찬가지로 후두골과 환추 · 축추 사이의 관절 위치를 미세하게 조정하는 안정화 기조로 여겨진다.

제1~3경신경은 후두하근군을 관통하는 경우가 있어(▶ 그림 2-7), 후두하근군의 긴장

➔ 대후두직근 (rectus capitis posterior major muscle)

➔ 소후두직근 (rectus capitis posterior minor muscle)

➔ 상두사근 (obliquus capitis superior muscle)

➔ 하두사근 (obiquus capitis inferior muscle)

➔ 후두하신경 (제1경신경, suboccipital nerve)

➔ 대후두신경 (제2경신경, greater occipital nerve)

➔ 제3후두신경 (제3경신경, 3rd occipital nerve)

이 높아지면 이 신경들을 압박한다. 이 신경들은 경부 후방에서 두부 부근을 지배하고 있기 때문에, 경부에서 두부에 걸쳐 편측성의 통증을 자각한다고 여겨진다.

즉, 본 증례의 통증은 경추의 정렬(aligment)을 조정하는 동적 안정화 기조의 이상으로 판상근이나 후두하근군의 긴장이 높아져 경부 외측에서 두부로 통증을 자각하는 것이다. 거기서, 판상근이나 후두하근군의 이완과 더불어 반극근을 비롯한 내측군으로 안정화운동을 실시하자 통증이 완화된 것이다.

3. 경부신근군을 초음파로 관찰해 보자!

1) 판상근(splenius muscle)의 초음파 해부

● **경판상근**

기　　시 : 제3~6흉추극돌기
종　　지 : 제1 · 2경추횡돌기
신경지배 : 제1~6경신경에서 각 후지의 외측지
작　　용 : 경추 신전(편측에서 수축하면 동측 측굴과 동측 회전)

● **두판상근**

기　　시 : 제4경추~제3흉추극돌기
종　　지 : 상항선(superior nuchal line)의 외측부, 유양돌기
신경지배 : 제1~6경신경에서 각 후지의 외측지
작　　용 : 두부 신전(편측에서 수축하면 동측 측굴과 동측 회전)

2) 반극근(semispinalis muscle)의 초음파 해부

● **경반극근**

기　　시 : 제1~6흉추횡돌기
종　　지 : 제2~7경추극돌기
신경지배 : 척수신경 후지 내측지
작　　용 : 두부 · 경추 · 흉추의 신전. 편측의 수축으로 동측 측굴, 반대측 회전

● **두반극근**

기　　시 : 제3경추~제6흉추의 횡돌기
종　　지 : 후두골의 상항선과 하항선 사이
신경지배 : 척수신경 후지 내측 · 외측지
작　　용 : 두부 · 경추 · 흉추의 신전. 편측의 수축으로 동측 측굴, 반대측 회전

● 판상근 · 반극근의 주행

판상근은 극돌기에서 횡돌기 또는 유양돌기를 향해 두측 외측으로 주행한다. 판상근의 기시부는 승모근, 대·소능형근으로 덮여 있다(▶ 그림 2-8). 그러나 유양돌기의 내측부에서 경부에 걸쳐서는 표층에 위치하고 있어 피부 표면에서 촉진이 가능하다.

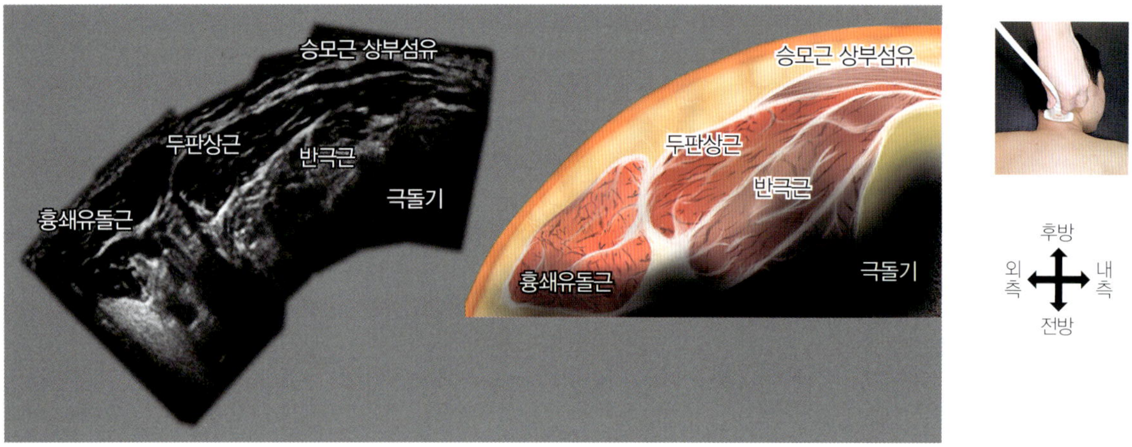

▶ 그림 2-8 **두판상근 · 반극근의 파노라마 영상(단축 영상)**

승모근 상부섬유의 외측에서 흉쇄유돌근의 후내측에 두판상근의 단독 부위가 존재한다. 두판상근의 심층에는 반극근이 위치한다.

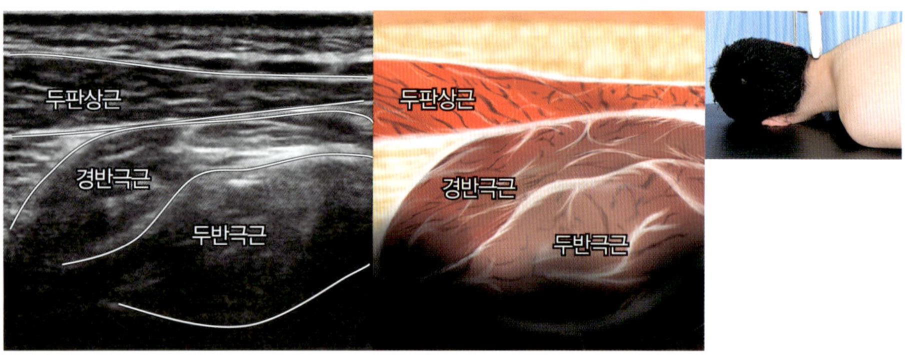

a 안정 시

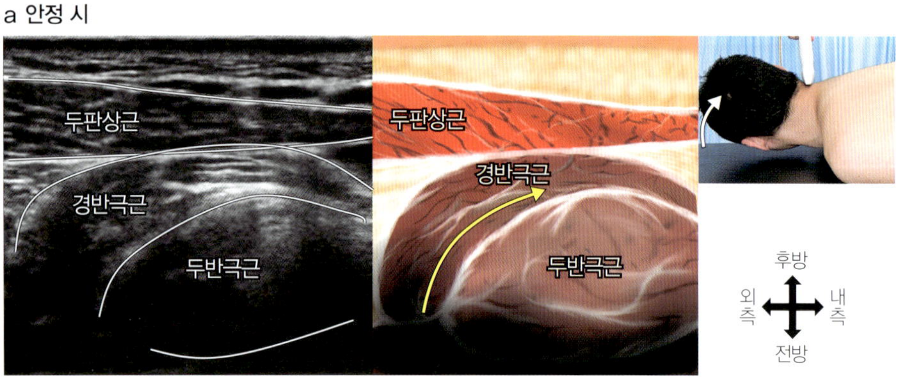

b 수축 시

▶ 그림 2-9 **회전 자세에서 두부를 신전시켰을 때의 두판상근과 두 · 경반극근(단축 영상)**

두부를 동측으로 회전한 상태에서 두부의 신전운동을 실시하였다. 두판상근의 움직임은 적지만, 두 · 경반극근은 내측으로 이동하였다.

반극근은, 횡돌기에서 극돌기 후방을 향해 내측으로 주행한다. 반극근은 두판상근의 심층에 위치하고 있으므로, 피부 표면에서 촉진할 때는 두판상근을 통해서 만질 수 있다.

● 두판상근과 반극근의 기능과 동태

두판상근과 반극근은 두경부의 복합 신전에 작용한다. 근수축의 동태를 관찰하면 반극근은 수축함에 따라 내측으로 크게 이동한다. 반면 두판상근은 수축함에 따라 내측으로의 움직임이 적고, 장축 방향으로의 움직임은 크다는 것을 추측할 수 있다(▶ 그림 2-9)

초음파 해부로 알 수 있는 것

- 두판상근은 두부 신전 · 동측 회전과 함께 약간 내측으로 이동하면서 수축한다
- 반극근은 두부 신전 · 동측 회전과 함께 내측으로 이동하면서 수축한다

3) 후두하근군의 초음파 해부

기　시 : 대후두직근 : 축추의 극돌기
소후두직근 : 환추의 후결절
상두사근 : 환추의 횡돌기
하두사근 : 축추의 극돌기

종　지 : 대후두직근 : 하항선의 중간 1/3
소후두직근 : 하항선의 내측 1/3
상두사근 : 하항선의 중간 1/3에서 상부
하두사근 : 환추의 횡돌기

신경지배 : 후두하신경(C1)

작　용 : 두부의 신전, 동측 측굴
내 · 소후두직근 : 동측 회전, 상 · 하두사근 : 반대측 회전

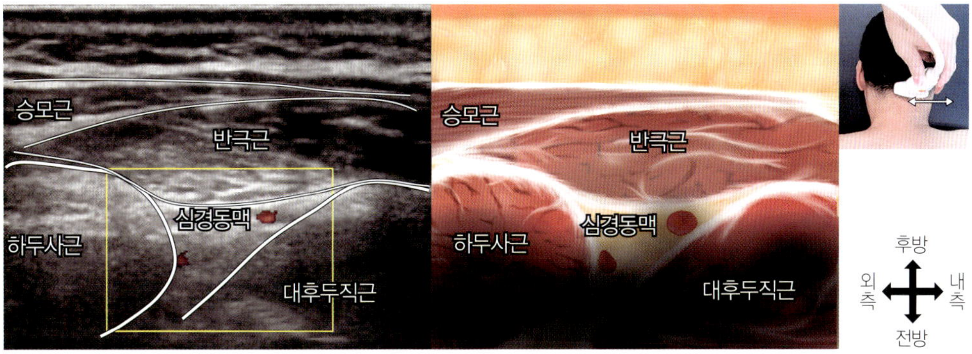

▶ 그림 2-10 **후두하근군의 컬러도플러(단축 영상)**

상부경부 후방의 컬러도플러(단축 영상). 승모근 · 반극근의 심층에서 심경동맥의 박동을 느낄 수 있다. 심경동맥의 내측에 존재하는 근육을 대후두직근, 외측에 존재하는 근육을 하두사근이라 한다.

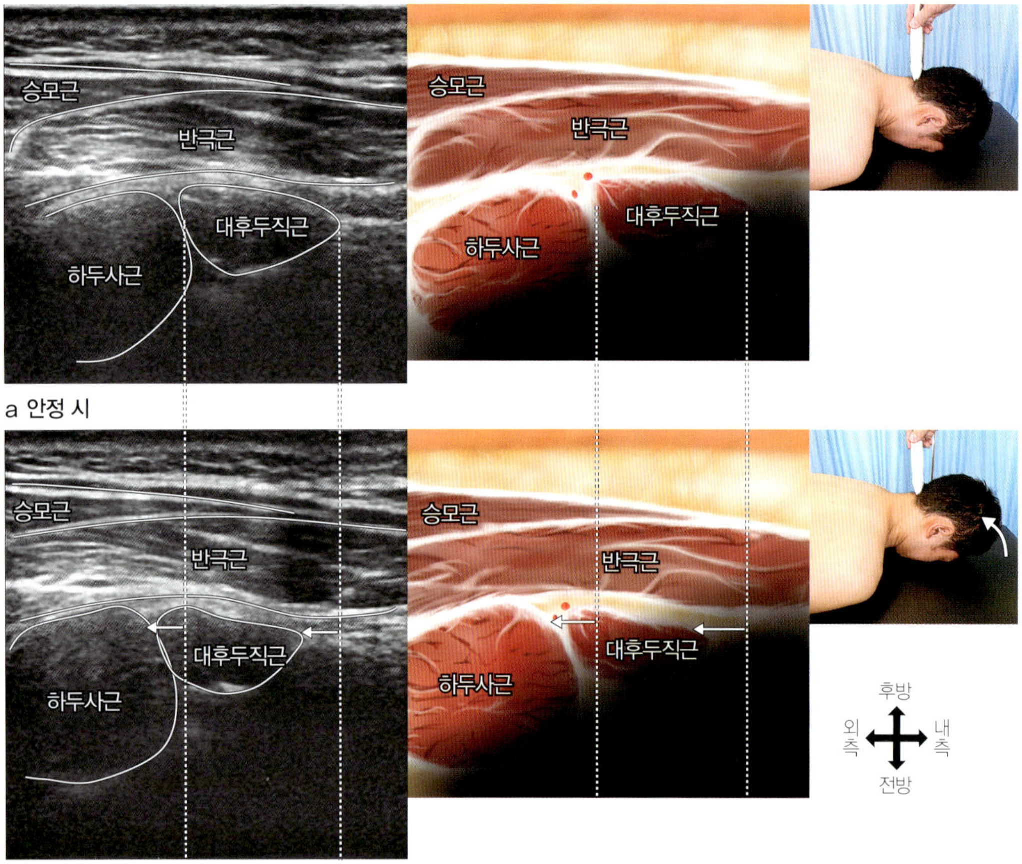

a 안정 시

b 두부 신전 시

▶ 그림 2-11 두부 신전 시 후두하근군(단축 영상)

후두하근군의 수축은 약간 두부를 신전시키거나 안구를 위로 올리는 듯한 운동으로 후두융기의 바로 원위부에서 촉지할 수 있다. 후두하근군은 수축되면 약간 외측으로 이동한다.

후두하근군은 경부 심층에 위치하는 작은 근육이지만, 가동성이 큰 **환추후두관절**과 **환축관절**의 운동성과 안정성을 조정하고 있다(▶ 그림 2-10). 후두하근군은 반극근 등이 수축하지 않는 범위에서 두부를 약간 신전시키거나 안구를 위로 올리는 운동으로 수축한다(▶ 그림 2-11).

➔ 환추후두관절
(atlanto-occipital joint)

➔ 환축관절
(atlanto-axial joint)

초음파 해부로 알 수 있는 것

· 후두하근군은 약간의 두부 신전과 함께 외측으로 이동하면서 수축한다

이런 증상에도 사용한다!

외상성 경부증후군(편타 손상, whiplash injury)이라고 불리는 교통 상해(traffic injury) 등에도 경부신근군의 근긴장이 강해지는 경우가 있다. 이러한 경우에도 경부신근군의 이완을 응용할 수 있다.

그러나 무턱대고 시행하면 증상이 악화될 수 있으므로 급성기는 피하고 경부의 기능 평가에 근거하여 신중하게 실시되어야 한다.

4. 경부신근군의 운동요법

경부신근군에 대한 이완은 빈번하게 실시되는 경우가 많다.

1) 두판상근 · 반극근의 운동요법

두판상근은 수축하면 내외측으로의 움직임이 적기 때문에 흉쇄유돌근으로부터 두 손가락 너비 정도 내측에서 압박하면서 장축 방향으로 활주하도록 촉진시킨다.

한편, 반극근은 경부의 신전 · 동측 회전운동으로 내측으로 활주한다. 내측으로 활주를 촉진하듯이 경추극돌기의 외측에 손가락을 두고 경부의 신전 · 동측 회전운동을 시킬 때, 근육이 내측 방향으로 활주하도록 맨손으로 유도한다.

두판상근의 수축 촉진 방법

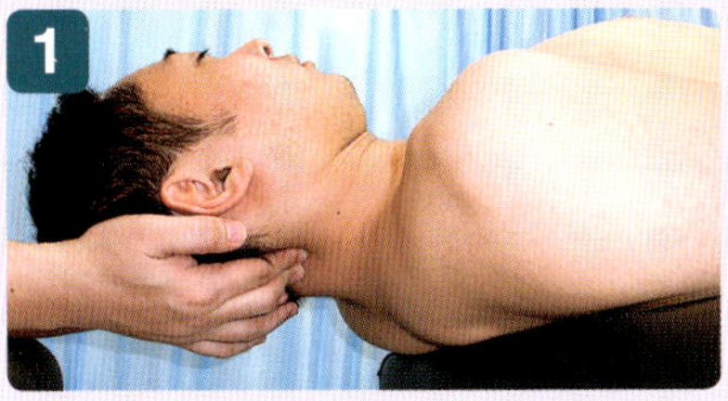

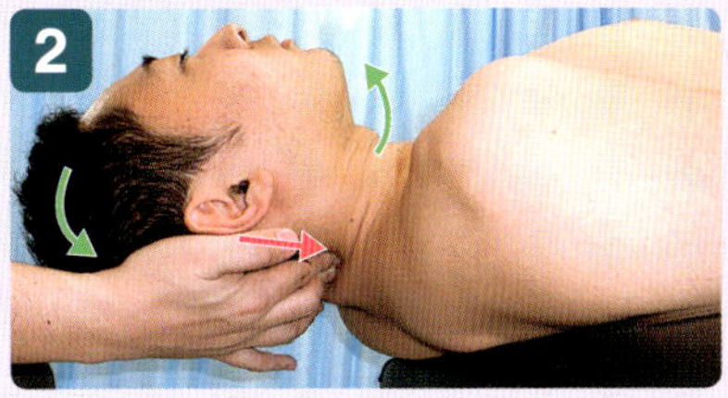

두판상근은 흉쇄유돌근의 후내측에서 피부 표면에서 촉지할 수 있다. 두경부를 신전시킬 때, 단축 방향으로의 움직임은 적다. 따라서 수축 시에 장축 방향으로 활주하도록 조작한다.

→ : 치료사가 힘을 가하는 방향

→ : 환자가 움직이는 방향

반극근의 수축 촉진 방법

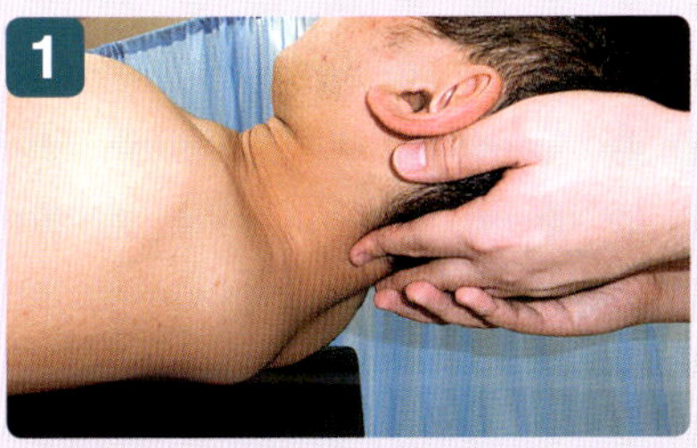

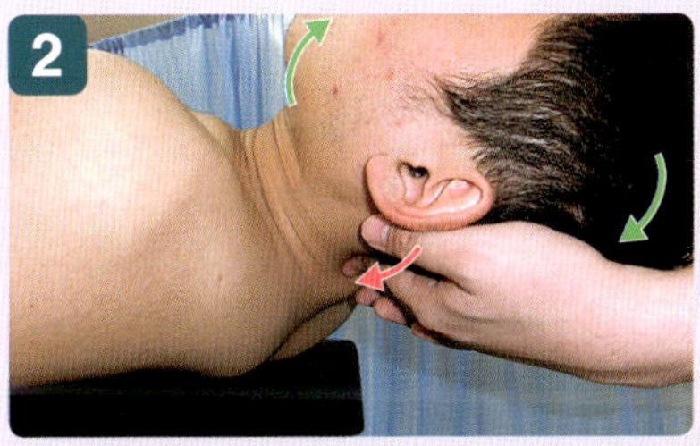

반극근은 판상근의 심층에서 촉지할 수 있나. 경부의 동측 회진과 신전운동으로 반극근은 내측으로도 활주한다. 따라서 수축시에 반극근을 내측으로 이동시키도록 유도한다.

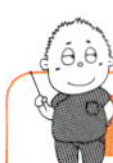

치료 포인트

후두하근군은 반극근의 심층에 위치한다. 따라서 먼저 반극근을 이완시키고, 반극근의 압통이 없는 상태에서 후두하근군의 치료를 시작한다.

2) 후두하근군의 운동요법

후두하근군은 근의 길이가 짧아, 신전하기 어려운 근육이다. 또한 반극근의 심층에 있기 때문에 반극근을 이완시킨 후 접근하는 편이 좋다. 두부를 가볍게 신전시키고, 반극근의 긴장을 풀어준 상태에서 하항선의 미측에서부터 심층으로 압박한다. 이 상태에서 신전운동을 유발하게 하여, 후두하근군의 수축을 촉진한다. 후두하근군은 수축하면서 외측으로 이동하기 때문에 압박하는 근육을 외측으로 활주시키면 수축시키기 쉬워진다.

후두하근군의 수축 촉진 방법

1
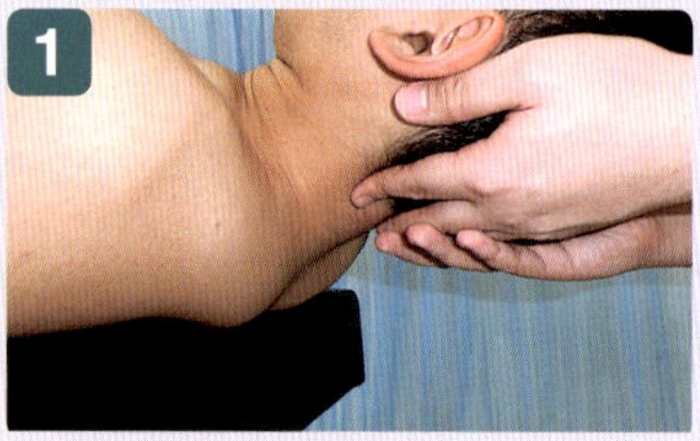

2
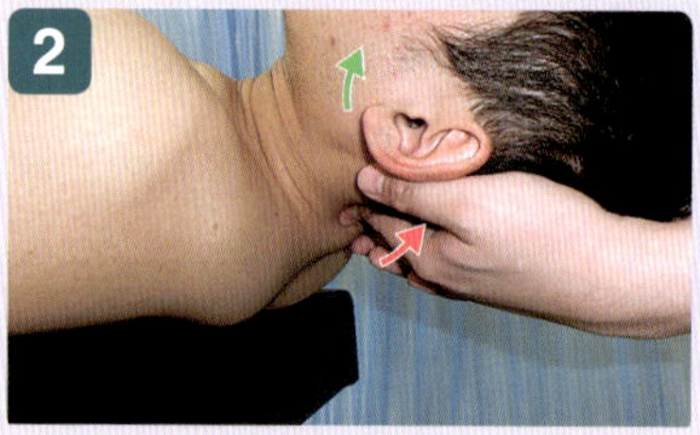

후두하근군은 약간의 두부 신전운동으로 수축을 촉지할 수 있다. 특히 수축하면서 외측으로 이동하므로, 이 이동을 촉진하듯 유도한다.

II 왜, 견갑대의 근력 강화로 경부통이 소실되었는가?

1. 견갑대의 정렬 조절

견갑골은 쇄골과 함께 견쇄관절을 형성하고, 흉곽 위에 위치한다. 또한 견갑골의 오훼돌기와 쇄골 사이에 존재하는 **오훼쇄골인대**에 의해 체간과 연결되어 있다. 견갑골은 쇄골의 위치 변화나 견갑골에 부착된 근군의 장력으로 흉곽 위에서 운동을 실시하고 있다.

또한 **견관절**의 운동에 관여하는 많은 근육은 견갑골에 부착되어 있다. 무게로 따지면 상완골이 견갑골보다 무겁다. 그 때문에 견관절의 운동에 관여하는 근육이 수축하면 견갑골을 움직이는 방향으로 힘이 작용한다. 따라서 견갑골과 흉곽을 연결하는 근육이 견갑골을 흉곽에 끌어당김으로써 견갑대의 정렬(alignment)이 절묘하게 조정되고 있다.

➔ 견갑골
(shoulder blade)

➔ 오훼쇄골인대
(coracoclavicular ligament)

➔ 견관절
(shoulder joint)

2. 견갑대 정렬과 두경부 정렬의 관계

본 증례는 견갑골이 전인 · 하방 회전하고, 흉추가 굴곡하여 두경부의 복합 신전이 증강한 **정렬**을 보이고 있다. 이러한 정렬들의 관계, 즉 견갑골의 정렬이 흉추나 경추의 정렬을 변화시키는지, 두경부의 정렬이 견갑대의 정렬을 결정하는지는 명확하지 않다. 그러나 임상에서는 대체적으로 어느 하나에 접근하는 것보다도 모든 정렬을 바로한 자세에서 운동을 실시하여 치료를 시작한다. 그리고 치료 전후의 변화를 평가하여 접근을 재고한다.

본 증례의 경우, 치료 초기에는 통증을 보이는 경부나 두부에 접근하여 증상이 완화되었지만, 일을 계속하자 다시 증상이 출현하였다. 그 때문에 견갑대와 흉추로의 접근을 실시하였다.

견갑골이 전인 · 하방 회전을 하면 흉추는 굴곡하기 쉽고, 견갑골이 후인 · 상방 회전하면 흉추는 신전하기 쉬워진다(▶ 그림 2-12). 따라서 고유배근을 수축시켜 적절하게 흉추의 정렬을 조절할 뿐만 아니라, 견갑골 주위근을 수축시켜 견갑대의 정렬도 바로잡아야 한다. 본 증례에서는 흉추의 굴곡을 개선하기 위해 전인 · 하방 회전한 견갑골의 정렬을 개선시켜야 했다. 이를 위해서는 후인 · 상방 회전에 작용하는 **승모근**의 **중부섬유**나 **하부섬유**의 근력을 강화시키는 훈련이 중요하다(▶ 그림 2-13).

✎ 용어해설

정렬(alignment)

뼈의 배열. 정상적인 뼈의 배열이 흐트러지면 역학적인 부하를 변화시킨다. 따라서 정렬의 변화를 관찰하는 것은 긴장이 증가되고 있는 근육과 감소하고 있는 근육을 추측할 수 있으므로 중요하다.

한편, 이 근군의 근력이 저하되면 보상 작용으로 승모근 상부섬유의 근활동이 강해질 수 있다. 승모근의 **상부섬유**는 외후두융기나 항인대에 부착되어 있기 때문에 견갑대가 고정되면 두부의 신전에 작용한다. 또한 견갑골이 전인 · 하방 회전되면 견갑골 하각부의 내측연이 흉곽에서 위로 뜨는 경우가 있다.

대 · 소능형근은 견갑골의 후인에, **전거근**은 전인에 작용한다. 이 근육들은 견갑골의 내측연을 사이에 두고 완전히 역방향의 벡터를 가지고 있다. 그러나 두 근육이 작용하면 **견갑골 내측연**을 **흉곽**으로 끌어당긴다(▶ 그림 2-14). 따라서 이 근육들이 장력을 발휘하여 견갑골을 흉곽으로 끌어당기는 것도 견갑골의 정렬을 개선하는 데 중요하다.

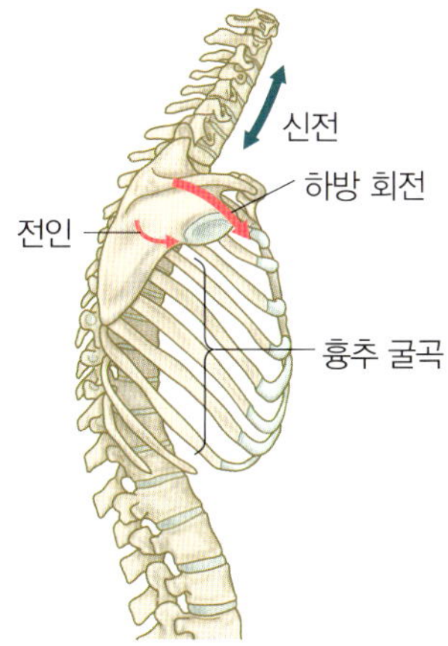

▶ 그림 2-12 **본 증례의 정렬**

➜ 승모근 (trapezius muscle)

➜ 대 · 소능형근 (rhomboid major/minor muscle)

➜ 전거근 (serratus anterior muscle)

➜ 견갑골 내측연 (medial border of scapula)

➜ 흉곽 (thorax)

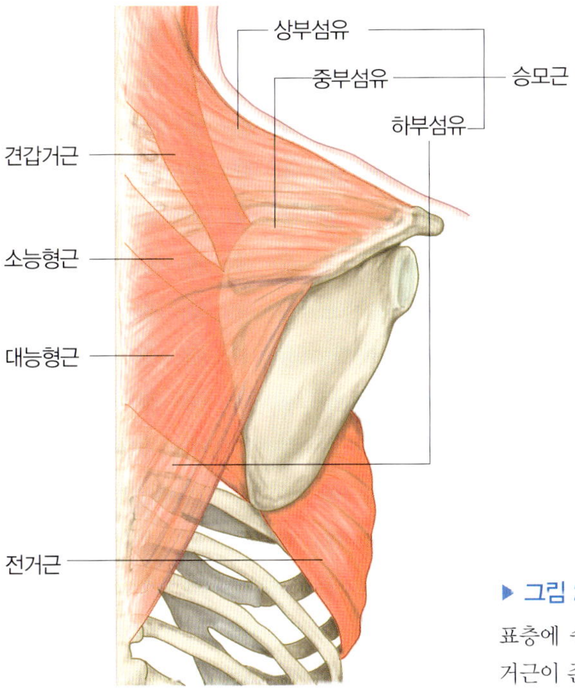

▶ 그림 2-13 **견갑흉곽관절에 작용하는 근군**

표층에 승모근이 있고, 그 심층에 능형근군과 견갑거근이 존재한다.

➜ 견갑흉곽관절 (scapulothoracic joint)

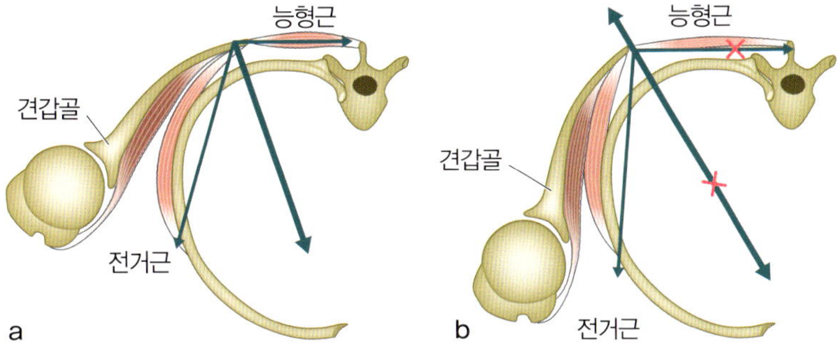

▶ 그림 2-14 **능형근과 전거근의 당김 작용**

a: 능형근과 전거근의 수축(가는 화살표)으로 견갑골 내측연을 흉곽으로 끌어당기는 힘(두꺼운 화살표)이 발생한다.

b: 능형근의 장력이 저하한 경우, 견갑골은 전인하고 내측연이 들려 올라간다.

3. 승모근, 대 · 소능형근, 전거근을 초음파로 관찰해 보자!

1) 승모근의 초음파 해부

기 시 : 상부섬유 : 외후두융기, 항인대
중부섬유 : 상위 흉추극돌기
하부섬유 : 하위 흉추극돌기
종 지 : 상부섬유 : 쇄골 외측 1/3 상연
중부섬유 : 견갑극의 상연
하부섬유 : 견갑극 기저부의 내측연
신경지배 : 부신경, 경신경
작 용 : 전체에서 견갑골 후인, 상부섬유는 거상, 하부섬유는 하강에도 작용한다. 또한 전거근과 함께 견갑골의 상방 회전에도 작용한다

2) 대 · 소능형근의 초음파 해부

● **대능형근**
기 시 : 외후두융기, 항인대
종 지 : 견갑골 내측연(하각~극삼각부)
신경지배 : 견갑배신경
작 용 : 견갑골 후인 · 거상. 견갑거근, 소흉근과 함께 하방 회전에 작용한다

● **소능형근**
기 시 : 상위 흉추극돌기
종 지 : 견갑극부에서 두측의 내측연
신경지배 : 견갑배신경
작 용 : 견갑골 후인 · 거상. 견갑거근, 소흉근과 함께 하방 회전에 작용한다

● **승모근, 대 · 소능형근의 주행과 기능**

승모근은 가장 표층에 존재하는 천배근으로 그 심층에 대 · 소능형근이 존재한다(▶ 그림 2-15). 두 근육 모두 견갑골의 후인에 작용하지만(▶ 그림 2-16), 승모근은 견갑골의 상방 회전에 작용하고, 대 · 소능형근은 견갑골의 하방 회전에 작용한다. 상지를 전방이나 측방으로 거상할 때 견갑골은 상방 회전하는데 이는 승모근이 작용하기 때문일 것이다. 한편 후방으로 거상할 때 견갑골은 하방 회전하는데 이는 대 · 소능형근이 작용하기 때문일 것이다.

그러나 상지를 전방으로 거상하는 운동 중에 대능형근(하각부)를 관찰하면 확실하게 근육의 팽륭이 증가하고 있음을 알 수 있다(▶ 그림 2-17). 이것은 상지의 거상운동 중에 대 · 소능형근이 전거근과 함께 견갑골 내측연을 흉곽으로 끌어당기는 작용을 한 결과라고 생각된다. 즉, 견갑골의 내측연을 흉곽으로 끌어당기려면 대능형근을 수축시켜야 한다.

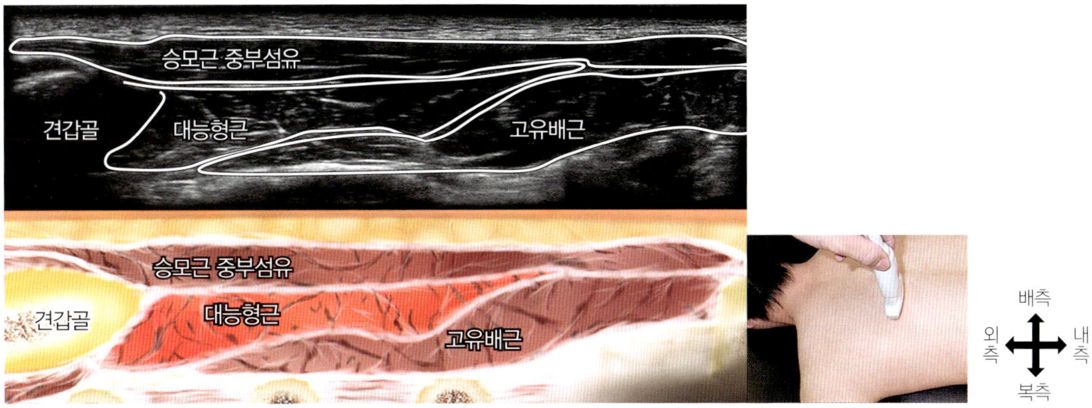

▶ 그림 2-15 대능형근과 고유배근의 위치 관계

견갑골 하각부에서 체간에 대한 단축 영상. 대능형근은 승모근의 심층에, 고유배근의 표층에 위치하고 있다.

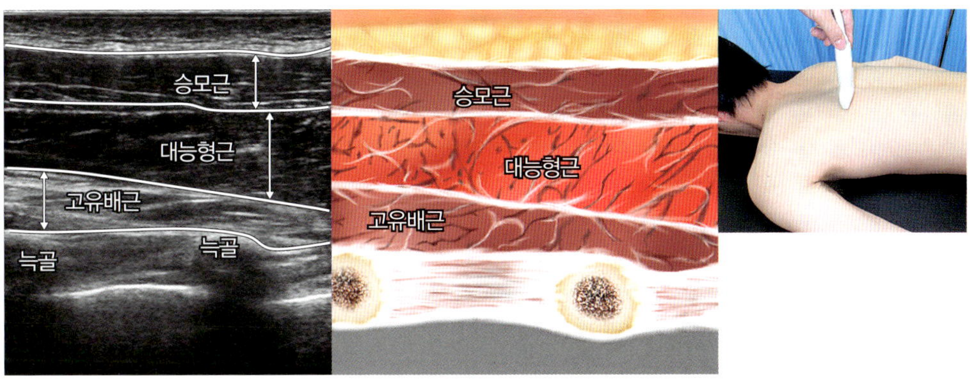

a 안정 시

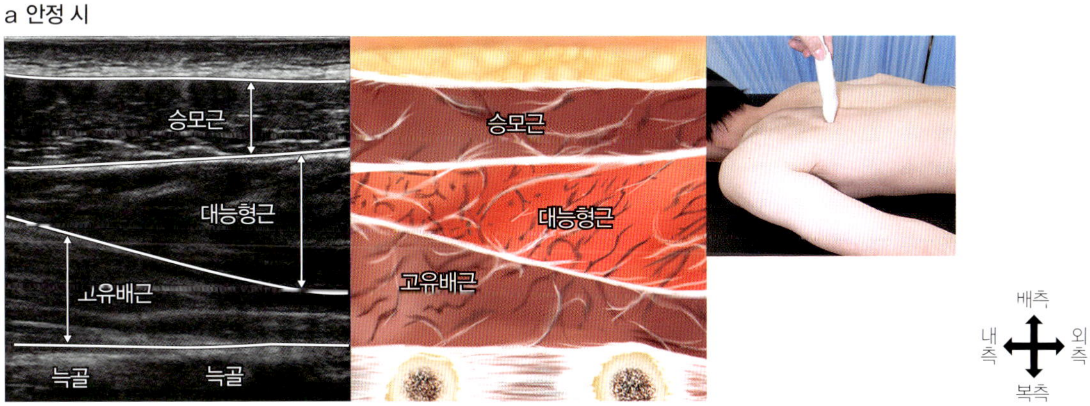

b 후인 시

▶ 그림 2-16 견갑골의 후인 시 승모근과 대능형근(단축 영상)

견갑골 내측연의 내측부에서 체간의 장축에 대한 단축 영상. 견갑골을 후인시키자 승모근 · 대능형근의 근육 두께가 증가하였다. 또한 고유배근도 근육의 두께가 증가하였다.

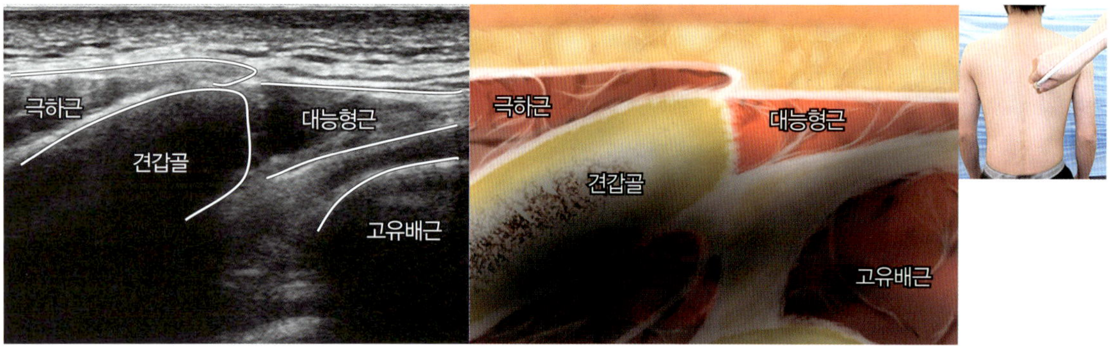

a 하수 시

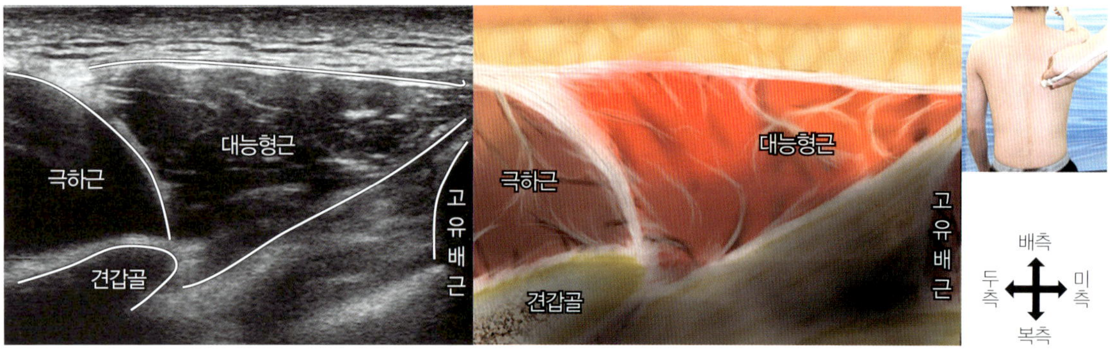

b 전방 거상 시

▶ 그림 2-17 상지의 전방 거상 시 대능형근(단축 영상)

하각부 내측연의 내측부에서 촬영한 단축 영상. 상지의 전방 거상에 따라, 대능형근 · 극하근의 팽륭을 확인할 수 있다. 또한 견갑골 내측연도 흉곽을 향해 이동하였다. 즉, 견갑골을 흉곽에 고정하기 위해 대능형근이 수축하였음을 짐작할 수 있다.

초음파 해부로 알 수 있는 것

· 상지의 전방 거상운동 중 대 · 소능형근의 근육 두께가 증가한 것은 견갑골의 내측연을 흉곽으로 끌어당기는 작용을 하고 있다는 것이다
· 흉추를 신전시킬 때에도 대 · 소능형근의 근육 두께가 증가한다

평가 포인트

대능형근의 기능을 평가하기 위해서는 촉진이 중요하다. 대능형근의 대부분은 승모근에 덮여 있지만, 이는 하각부의 내측뿐이며 표층에서 대능형근을 촉진할 수 있다. 견갑골의 내전운동 시, 같은 부위에서의 근수축을 확인하는 것은 중요하다.

3) 전거근의 초음파 해부

기 시 : 제1~9늑골
종 지 : 견갑골 내측연
신경지배 : 장흉신경, 특히 하부의 근속(근육다발)은 늑간신경 외늑간근지의 지배도 받는다[1]
작 용 : 견갑골 전인, 승모근과 함께 상방 회전으로 작용한다

● 전거근의 주행과 기능

전거근의 최하부가 부착된 늑골의 높이는 개인차가 크고, 제7늑골이 3.6%, 제8늑골이 41.8%, 제9늑골이 40.6%, 제10늑골이 12.5%, 제11늑골이 1.3%라고 알려져 있다[2].

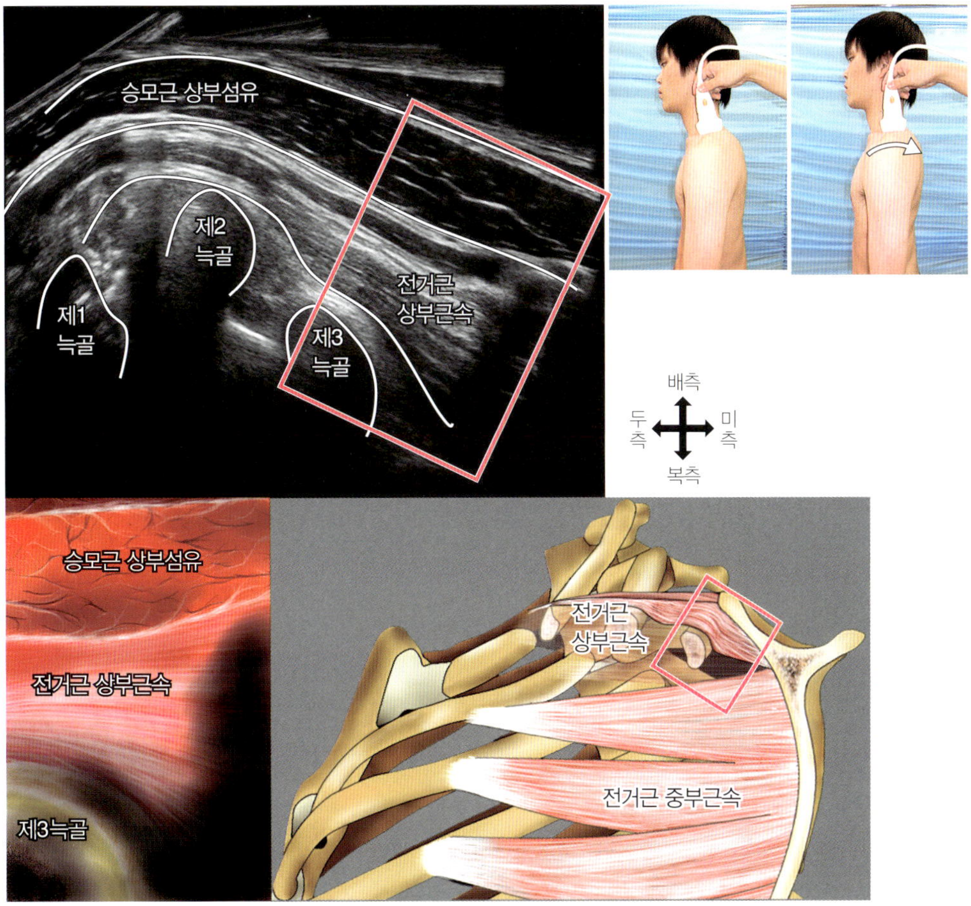

▶ 그림 2-18 **흉추의 신전 시 전거근의 파노라마 영상(장축 영상)**

대능형근에서 상부 근속의 움직임을 나타낸다. 대능형근의 상부근속은 견갑골 상각부에서 거의 전방으로 주행하고 제2 · 3늑골을 넘어 제1늑골에 부착되어 있다. 흉추를 신전함에 따라 이 상부근속은 제1늑골을 상각으로 끌어당기는 듯한 움직임을 나타낸다.

가장 상부의 근속은 견갑골 상연의 내측연부터 제1늑골에 부착되어 있다. 이 근속은 견갑골의 전방 경시에도 작용한다. 또한 견갑골을 고정한 상태에서는 흉곽을 견갑골로 끌어당기듯 흉추를 신전시킨다(▶ 그림 2-18).

하부의 근속은 견갑골 하각을 아래로 내려 후방 경사에도 작용한다. 즉, 전거근의 상부근속과 하부근속이 협조하여 수축함으로써 견갑골 내측연 전체를 흉곽으로 끌어당길 수 있다.

초음파 해부로 알 수 있는 것

· 전거근의 상부근속은, 흉추의 신전운동 시 제1늑골을 견갑골에 끌어당기듯이 수축하고, 흉추의 신전을 보조하고 있다

4. 승모근, 대 · 소능형근, 전거근의 운동요법

이들 근군에 대한 운동요법으로 개별의 근수축을 촉진시키는 방법은 각각 적절하게 작용하게 하면 가능하다.

승모근 · 능형근 · 전거근의 운동

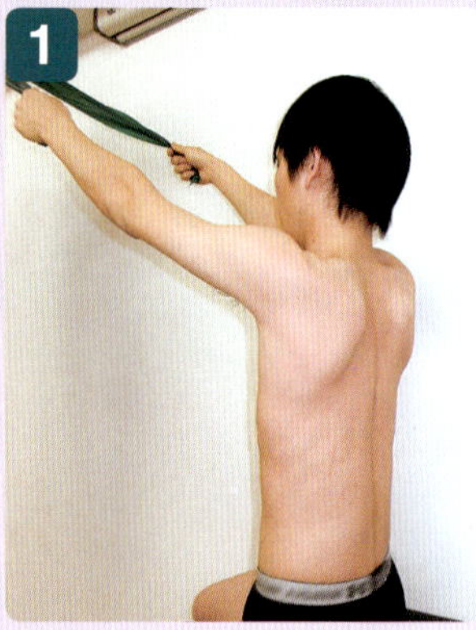

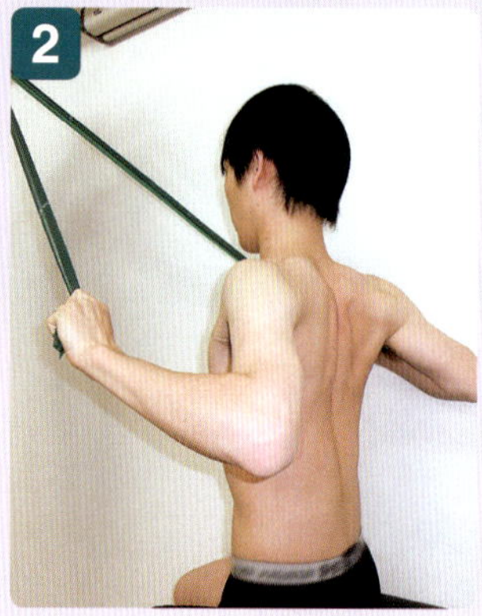

정상방에서부터 견갑골의 후인운동과 흉추의 신전운동을 실시하여 튜브를 후하방으로 당기는 동작을 반복한다. 이때, 견갑골 내측연이 흉곽에서 위로 뜨지 않게 하여 전거근을 보다 수축시킬 수 있다.

이런 증상에도 사용한다!

투구로 인한 어깨 손상이나 견관절 주위염에 있어서도 견갑대의 기능 저하는 문제가 된다. 이와 같은 경우에도 이 운동은 유효하다. 견갑골의 주위 근육뿐만 아니라, 흉추나 흉곽의 정렬도 고려한 후에 운동요법을 진행하는 것이 중요하다.

여기에서는 이 근군의 협조적인 활동에 대한 촉진을 생각하고 싶다. 필자들은 튜브를 늑목에 걸쳐 팔을 올렸을 때 끌어당기는 운동을 실시하여 견갑대의 주위 근육들을 수축시키고 있다.

끌어당길 때는 견갑골의 하강과 후인이 발생한다. 이때, 의식적으로 견갑골 내측연을 흉곽으로 끌어당김으로써 전거근과 대 · 소능형근의 작용을 이끌어 낼 수 있다. 특히 흉추의 굴곡이 발생하면, 전거근의 상부근속이 신전되어 견갑골이 앞쪽으로 기울기 때문에 하각부가 위로 들리기 쉬워진다. 따라서 고유배근의 수축이 촉진되는 것도 중요하다.

다시 되돌릴 때에는 튜브의 견인력으로 상지는 거상하고 견갑대의 거상 · 전인운동이 유발된다. 이 견갑대의 운동을 제어하도록 승모근 중부섬유나 하부섬유, 대 · 소능형근의 편심수축을 의식하게 한다. 또한 흉추를 한층 더 신전시켜 흉추의 신전에 동반되는 전거근 상부근속을 수축시킬 수 있다.

[참고문헌]

1) 那須久代，山口久美子，秋田恵一：前鋸筋の支配神経の分布と機能との関連性．臨床解剖研究会記録 12：42−43，2012

2) 河上敬介，小林邦彦(編)：骨格筋の形と触察法，第2版．pp128−131，大峰閣，2013

편마비의 견관절 통증 03

증례

62세, 여성. 3년 전에 뇌경색(우중대뇌동맥영역)으로 좌측 편마비가 되어, 1개월 전부터 **좌측 견관절 통증**이 발생하였다. 1주일 전부터 점점 통증이 악화되었고 야간 통증까지 나타나 정형외과를 찾았다.

Brunnstrom Stage는 상지III · 수지III, 근육경직척도(**Modified Ashworth Scale, MAS**)는 상지 · 수지 모두 2였다. 표면감각 · 심부감각 모두 9/10로 경도의 둔감(obtundation)이었다. 통증은 안정 시 NRS(numeric rating scle) 4/10, 운동 시 NRS 7/10로 모두 견관절 전방 심부에서 일어났다. (I) 특히, 상완이두근 장두건에 현저한 압통이 관찰되었다. 또한 좌측 견관절에 두 손가락 너비 정도의 아탈구가 있었다.

상완이두근 장두건으로 물리치료와 운동요법을 실시한 결과, 일시적으로 통증은 경감되었지만 치료 후 수일이 지나자 다시 재발하였다. 따라서, 관절가동역(ROM)을 측정하자, 굴곡 100°, 외전 80°, 외회전 0°, 수평내전 80°이었고, 수동적으로 **결대동작**을 재현하니 둔부 높이에서 가동성의 저하를 확인하였다. 게다가 **Neer impingement test**가 양성으로 나왔다.

(II) 상완이두근 장두건을 치료하면서 회전근개를 형성하는 근육 중 견갑하근 · 극상근 · 극하근의 운동요법을 추가적으로 실시하였다. 그 결과, 통증은 운동 시에만 NRS 2/10으로 잔존하였지만, 그 외 항목은 소실되었다. 관절가동범위는 굴곡 140°, 외전 110°, 외회전 25°, 수평내전 110°, 결대동작 L4 높이로 개선되어, Neer impingement test는 음성이다.

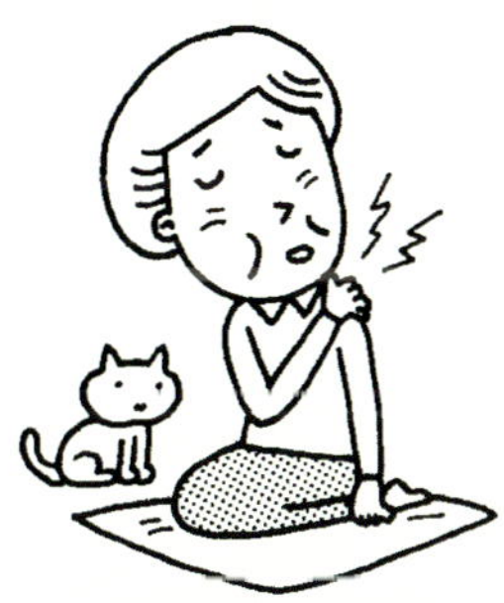

용어해설

근육경직척도 (Modified Ashworth Scale, MAS)
사지관절의 수동운동에 대한 저항량을 6단계로 등급화한 것. 평가하는 근육을 수동적으로 움직일 때 느껴지는 저항감에 따라 평가한다.

결대동작
손을 등 뒤로 돌려 끈을 묶는 듯한 동작. 견관절에 통증이나 구축이 있으면 돌린 손의 위치가 내려간다. 증상이 심하면 동작 자체를 하지 못한다.

Neer impingement test
한 손으로 견갑골을 위쪽에서 아래쪽으로 압박하고, 다른 한 손으로 내회전한 환자의 아픈 팔을 상완골 방향으로 압박하면서 거상한다. 그 사이에 대결절과 회전근개가 견봉에 압박되어 환자가 통증을 호소하면 양성이다.

I 왜, 상완이두근 장두에 염증이 발생하였는가?

1. 편마비의 견관절 통증과 아탈구는 관계가 있는가?
2. 편마비의 견관절 통증과 상완이두근 장두의 관계
3. 상완이두근을 초음파로 관찰해 보자!
4. 상완이두근의 운동요법

II 왜, 회전근개근의 운동요법으로 통증이 소실되었는가?

1. 상완이두근 장두와 회전근개근의 관계
2. 회전근개근(견갑하근 · 극상근 · 극하근)을 초음파로 관찰해 보자!
3. 회전근개근(견갑하근 · 극상근 · 극하근)의 운동요법

I 왜, 상완이두근 장두에 염증이 발생하였는가?

1. 편마비의 견관절 통증과 아탈구는 관계가 있는가?

편마비의 견관절 통증이 발생하는 원인에는 견갑상완관절의 정렬(alignment)에 이상이 있는 아탈구, 유착성 관절낭염(동결견, adhesive capsulitis), 완신경총 마비, 견수증후군(shoulder hand syndrome), 반사교감신경이상증(CRPS type 1), 시상통(중추성 통증) 등이 있다.

아탈구는 고빈도로 발생하는 합병증임에도 불구하고 아탈구의 정도와 통증의 상관관계를 발견하지 못했다는 보고가 있으며[1, 2] 아탈구와 통증은 직결되어 있지 않다. 또한 비아탈구의 예 중, ROM이 너무 크거나 작은 증례에서 분명한 견관절 통증이 발생하였다는 보고도 있다[3].

편마비의 견관절은 급성기의 이완 시기에 아탈구를 대표하는 불안정한 상태가 되기 쉽다. 게다가 회복기 · 만성기에 근긴장이 불균형하며 움직임이 없음으로 인한 사용 빈도의 저하도 나타나 아탈구인 상태로 관절 구축이 발생하는 경우가 있다. 그 결과, 불안정한 부분과 구축하는 부분이 혼재하게 된다. 이와 같은 상태에서의 견관절운동은 정상적인 관절운동에서 벗어나 견관절에 과도한 스트레스를 준다.

즉, 편마비의 견관절 통증이 발생하는 원인을 아탈구라는 하나의 증상에서 생각하는 것이 아니라, 편마비의 최대 특징인 **근긴장의 이상**으로 관절운동이 어떻게 지장을 받는지를 생각할 필요가 있다.

본 증례는 증상이 나타나고 3년이 지나 아탈구와 구축이 혼재되어 있는 시기이다. 상지의 Brunnstrom Stage는 III이며, 견관절의 운동 시에는 상완이두근의 긴장이 증가하여 견관절 전면의 통증을 동반하고 있다.

> ✎ 용어해설
>
> **아탈구(subluxation)**
>
> 관절면 상호의 적합성은 없어졌지만, 관절면의 일부가 접촉되어 있는 상태.

> ✎ 용어해설
>
> **근긴장의 이상과 이상 근긴장**
>
> 근긴장의 이상이란 근긴장의 비정상적인 항진과 저하를 가리킨다. 한편, 이상 근긴장이란 경직과 강직, 이완 등과 같은 근긴장의 이상을 가리킨다.
>
> 전자는 신경계의 이상 외에 피부의 단축이나 동작 시 과잉된 노력 등으로 생기는 것이고, 후자는 신경계의 이상으로 생기는 것이다.

2. 편마비의 견관절 통증과 상완이두근 장두의 관계

견관절 통증을 호소하는 편마비 환자는 MRI 소견이나[4] 초음파검사 소견에서[5] 상완이두근 장두건 및 그 주위의 견관절 전면에 고빈도로 염증 증상이 발생한다는 보고가 있다. 그렇다면, 어떠한 원인으로 상완이두근 장두건에 스트레스가 증가하는 것일까?

상완이두근 장두가 긴장하면 결절간구를 통과하는 장두건을 사이에 두고 상완골두에 내회전 방향으로 힘이 가해진다(▶ 그림 3-1). 이 힘은 견관절의 거상운동에 필요한 외회전운동에 길항한다. 그 때문에 편마비 환자에게서 관찰되는 상완이두근의 비정상적인 근긴장의 항진으로 상완이두근 장두건에 기계적인 스트레스가 계속 가해진다.

본 증례는 상완이두근 장두건에서 확실한 압통을 확인할 수 있다. 그러므로 상완이두근의 근긴장을 저하시키는 것은 상완이두근 장두건에 가해지는 기계적인 스트레스를 저하시키는 것이다.

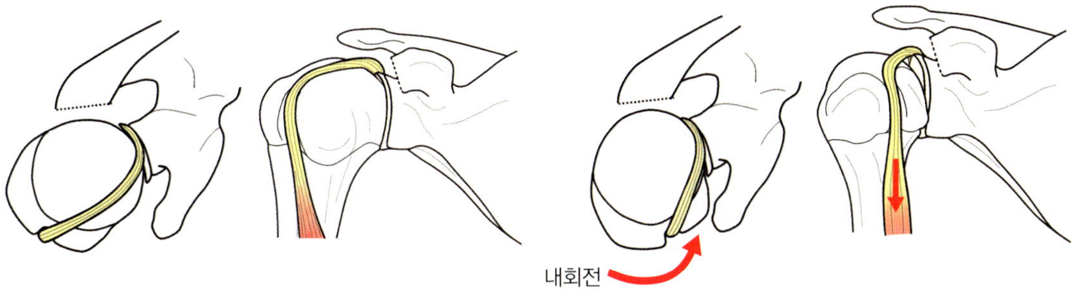

a 정상 시 b 긴장 시

▶ 그림 3-1 **상완이두근 장두건과 견관절의 내회전**

상완이두근 장두의 긴장이 증가하면 결절간구를 통과하는 장두건을 사이에 두고 상완골두에 내회전 방향으로 힘이 가해진다.

3. 상완이두근을 초음파로 관찰해 보자!

기 시 : 장두: 견갑골 관절상결절, 관절순
단두: 견갑골 오훼돌기
종 지 : 요골조면, 상완이두근건막이 되며 전완근막의 상내측에 분포
신경지배 : 근피신경
작 용 : 주관절 굴곡, 전완 회외, 견관절 굴곡, 견관절운동 시 상완골두를 안정시킨다

● 상완이두근의 주행

상완이두근 장두는, 견갑골 관절상결절과 관절순에서 기시한 후, 상완골두의 전상방에 위치한 회전근개 간격(rotator cuff interval)을 통과하여 결절간구로 진입한다. 상완이두근 장두건은 회전근개 간격을 통과할 때, 회전근개 간격의 구성 요소인 **오훼상완인대**(CHL)와 **상관절상완인대**(SGHL)에 둘러싸여 있다고 한다[6]. 게다가 상완이두근 장두건이 결절간구에 진입하여 각도를 바꾸는 부분에는 견갑하근의 건 최두측부에 있는 소결절 상면의 상외측변에 얇은 선성소식(**설부**)이 늘어나 있고, CHL, SGHL과 실부가 결절간구까지의 통로를 형성하고 있다는 보고도 있다(▶ 그림 3-2). 결절간구를 통과한 후, 오훼돌기에서 기시한 상완이두근 단두와 합류해 공동의 근복이 되어 요골조면에 종지한다.

상완이두근 단두와 **오훼완근**은 천층에 삼각근, 심층에는 견갑하근이 존재하고 이 근육들 사이에 위치해 있다.

● 상완이두근의 움직임

주관절의 굴곡운동 시, 상완이두근 장두의 결절간구로부터 근위부에서는 변화를 확인할 수 없다. 한편, 결절간구로부터 원위부에서는 수축하면서 근복이 단두와 함께 내측 방향으로 이동한다(▶ 그림 3-3, 3-4)

또한 견관절의 내회전 시, **삼각근**은 상완이두근 단두와 오훼완근의 천층을 활주하고 **견갑하근**은 상완이두근 단두와 오훼완근의 심층으로 파고들듯 활주한다(▶ 그림 3-5). 해부학적 소견으로 보면 이 부위에는 **오훼하활액낭**이나 **견갑하활액낭** 등의 활막조직이 존재한다(▶ 그림 3-6)

➔ 상완이두근 장두 (long head of biceps brachii muscle)

➔ 오훼상완인대 (coracohumeral ligament, CHL)

➔ 상관절상완인대 (superior glenohumeral ligament, SGHL)

➔ 상완이두근 단두 (short head of biceps brachii muscle)

➔ 오훼완근 (coracobrachialis muscle)

➔ 삼각근 (deltoid muscle)

➔ 견갑하근 (subscapularis muscle)

➔ 오훼하활액낭 (subcoracoid bursa)

➔ 견갑하활액낭 (subscapularis bursa)

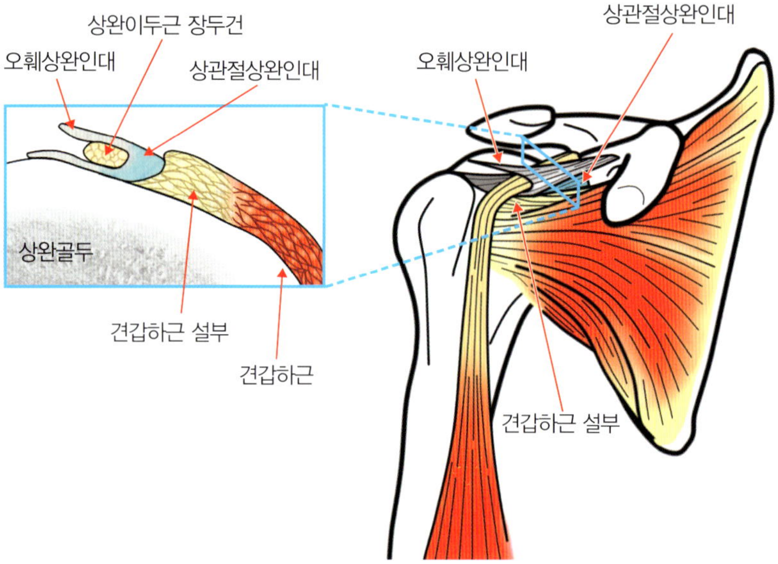

▶ 그림 3-2 상완이두근 장두건의 통로

상완이두근 장두건은 회전근개 간격을 통과할 때, 오훼상완인대(CHL)와 상관절상완인대(SGHL)로 둘러싸여 있다. 상완이두근 장두건이 결절간구에 진입하여 각도를 바꾸는 부분에는 견갑하근의 얇은 건성조직(설부)이 늘어나 CHL, SGHL과 설부가 결절간구까지의 통로를 형성하고 있다.

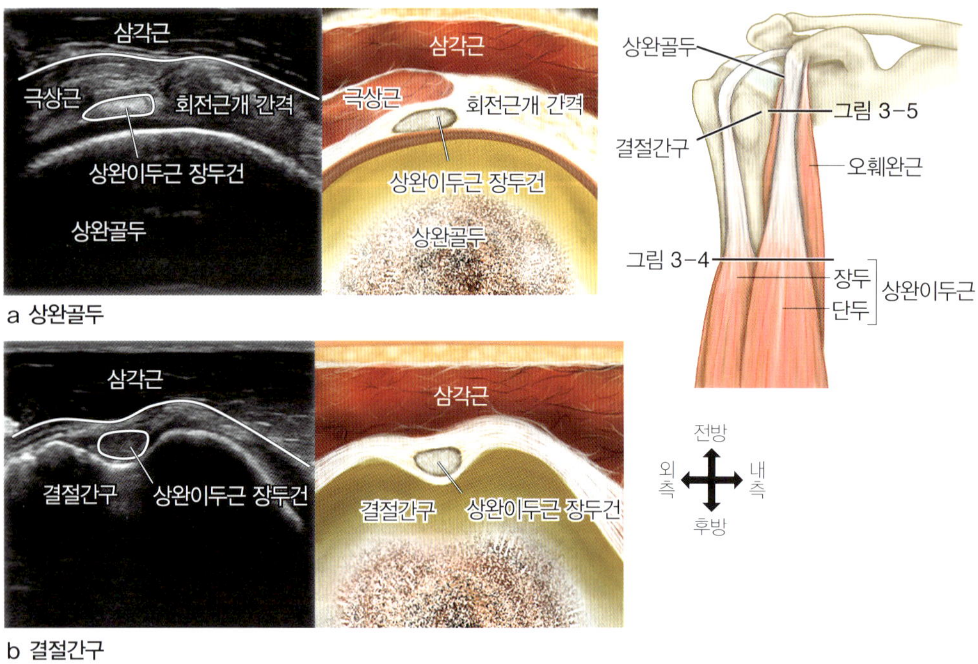

▶ 그림 3-3 상완이두근의 부위별 단축 영상

상완골두 높이와 결절간구 높이에서 주관절 굴곡에 동반되는 상완이두근 장두건의 움직임은 거의 확인할 수 없었다.

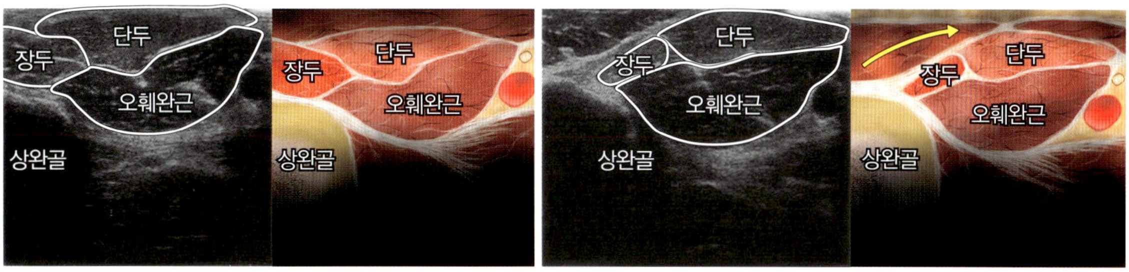

a 상완 근위부: 안정 시　　b 상완 근위부: 주관절 굴곡 시

▶ 그림 3-4 주관절 굴곡 시 상완이두근(단축 영상)

결절간구로부터 근위부에서는 수축하면서 단두와 함께 근복이 내측 방향으로 이동하는 것을 확인할 수 있다.

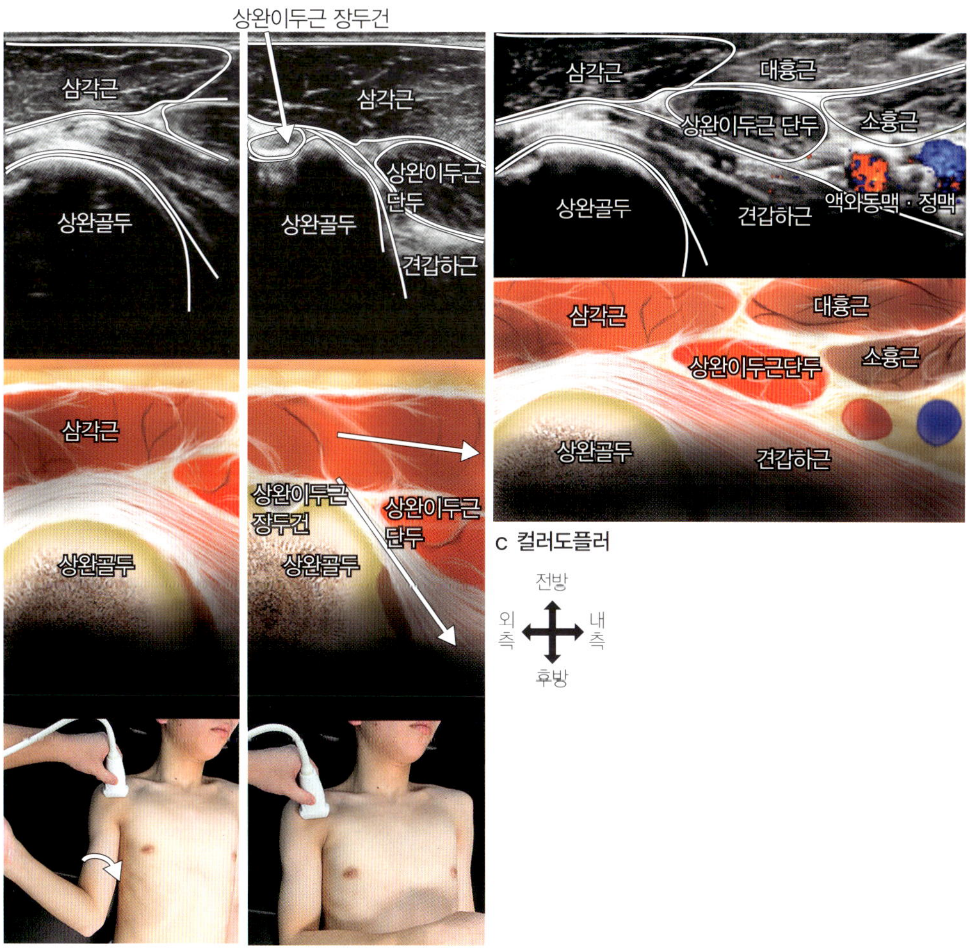

a 외회전 시　　b 내회전 시

▶ 그림 3-5 견관절 외회전~내회전 시 상완이두근(단축 영상)

견관절의 내회전 시, 삼각근과 견갑하근은 상완이두근 단두를 사이에 두고 활주한다. 이 부분의 유착은 견관절의 외회전을 제한하는 원인이므로 치료 대상이 된다.

견갑하근에서 하부섬유의 종지선은, 소결절 원위에서 소결절릉에 걸쳐 골두를 감싸듯이 종지해 있다. 또한 대흉근의 심층에는 상완이두근 단두와 오훼완근이 존재하고 액와동맥 · 정맥이 주행한다. 그 심층에 견갑하근이 존재하고 있어 컬러도플러로 혈류를 확인하면 쉽게 구별할 수 있다.

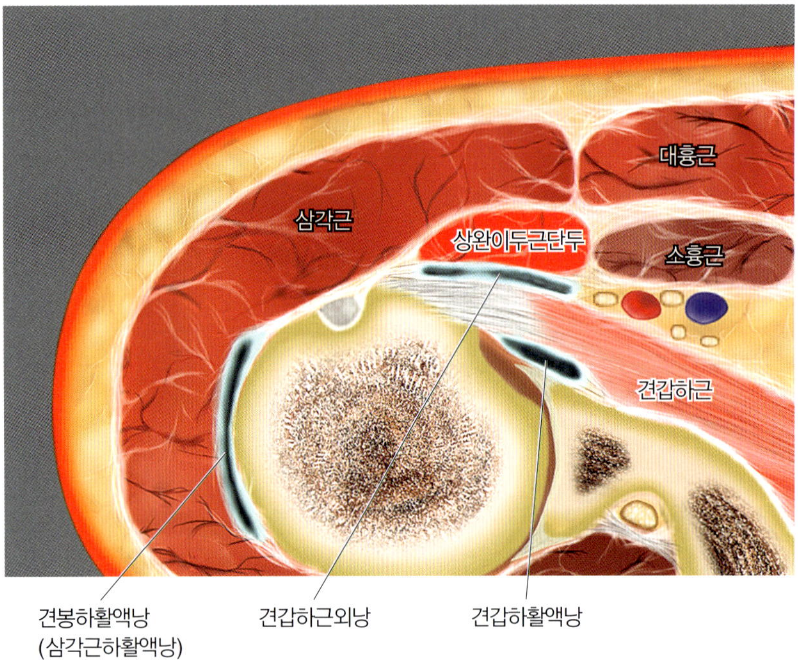

▶ 그림 3-6 견관절 전면의 활액낭

초음파 해부로 알 수 있는 것

· 상완이두근의 근복은 주관절 굴곡 시 내측으로 이동한다
· 견관절 내회전 시 상완이두근 단두의 표층을 삼각근이, 심층을 견갑하근이 활주한다

4. 상완이두근의 운동요법

본 증례에서는 상완이두근 장두건부의 염증이 통증의 원인이다. 편마비로 보이는 상완이두근의 근긴장은 증가되기 쉬워 주관절은 굴곡되기 쉽다. 여기에서는 상완이두근의 근긴장을 저하시켜 주관절을 신전시키는 것이 중요하다. 그러나 상완이두근 장두건은 주관절을 굴곡할 때 그다지 움직이지 않는다. 한편, 장두와 단두가 합쳐진 근복 부분은 비교적 자주 움직이기 때문에 운동요법은 상완이두근의 근복에 대해 실시한다.

II 왜, 회전근개근의 운동요법으로 통증이 소실되었는가?

1. 상완이두근 장두와 회전근개근의 관계

본 증례는 상완이두근 장두에서의 운동요법으로 통증이 일시적으로 경감되었지만, 완치하지 못하고 반복적으로 재발하였다. 재평가를 실시하자 외회전의 가동역이 현저하게 저하하였고 Neer impingement test도 양성이었다. 견관절 전방 심부의 통증 호소와 상완이두근 장두건의 압통이 현저한 것으로 보아 상완이두근 장두건이 손상되기 쉬운 **전상방 충돌**(⇒ **Break time 참조**)을 의심하였다. 중증의 회전근개 파열 증례에서 편평해진

상완이두근의 신전 방법

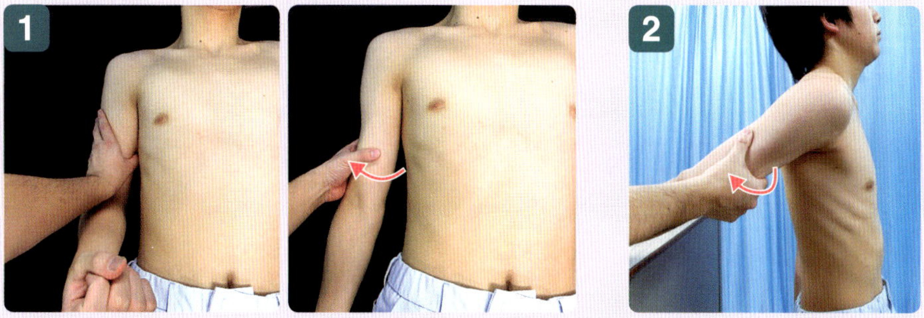

→ : 치료사가 힘을 가하는 방향

초음파로 상완이두근 장두의 움직임을 관찰하면 수축함에 따라 결절간구보다 원위에서는 단두와 함께 근복이 내측 방향으로 이동하는 것을 알 수 있다. 상완이두근을 스트레칭할 때, 주관절과 견관절의 신전과 전완의 회내를 강제한다. 그때, 상완이두근을 외측 방향으로 근복을 비틀듯 직접 신전하는 편이 좋다.

1 누운 자세에서 실시하는 스트레칭. 2 앉은 자세 또는 선 자세에서 실시하는 스트레칭.

상완이두근 장두건을 확인했다는 보고가 있다.[7, 8] 충돌(impingement)과 편평화는 기계적인 스트레스에 대한 조직수복 반응의 결과일 것이다. 즉, 견관절에 역학적 스트레스가 집중되었기 때문이다.

팔을 올렸을 때 상완이두근 장두와 회전근개근은 견관절의 안정화에 작용하고, 기계적인 보상 관계를 가진다. 회전근개근의 기능 저하로 견관절 운동 시 상완골두가 정상적인 궤적을 그리지 못하는 상태에서는 상완이두근 장두건에 가해지는 스트레스가 증가한다. 즉, 본증례는 외회전의 가동역이 제한되거나 회전근개의 기능이 저하되어 상완이두근 장두에 스트레스가 가해진다고 생각되었다. 따라서, **회전근개근**으로 접근을 실시하였다.

편마비 환자에게 견갑하근의 직접적 스트레칭을 실시하여 통증 · ROM이 개선되었다는 보고가 있다.[9] 또한 편마비환자의 견갑하근에 보툴리눔을 주사하고[10], 페놀차단(phenol block)을 실시하여[11] 견갑하근의 근긴장을 억제시킴으로써 ROM이 개선되었다는 보고도 있다. 이와 같이 **근갑하근**은, 편마비의 견관절 통증에 대한 치료부위로, 회전근개근 중에서도 중요한 포인트가 된다.

그리고, 본 증례와 같이 이환 기간이 긴 경우에는 회전근개근에서 **근위축**이 관찰된다.[3] 견갑하근에 접근하면서 회전근개근의 수축을 촉진하는 것이 중요하다. 이렇게 회전근개근에 의한 견관절의 안정성이 높아지면 상완이두근 장두에 가해지는 역학적 스트레스가 저하한다. 따라서 회전근개근에 접근하여 상완이두근 장두건에서 유래하는 견갑 전면의 통증이 소실된 것이라고 볼 수 있다.

이런 증상에도 사용한다!

견갑하근의 스트레칭은 견관절의 거상이나 외회전 방향의 ROM 제한을 나타내는 견관절 주위염이나 견관절 구축 등의 질환에도 효과적이다.

견갑하근의 수축 촉진 방법은 견관절 불안정증 등 견관절 전방의 안전성을 가질 때에도 활용할 수 있다.

용어해설

회전근개근

회전근개(rotator cuff)를 구성하는 근(견갑하근, 극상근, 극하근, 소원근). 이들 근이 건은 합쳐져서 1개의 건을 구성하고 주로 어깨의 동적 안정화에 관여한다.

용어해설

근위축(muscular atrophy)

근섬유의 양이 줄어드는 것으로, 보통은 근력 저하를 동반한다. 신경질환 및 근질환으로 인한 경우와 장기간의 침상안정(bed rest)으로 무용성(disuse)된 경우가 있다.

BREAK TIME

전상방 충돌(anterosuperior impingement)과 hourglass biceps

견관절 충돌은 견봉하 충돌과 관절내 충돌로 나뉜다. 게다가 견관절 운동 시 상완골두와 충돌하는 부위에 따라 세세하게 분류된다(아래 표).

견관절 통증 환자의 관절경 검사(arthroscopic)에서 상완이두근 장두건의 비대를 관찰해 hourglass biceps(모래시계모양 이두근)이라고 명명하고 있다[12]. 또한 팔을 올렸을 때 비대부가 결절관구 내로 들어가지 않고 걸리며, 건이 구부러져 관절내에서 끼인 병태를 보고하였다(아래 그림).

● **견관절 충돌의 분류**

		충돌하는 부위	손상되는 연부조직	견관절의 운동 방향
견봉하 충돌	견봉하 충돌	견봉 또는 오훼견봉인대와 대결절의 충돌	극상근 종지부 극하근 종지부	내회전 상태에서 굴곡 또는 외전 결대 동작
	오훼하 충돌	오훼돌기와 소결절의 충돌	견갑하근 종지부	수평내전 +내회전
관절내 충돌	내적 충돌	관절와 후상연과 대결절의 충돌	극하근 종지부 후상방관절순	수평외전 +외회전
	전상방 충돌	관절와 전상연과 소결절(결절간구부)의 충돌	상완이두근 장두건 견갑하근 종지부 전상방관절순	굴곡 내회전 (+내전)

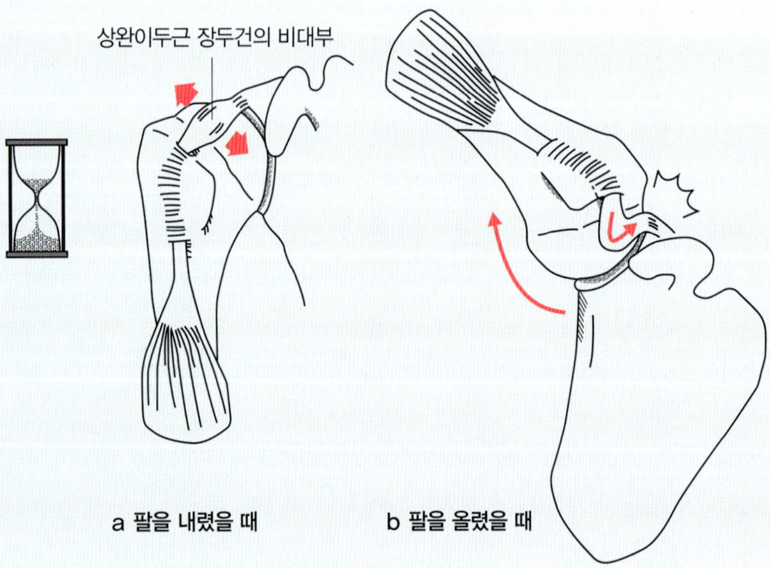

▶ **hourglass biceps(모래시계모양 이두근)**

팔을 올렸을 때, 비대부가 결절간구 내로 들어가지 않고 걸리며, 건이 구부러져 관절 내에서 끼인다.
(Boileau P, et al: Entrapment of the long head of the biceps tendon: the hourglass biceps–a cause of pain and locking of the shoulder. J Shoulder Elbow Surg 13: 249–257, 2004를 근거로 작성)

2. 회전근개근(견갑하근 · 극상근 · 극하근)을 초음파로 관찰해 보자!

1) 견갑하근의 초음파 해부

기　　시 : 견갑하와, 견갑하근을 덮는 근복
종　　지 : 소결절과 소결절릉의 상부, 상완골두의 전방에서 전하방까지의 관절낭
신경지배 : 견갑하신경
작　　용 : 견관절의 내회전, 상완골두를 관절와로 끌어당겨 견관절을 안정시킨다

● 견갑하근의 주행

견갑하근은 견갑하와의 근선에서 기시하는 제1~4근속과 외측연부터 기시하는 제5 · 6근속으로 분류된다[13]. 제1~4근속은 소결절에, 제5 · 6근속은 소결절릉의 상부와 전하방의 관절낭에 부착되어 있다.

● 견갑하근의 분류와 기능

견갑하근은 견갑골 중앙에서 상하로 분류할 수 있다.

상부섬유는 팔을 올렸을 때 골두를 구심 자세로 유지하며, 외전 외회전 자세에서는 오훼돌기를 지점으로 상완골두를 내리는 작용을 한다.

하부섬유는 팔을 올렸을 때 길항근이 되고 가동범위를 제한하지만, 외전 외회전 자세에서 골두의 전하방을 덮고 상완골두의 전하방으로 불안정성을 제동하는 작용을 한다 (▶ 그림 3-7). 게다가 액와부에서 하부섬유는 견관절 내회전 시에 전외측으로 이동하였다(▶ 그림 3-8). 필자들이 안정 시와 운동 시의 이동 거리를 계측한 최대 수치는 0.79±0.33cm이었다[14].

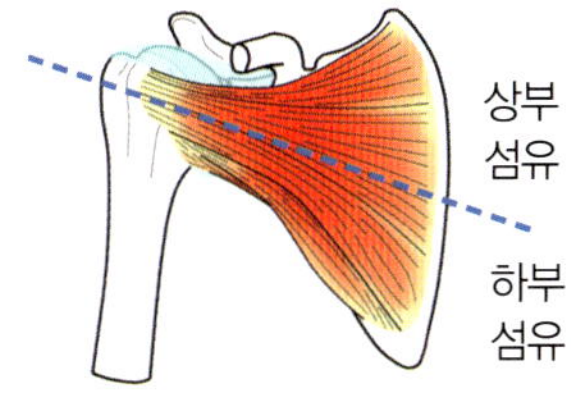

a 팔을 내린 자세

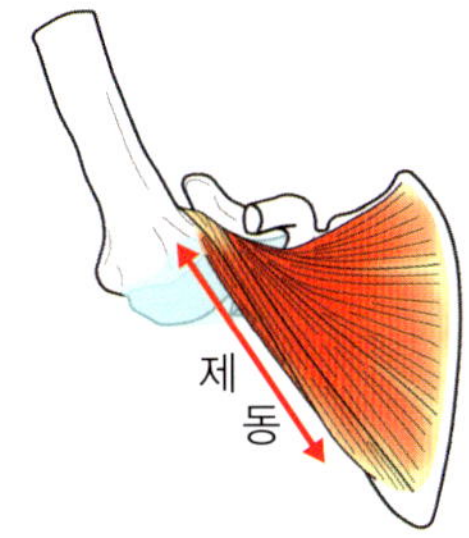

b 외전 외회전 자세

▶ 그림 3-7 팔을 내린 자세와 외전 외회전 자세의 견갑하근

하부섬유는 골두의 전하방을 덮고 불안정성을 제동한다.

초음파 해부로 알 수 있는 것

• 견갑하근은 견관절 내회전 시에 전외측으로 이동한다

2) 극상근 · 극하근의 초음파 해부

● 극상근

기　　시 : 극상와, 극상근막의 내면
종　　지 : 상완골 대결절의 상부 · 관절낭
신경지배 : 견갑상신경
작　　용 : 견관절의 외전, 상완골두를 관절와로 끌어당겨 견관절을 안정시킨다

● 극하근

기　　시 : 극하와, 극하근막의 내면
종　　지 : 상완골 대결절의 상면에서 후면 · 관절낭
신경지배 : 견갑상신경
작　　용 : 견관절의 외회전, 골두를 관절와로 끌어당겨 견관절을 안정시킨다
※내외전 방향에 관해서는 견관절 자세에 따라 작용 방향이 변화한다
팔을 내린 자세 : 외전 방향, 팔을 올렸을 때 : 내전 방향
90˚ 굴곡 자세 : 수평신전 방향

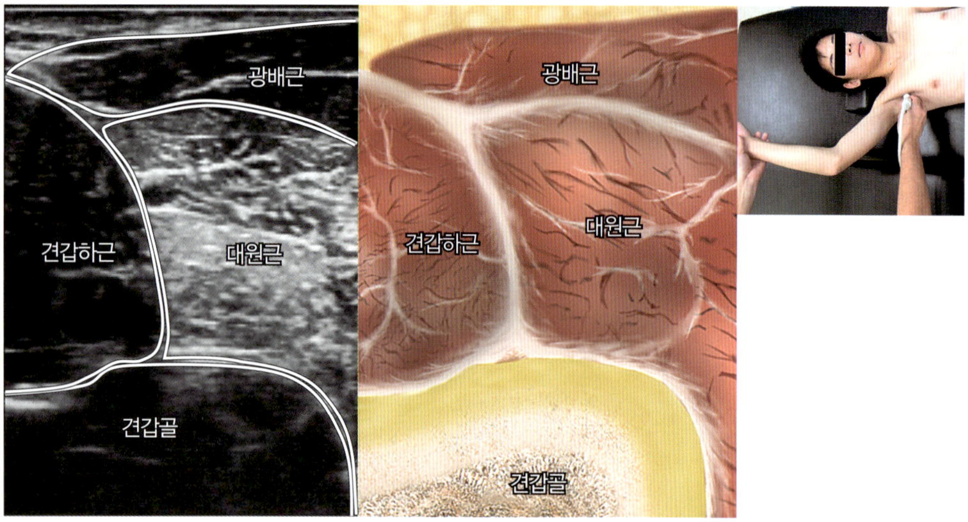

a 외회전 시

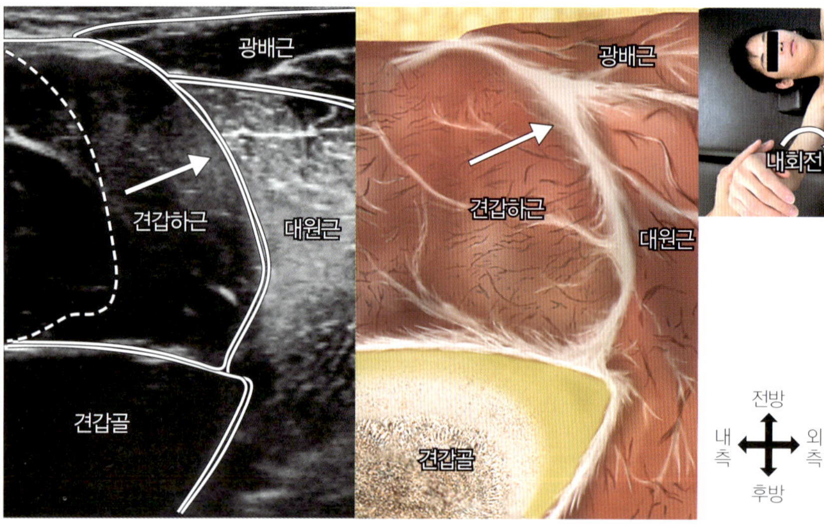

b 내회전 시

▶ 그림 3-8 **견관절 외회전~내회전 시의 견갑하근(단축 영상)**

액와부에서 견갑하근의 하부섬유는 견관절 내회전 시 전외측으로 이동한다. 점선은 근의 이동을 나타낸다.

● 극상근 · 극하근의 주행

지금까지 **극상근**은 대결절 상면에 폭넓게 종지하여 있다고 여겨졌다. 하지만 대결절의 전내측에 종지하고 일부는 결절간구를 넘어 소결절까지 도달한다는 보고가 있다[15] (▶ 그림 3-9).

➔ 극상근 (supraspinatus muscle)

➔ 극하근 (infraspinatus muscle)

극하근은 횡주섬유와 사섬유로 이루어져 있다. **횡주섬유**는 견갑극 하면에서 기시하여 사섬유의 건성부에 종지한다. **사섬유**는 극하와에서 기시하며 상부의 건성부는 극상근의 후방부분을 덮고 대결절 상면에, 하부의 근성부는 대결절 후면에 종지한다(▶ 그림 3-10). 극하근의 종지에 관해 어떤 보고에 따르면,[16] 대결절에 광범위하게 부착되어 대결절의 전단까지 도달한다고 한다. 그리고 극하근은 내회전된 상태에서 외전운동에도 관여한다고 한다.

● 극상근 · 극하근의 움직임

초음파 영상에서는 외전 시 극상근의 종지부가 견봉의 하부로 끌려 들어가듯이 활주하는 모습을 확인할 수 있다(▶ 그림 3-11).

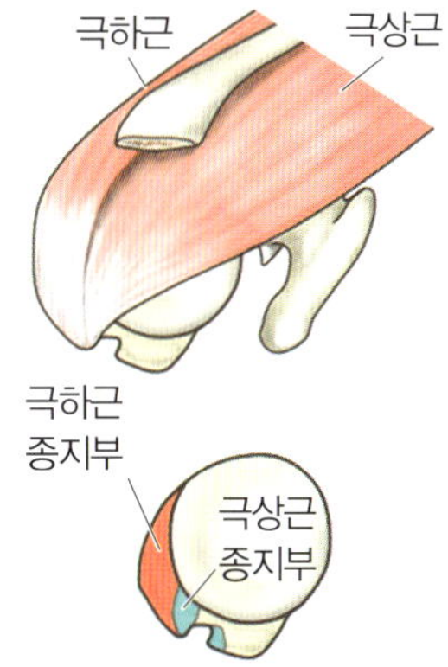

▶ 그림 3-9 극상근 · 극하근의 종지부

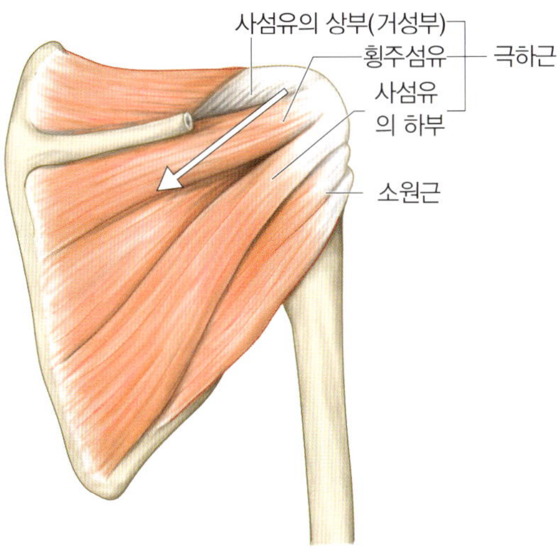

▶ 그림 3-10 극하근의 횡주섬유와 사섬유

극하근은 내회전된 상태에서 외전운동에도 관여한다.

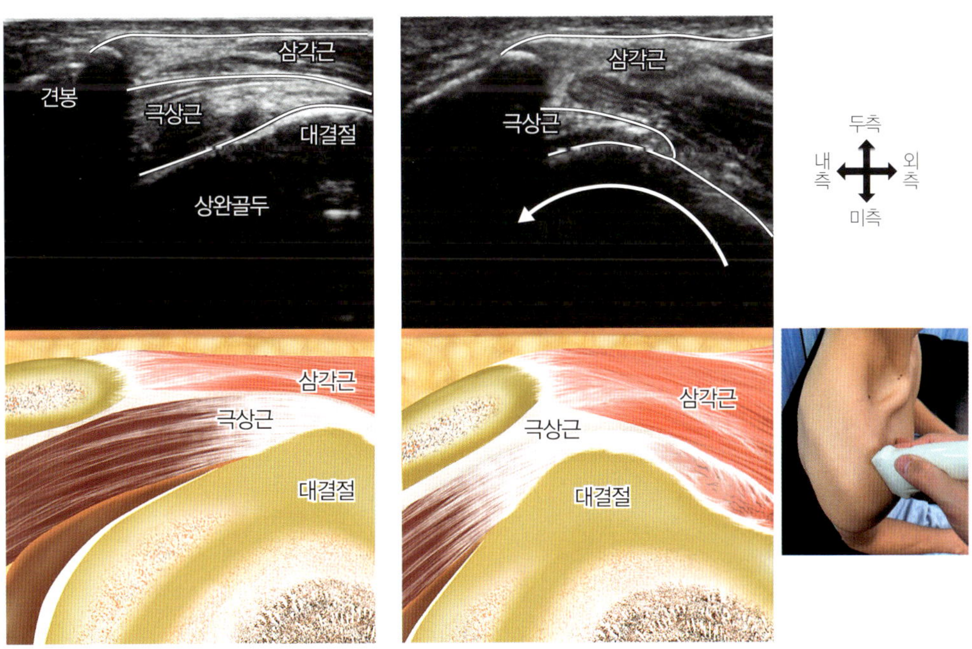

▶ 그림 3-11 견관절의 외전 시 극상근건(장축 영상)

견관절의 외전으로 극상근건이 견봉의 하부로 끌려 들어간다.

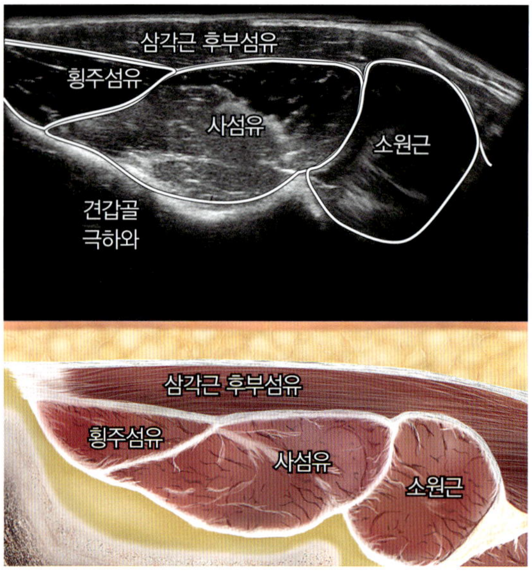

a 안정 시

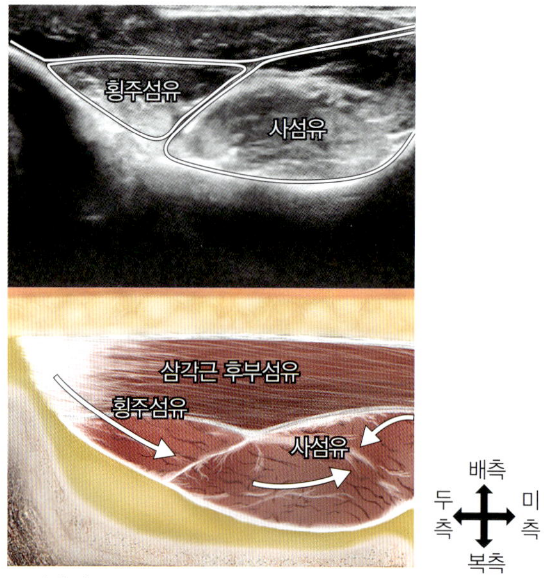

b 외전 시

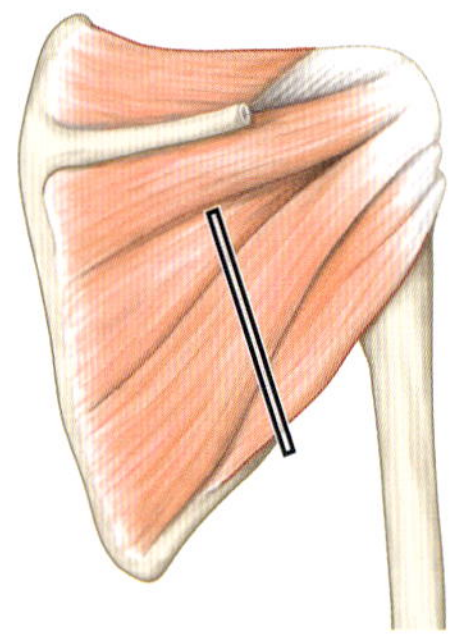

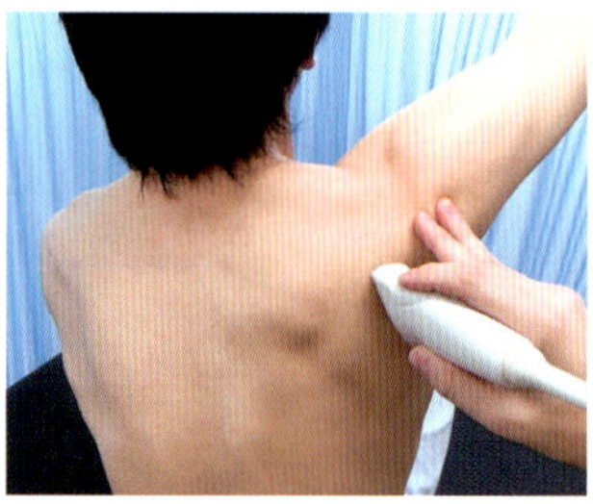

외전운동

▶ 그림 3-12 **견관절의 외전 시 극하근(단축 영상)**

극하근은 견관절 외전과 함께 횡주섬유가 사섬유의 방향으로 끌려, 극하근 전체가 사섬유의 중심으로 모이듯이 이동한다.

극하근의 횡주섬유는 수축하면서 사섬유 방향으로 끌려 극하근 전체가 사섬유의 중심으로 모이듯이 이동한다. 이때 운동 방향을 외전과 외회전으로 비교하면 외전 방향 쪽이 더 크게 이동한다. 외전 방향은 외회전 방향보다 가동범위가 넓으므로 그 영향을 받는다고 볼 수 있다(▶ 그림 3-12).

초음파 해부로 알 수 있는 것

- 견관절 외전 시 극상근 종지부는 견봉의 하부로 끌려 들어가듯이 활주한다
- 견관절 외전 시 · 외회전 시 극하근의 횡주섬유는 사섬유의 방향으로 끌려, 극하근 전체가 사섬유의 중심으로 모이듯이 이동한다

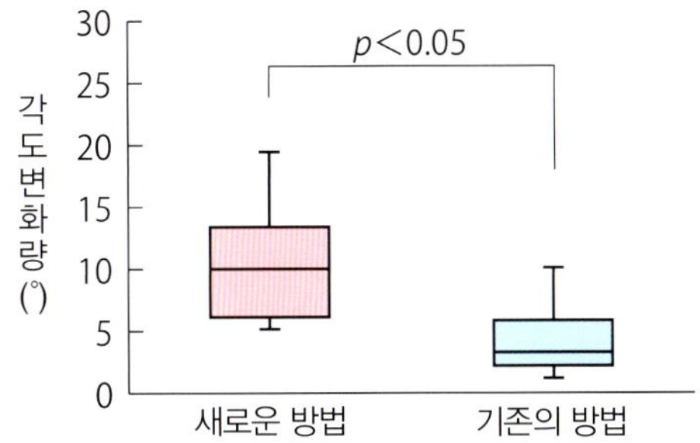

▶ 그림 3-13 새로운 방법과 기존의 방법 비교

굴곡 방향의 가동범위가 유의하게 증가한다.

● 표 3-1 새로운 방법과 기존의 방법에 따른 각 관절가동범위의 변화량

	굴곡	외전	90° 외전 자세 외회전
새로운 방법	10.0(2.9~19.4)	13.6(-1.4~22.5)	11.9(-1.1~22.1)
기존의 방법	3.3(0.4~10.1)	4.4(1.7~9.8)	4.8(-3.0~17.8)

중앙값(사분위 범위)

3. 회전근개근(견갑하근 · 극상근 · 극하근)의 운동요법

1) 견갑하근의 운동요법

견갑하근에 대한 치료 접근은 광범위하게 시도되며 일정한 치료 효과가 얻어진다. 스트레칭의 신장 방향은 기시부와 종지부의 간격을 벌리는 것이 주류이다. 또한 그 방향을 향해 맨손으로 힘을 가하는 방법도 있다. 견갑하근에 대한 도수치료로 근복을 손가락으로 집어 깊은 가로 마찰 마사지(deep transverse massage)를 실시한다고 한다[17].

필자들은 초음파로 관찰한 결과에서 맨손으로 힘을 가하는 방향을 새롭게 고안하였다. 견관절 주위염이라고 진단을 받아 가동범위 제한이 있는 환자를 대상으로, 견갑하근의 근복에 대해 수직 방향으로만 압박을 가하는 신전 방법(기존의 방법). 견갑골 외측연에서 견갑하와를 향해 견갑하근의 하부섬유를 밀어 넣듯이 압박하는 신전 방법(새로운 방법)을 실시하여 비교 · 검토하였다. 그 결과, 새롭게 고안한 스트레칭에서는 굴곡 방향의 가동범위가 유의하게 증가한다는 것을 알 수 있었다(▶ 그림 3-13, ● 표 3-1).

2) 극상근 · 극하근의 운동요법

견관절의 정상적인 운동은 견관절의 자세 변화에 대해 각각 회전근개근의 긴장을 변화시키면 가능하다. 극상근의 운동요법에서는 견관절의 외전운동이 극하근의 운동요법에서는 견관절의 외회전운동이 실시된다. 각 근육의 트레이닝으로서는 효과적이지만 임상에서 치료를 실시할 경우에는 거상운동에 대해 두 근육을 시기적절하게 수축시키는 연습이 필요하다.

한편, 견관절의 거상운동 시 통증을 호소하는 증례에서는 이러한 운동을 할 수 없는 경우가 있다. 이 경우에는 팔을 내린 자세에서의 운동이 중심이 된다. 외회전운동은 실시되는 빈도가 높은 운동이다.

CLINICAL HINT

몸을 뒤척일 때 나타나는 통증과 결대동작

편마비 환자가 마비되지 않은 쪽으로 몸을 뒤척이는 동작을 시행할 때 마비된 상지가 체간의 회전을 따라가지 못하고 뒤처지는 경우가 있다. 이때, 견관절은 내회전을 동반한 신전운동(결대동작)이 강제되어 통증을 호소하는 환자를 자주 접한다.

결대동작을 초음파 해부로 보면, 오훼견봉인대와 극상근이 접촉하면서 활주하고 상완골두와 오훼견봉인대 사이의 공간으로 극상근이 비집고 들어가는 모습을 확인할 수 있다. 게다가, 이 공간에서 극상근의 두께를 팔을 내린 자세와 결대동작 자세로 비교하면 결대동작 자세쪽이 두껍다(아래 그림). 오훼견봉인대가 더 단단해지면 접촉압이 증가하고 회전근개가 파열될 가능성도 있다[18, 19]. 결대동작 시 이 공간에서의 활주장애나 접촉압의 증가는 극상근을 손상시킬 수 있다. 특히 임의성이 낮은 편마비의 견관절에서는 무의식적으로 과도한 스트레스가 가해질 수 있다.

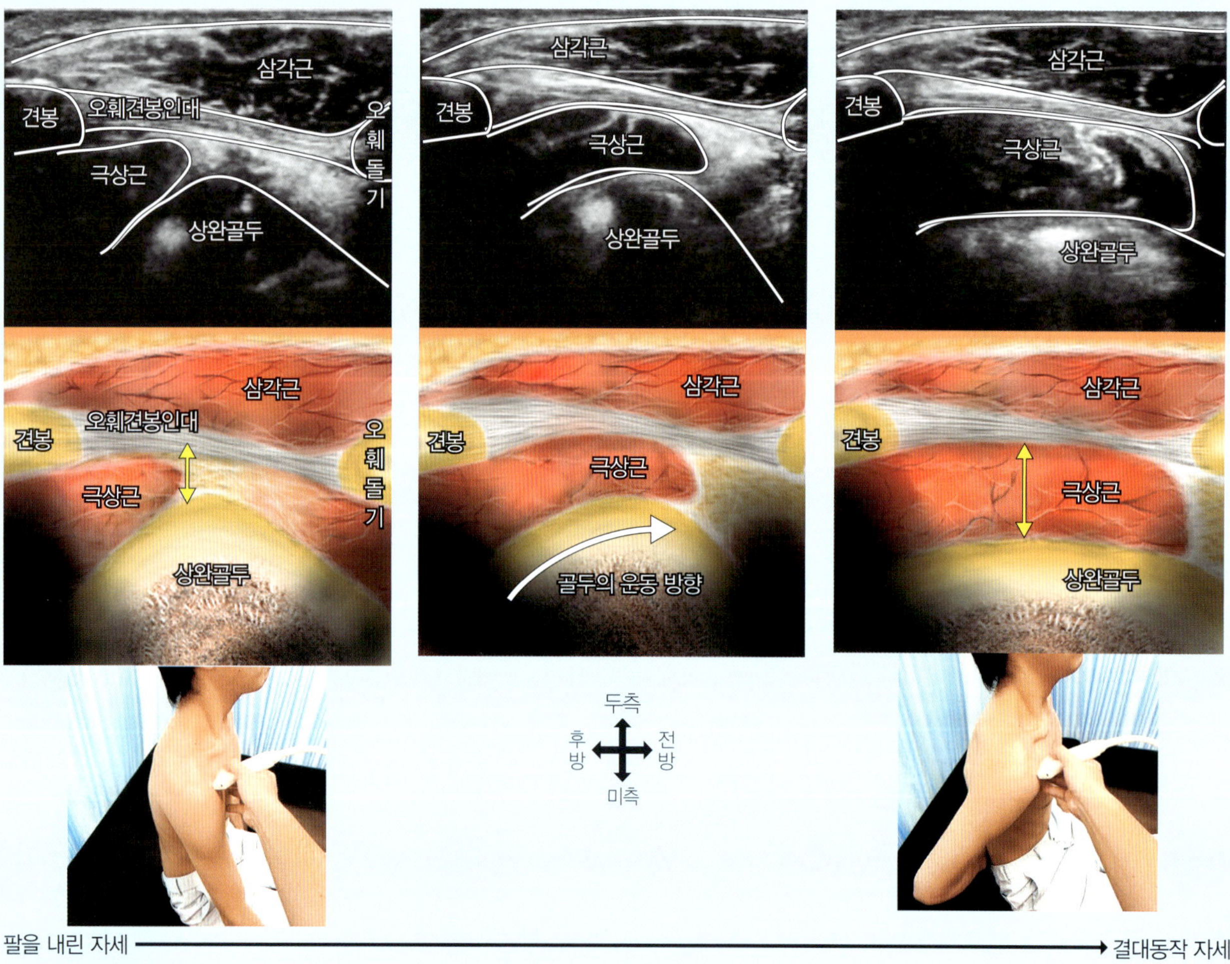

▶ **견관절의 신전 내회전 시(결대동작) 오훼견봉인대와 극상근(단축 영상)**

오훼견봉인대의 중앙 공간에서 극상근의 두께(가로 화살표)를 팔을 내린 자세와 결대동작으로 비교하면 결대동작 자세 쪽이 확실히 두껍다. 결대동작 시 오훼견봉인대와 극상근이 접촉하면서 활주한다. 또한 극상근이 상완골두와 오훼견봉인대의 사이로 비집고 들어간다.

견갑하근의 신전 방법(새로운 방법)과 수축 촉진 방법

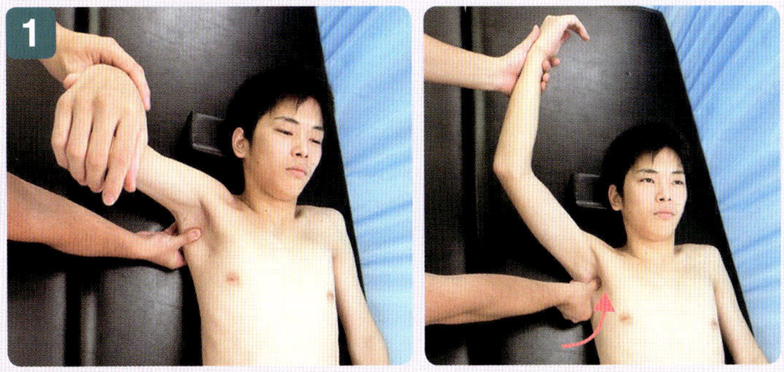

1 견갑하근의 하부섬유는 액와부에서 촉진할 수 있다. 초음파로 이 부위의 움직임을 관찰하면 수축으로 인해 근복이 전외측 방향으로 팽륭하는 것을 알 수 있다. 따라서 견갑하근을 스트레칭할 때에는 견갑하와를 향해 견갑골 외측연부터 견갑하근의 하부섬유를 밀어 넣듯이 직접 신전하는 것이 좋다.

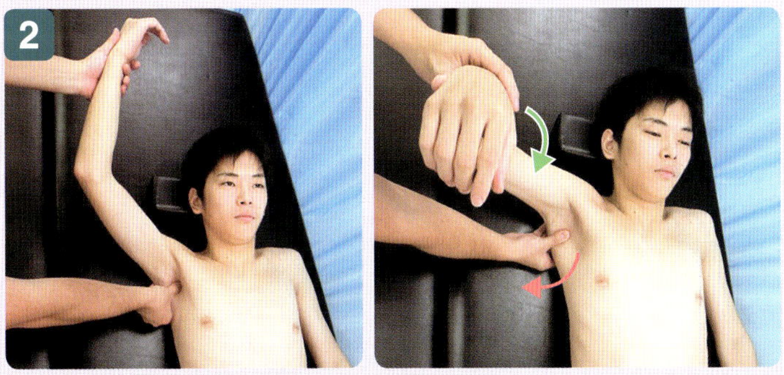

2 견갑하근의 근수축을 촉진할 때에는 근복 전체를 액와에서 전외측 방향으로 끌어내듯 유도하는 것이 좋다.

이런 증상에도 사용한다!

견갑하근의 스트레칭은 견관절의 거상과 외회전 방향의 ROM 제한을 나타내는 견관절 주위염과 견관절 구축 등의 질환에도 효과적이다.

견갑하근의 수축 촉진 방법은 견관절 불안정증 등 견관절 전방의 안정성을 가질 때에도 활용할 수 있다.

→ : 환자가 움직이는 방향

극상근 · 극하근의 수축 촉진 방법

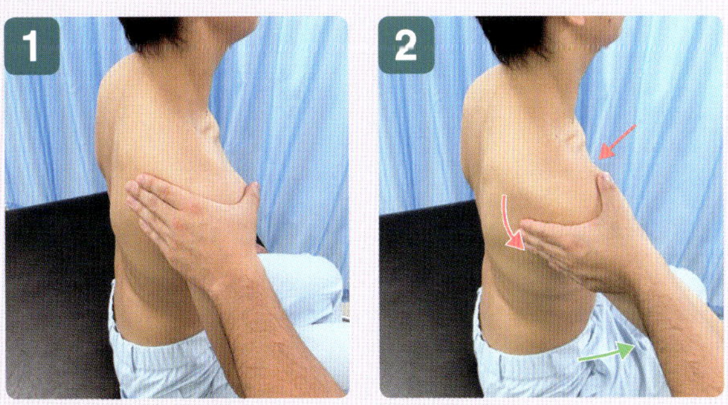

거상운동 시의 움직임을 초음파로 관찰하면 극상근 종지부는 상완골과 함께 견봉하부로 끌려 들어간다. 또한 극하근은 횡주섬유가 사섬유의 방향으로 당겨져 극하근 전체가 사섬유의 중심으로 모이는 것을 알 수 있다.따라서 거상운동 시 엄지손가락으로 골두를 견봉 하부로 밀어 넣듯이 유도하고, 그 외의 손가락으로 극하근의 횡주섬유를 극하와 측으로 유도하는 것이 좋다.

이런 증상에도 사용한다!

극상근 · 극하근의 수축 촉진은 회전근개 손상이나 견관절 불안정증 등의 질환에서 상완골두를 관절와에 대해 구심 자세를 유지할 때에도 활용할 수 있다.

극하근의 수축 촉진 방법

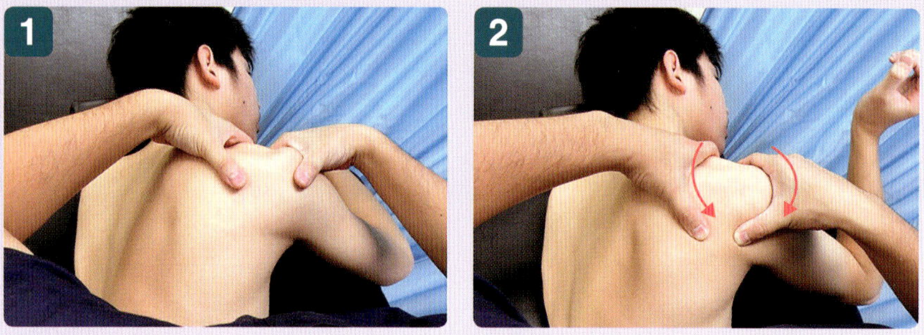

초음파를 통해 극하근은 견관절의 외회전 시에도 외전 시와 같이 수축에 따라 근복이 극하와에 모이는 것을 알 수 있다. 따라서, 외회전운동 시에는 엄지손가락으로 극하근의 횡주섬유를 극하와측으로 모이도록 유도하는 것이 좋다.

[참고문헌]

1) 橋内智尚, 櫻井悟良, 尾崎二郎, 他：脳卒中片麻痺患者の肩関節痛の病態と治療. 肩関節25：415－ 418, 2001
2) 野村栄貴：片麻痺患者の肩の痛み―臨床症状と動態X 線所見. 総合リハ22：369－373, 1994
3) 大峡由佳, 阿部正隆, 鈴木正弘, 他：肩関節痛を訴える片麻痺患者のMRI 所見について. 日本リハビリテーション医学27：749, 1990
4) 比嘉丈矢, 濱崎直人, 仲宗根聰, 他：片麻痺患者肩関節のMRI を用いた検討. 整形外科と災害外科50：1035－1038, 2001
5) 江崎正浩, 野々村諭香, 安倍基幸：肩関節痛を有する脳卒中片麻痺患者の局所注射. リハビリテーション医学43：47－50, 2006
6) 新井隆三, 秋田恵一, 中村孝志：上腕二頭筋長頭腱の安定化機構―肩甲下筋腱, 上関節上腕靭帯, 烏口上腕靭帯の解剖学的構築. 別冊整形外科58：2－6, 2010
7) 吉川玄逸, 堀 克弘, 平岡誠司, 他：腱板断裂に伴う上腕二頭筋長頭腱障害の組織学的検討. 肩関節25：249－252, 2001
8) 吉川玄逸, 堀 克弘, 兼子秀人, 他：上腕二頭筋長頭腱障害を伴う腱板完全断裂の臨床像. 肩関節27：245－249, 2003
9) 川村和之, 浅田啓嗣, 岡田啓太, 他：可動域制限を呈した片麻痺肩関節に対する理学療法―肩甲下筋に注目して. 徒手的理学療法9：51－56, 2009
10) Yelnik AP, Colle FM, Bonan IV, et al：Treatment of shoulder pain in spastic hemiplegia by reducing spasticity of the subscapular muscle：a randomised, double blind, placebo controlled study of botulinum toxin A. J Neurol Neurosurg Psychiatry 78：845－848, 2007
11) Hecht JS：Subscapular nerve block in the painful hemiplegic shoulder. Arch Phys Med Rehabil 73：1036－1039, 1992
12) Boileau P, Ahrens PM, Hatzidakis AM：Entrapment of the long head of the biceps tendon：the hourglass biceps－a cause of pain and locking of the shoulder. J Shoulder Elbow Surg 13：249－257, 2004
13) 壇 順司, 高濱 照：運動器の機能解剖―肩関節11. 理学療法21：1432－1436, 2004
14) 山内仁詩, 颯田季央, 工藤慎太郎, 他：肩甲下筋を効果的に伸ばすには―超音波画像診断装置を用いた検討. 第29 回東海北陸理学療法学術大会抄録, 2013
15) 前田和彦, 菅谷啓之, 新井隆三, 他：棘上筋停止部に関する解剖学的検討. 肩関節31：209－211, 2007
16) 松本圭介, 菅谷啓之, 前田和彦, 他：棘下筋こそが腱板断裂において最も重要な断裂腱である. 肩関節31：213－215, 2007
17) 藤縄 理：徒手的理学療法. 三輪書店, 2009
18) 木島泰明, 皆川洋至, 山本宣幸, 他：烏口肩峰靭帯の変性と弾性との関係―超音波顕微鏡を用いた計測. 肩関節32：233－235, 2008
19) 木島泰明, 皆川洋至, 冨岡 立：生体肩における烏口肩峰靭帯の弾性―超音波エラストグラフィーを用いた計測. 肩関節32：357－360, 2008

투구견 장애

Throwing shoulder injury

04

증례

18세, 남성. 야구부에 소속되어 있다. 3개월 전부터 외야수에서 투수로 전향하였다. 약 1개월 전부터 투구의 폴로 스루(Follow-through) 시, I 견관절 외측부에 통증이 발생하였다. 투구 수를 조절하면서 연습을 계속하였지만 통증이 줄어들지 않아 정형외과를 찾았다.

X선상, 골절 등의 외상은 없었고 **투구견 장애**라고 진단되어 물리치료를 시작하였다. 견관절의 수평굴곡운동에서 통증이 나타났고 견관절 외측부의 감각이 둔해지는 것을 확인하였다. 또한 아픈 쪽의 삼각근에 근위축을 확인하였고, 견관절의 굴곡/외전/외회전운동에 약간의 근력 저하가 관찰되었다. 소견과 외측액와극의 압통이 확인되는 것으로 보아 **장사방형 공간증후군**(QLSS)이라고 판단하였다. 그리하여 같은 부위에는 물리치료를 소원근에는 운동요법을 실시하자 통증이 경감되었다.

그러나 투구를 다시 시작하자 통증이 나타났다. 따라서, 견갑골이 전인 · 하방회전 자세의 정렬(alignment)을 나타내는 것에 착안하여 평가를 실시하였다. 그 결과, II 오훼돌기의 내측부에 압통 소견을 보였고 소흉근에 근경련, 견갑골의 후인운동에 근력 저하가 관찰되었다. 이와 같은 문제에 대해서 접근을 추가하자, 견갑골 정렬은 정상화되었고 투구 시 나타나는 통증도 소실되었다.

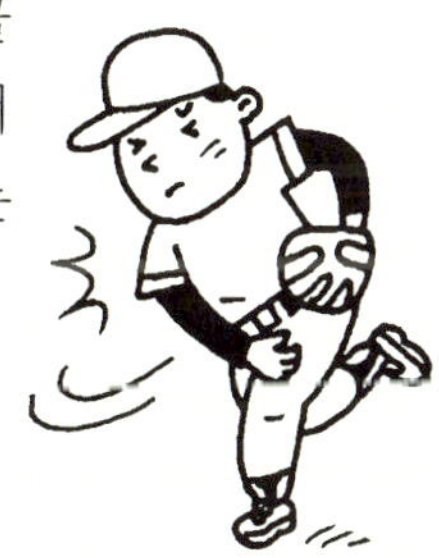

➔ 투구견 장애 (throwing shoulder injury)

➔ 장사방형 공간증후군 (quadrilateral space syndrome, QLSS)

질환 메모

장사방형 공간증후군 (quadrilateral space syndrome)

견관절 하면에서 상완삼두근 장두 · 대원근 · 상완골 경부 · 소원근에 둘러싸인 장사방형 공간(quadrilateral space)을 액와신경과 후상완회선동맥 · 정맥이 지나간다. 그 후방에 있는 정맥총이 외부자극으로 출혈되면 액와신경 마비가 발생한다. 또한 거상동작에 의해 틈이 좁아지면 액와신경을 압박하여 포착성 신경병승을 일으킬 수 있다.

I 왜, 견관절 외측부에 통증이 나타났는가?

1. 투구와 견관절 외측부에 나타난 통증의 관계
2. QLS를 초음파로 관찰해 보자!
3. 소원근을 초음파로 관찰해 보자!
4. 소원근의 운동요법

II 왜, 오훼돌기 내측부의 압통이 관련되었는가?

1. 소흉근을 초음파로 관찰해 보자!
2. 소흉근의 운동요법

1. 투구와 견관절 외측부에 나타난 통증의 관계

1) 투구견 장애란?

투구 동작은 코킹(cocking)에서 릴리스(release)까지 0.139초라는 매우 짧은 시간 안에 정지되어 있는 공을 시속 150 km 가까운 스피드로 움직이는 동작을 가리킨다(▶ 그림 4-1).[1] 와인드업(wind up) 후의 코킹 단계부터 가속 단계를 걸쳐 견관절 전방에 신전 스트레스, 후방에 압축 스트레스가 가해진다. 릴리스에서 폴로 스루 단계(follow through phase)에는 견관절 전방에 압축 스트레스, 후방에 신전 스트레스가 가해진다(▶ 그림 4-2).

투구견 장애의 병태는 회전근개나 상완이두근 등의 손상, 관절순 · 관절낭 등 관절구성체의 손상, 관절과 후하연의 Bennett lesion이라고 불리는 골극 형성 등[2] 여러 증상이 있다.

➔ 코킹 단계 (cocking phase)

➔ 와인드업 (wind up)

➔ 가속 단계 (acceleration phase)

➔ 폴로 스루 단계 (follow through phase)

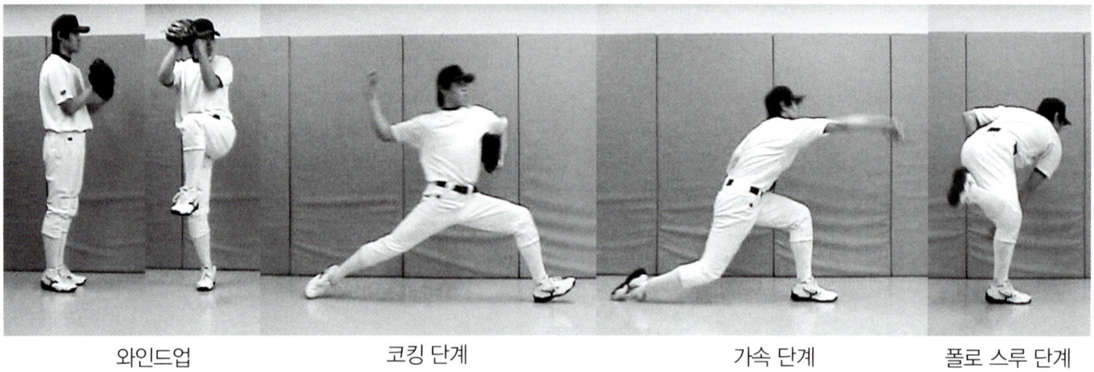

▶ 그림 4-1 투구동작

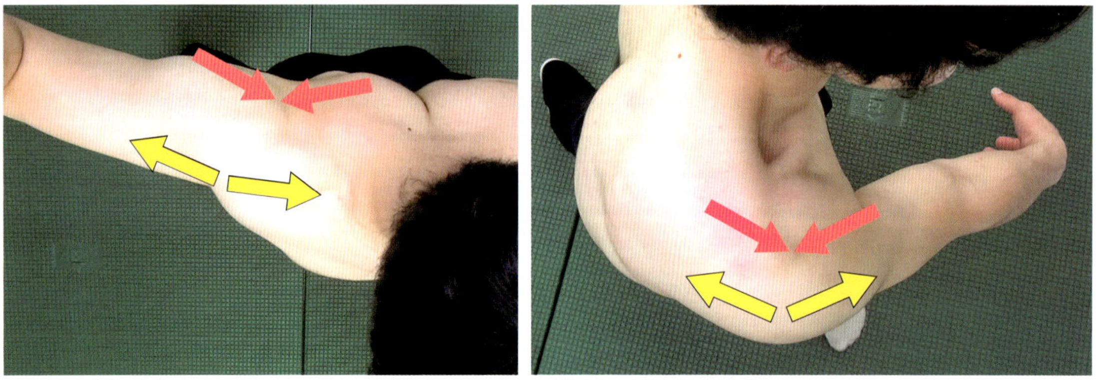

a 코킹~가속 단계　　b 릴리스~폴로 스루 단계

▶ 그림 4-2 견관절에 가해지는 스트레스

적색: 압축 스트레스, 황색: 신전 스트레스

2) 투구 동작에 있어서 QLS 증후군

투구 동작의 코킹 단계나 폴로 스루 단계에서는 액와신경이 주행하는 QLS가 좋아지기 때문에 액와신경장애를 일으킬 위험성이 있다[3,4]. 투구 시 어깨 통증을 호소한 305개의 증례를 대상으로 조사하자 발생 빈도는 32.4%로 보고되었다[4].

2. QLS를 초음파로 관찰해 보자!

구 성 요 소 : 상방 : 소원근
내측 : 상완삼두근 장두
하방 : 대원근
외측 : 상완골 경부
압박되는 신경 : 액와신경

● 액와신경의 압박

QLS는 삼각근 후부섬유의 심층에서 소원근, 대원근, 상완삼두근 장두와 상완골 경부 사이에 존재하는 사각형의 간극이며, 액와신경, 후상완회선동맥 · 정맥이 통과한다(▶ 그림 4-3).

액와신경은 완신경총의 후신경속에서 갈라져 나온 후, 액와부를 배측으로 향해 QLS를 통과하고 삼각근과 소원근에 이르는 운동지와 상완 근위 외측면에 이르는 지각지(상외측상완피신경)로 나뉜다. 따라서 액와신경이 압박되면 QLS의 압통, 견관절 외측과 상완 근위 외측으로 퍼지는 방산통, 견관절의 수평내전이 강제되어 상완 근위 외측으로 퍼지는 방산통, 상외측상완피신경의 지배 영역인 상완 근위 외측의 지각장애, 삼각근의 위축, 견관절의 외전 근력 저하와 같은 증상이 나타난다.

➜ 장사방형 공간 (quadrilateral space, QLS)

➜ 액와신경 (axillary nerve)

● QLS의 움직임

QLS는 견관절의 자세나 구성 근육의 긴장 상태 변화로 인해 변형된다. 견관절을 거상하면 전방에서 **대원근**, 하방에서 **상완삼두근 장두**, 후방에서 **소원근**이 각각 QLS를 협소화시킨다[5]. 그리고 견관절을 수평내전/내회전시키면 소원근이 QLS를 압박하고 액와신경이 말초 방향으로 견인된다(▶ 그림 4-4). 따라서 소원근의 신장성이 저하하면서 QLS를 보다 협소화시킨다.

본 증례에서는 투구의 폴로 스루 단계에 견관절을 수평내전/내회전하는 것으로 인해, QLS의 액와신경이 압박 되어 견관절 외측의 통증 및 삼각근의 위축이 발생한 것으로 보인다.

➜ 대원근 (teres major muscle)

➜ 상완삼두근 장두 (long head of triceps brachii muscle)

➜ 소원근 (teres minor muscle)

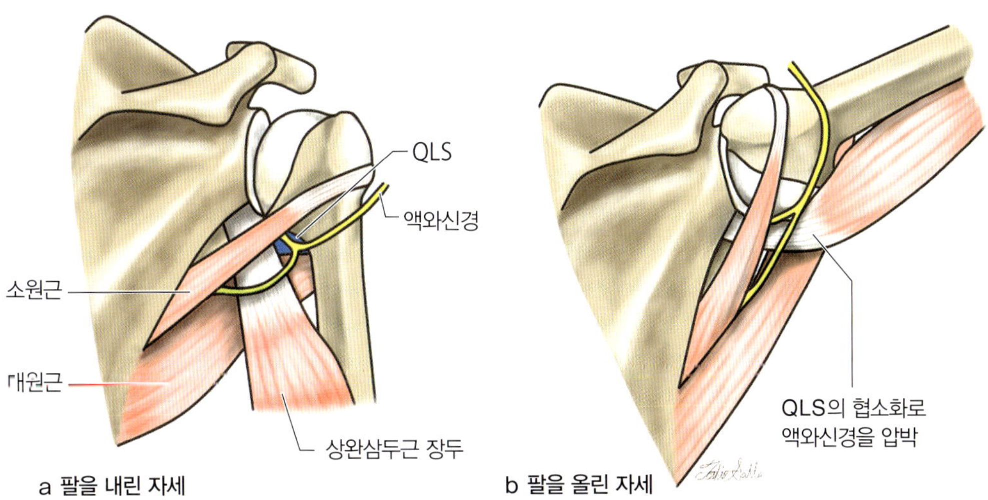

▶ 그림 4-3 QLS

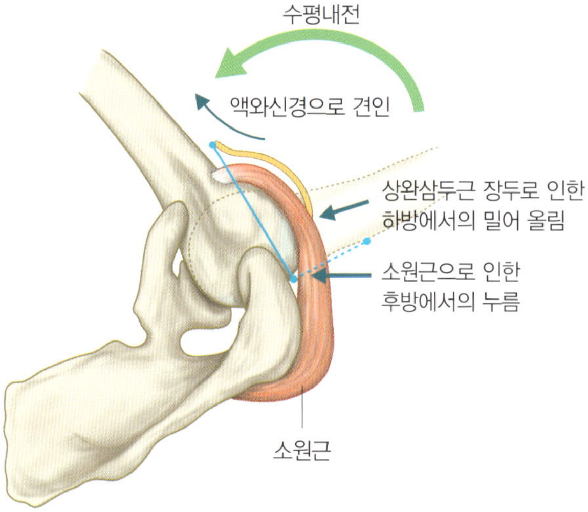

▶ 그림 4-4 **견관절의 수평내전으로 인한 액와신경의 압박**

●—● 은 액와신경의 거리. 수평내전으로 거리가 길어진다.

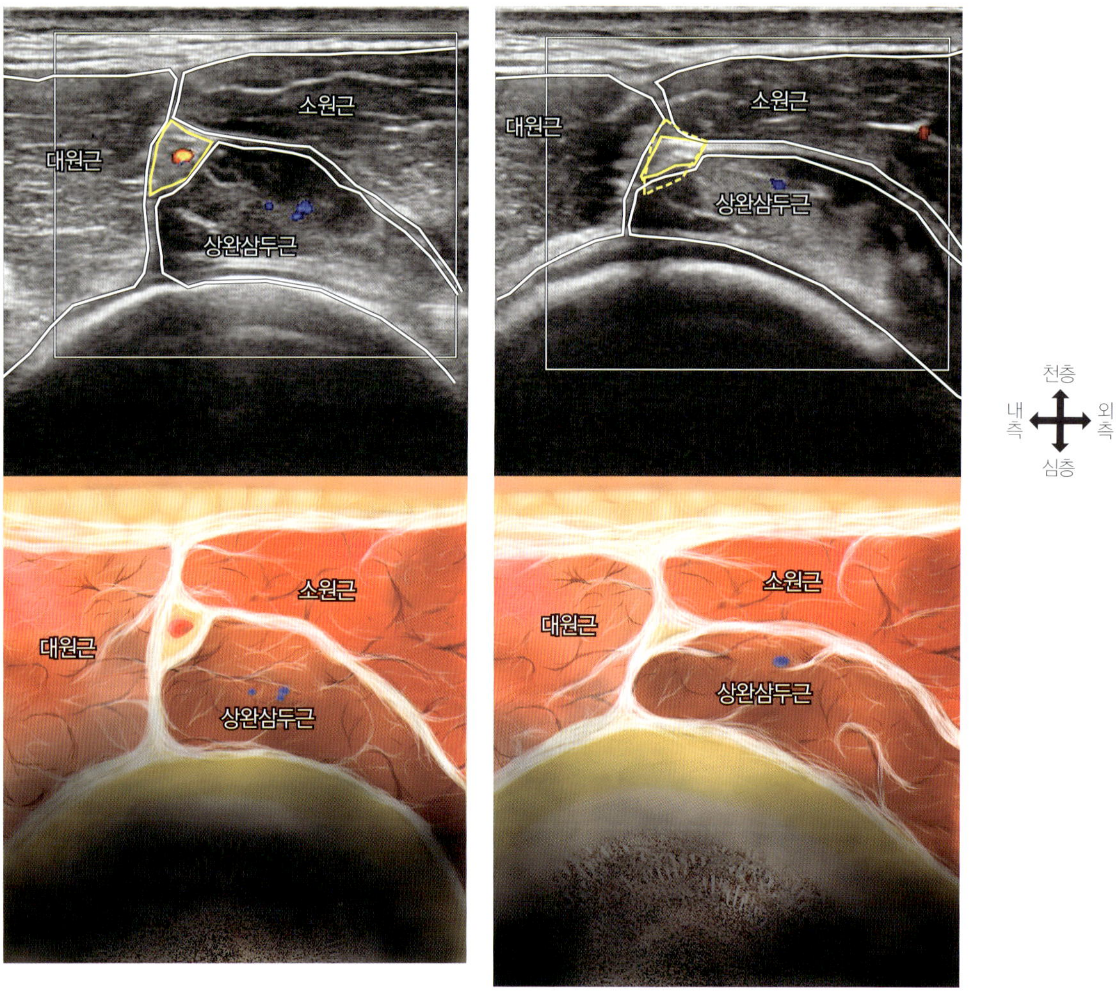

a 견관절 90° 굴곡 자세에서 QLS

b 견관절 수평내전 · 내회전 시 QLS

▶ 그림 4-5 **견관절 수평내전 · 내회전 시 QLS(단축 영상)**

견관절을 수평내전한 상태에서 내회전시키면, QLS가 협소화하는 것을 확인할 수 있다.

a: 황색으로 둘러싼 부분이 QLS.

b: 견관절 90° 굴곡 자세에서 QLS를 점선으로 표시. 황색으로 둘러싼 부분이 QLS.

초음파 해부로 알 수 있는 것

· 견관절을 거상하고(90° 굴곡 자세), 수평내전 · 내회전시키면, QLS가 뚜렷하게 협소화 된다(▶ 그림 4-5)

3. 소원근을 초음파로 관찰해 보자!

기　　시 : 견갑골 외측연부 상반
종　　지 : 상완골 대결절 후연의 하부
신경지배 : 액와신경
작　　용 : 견관절의 외회전과 약간의 내전

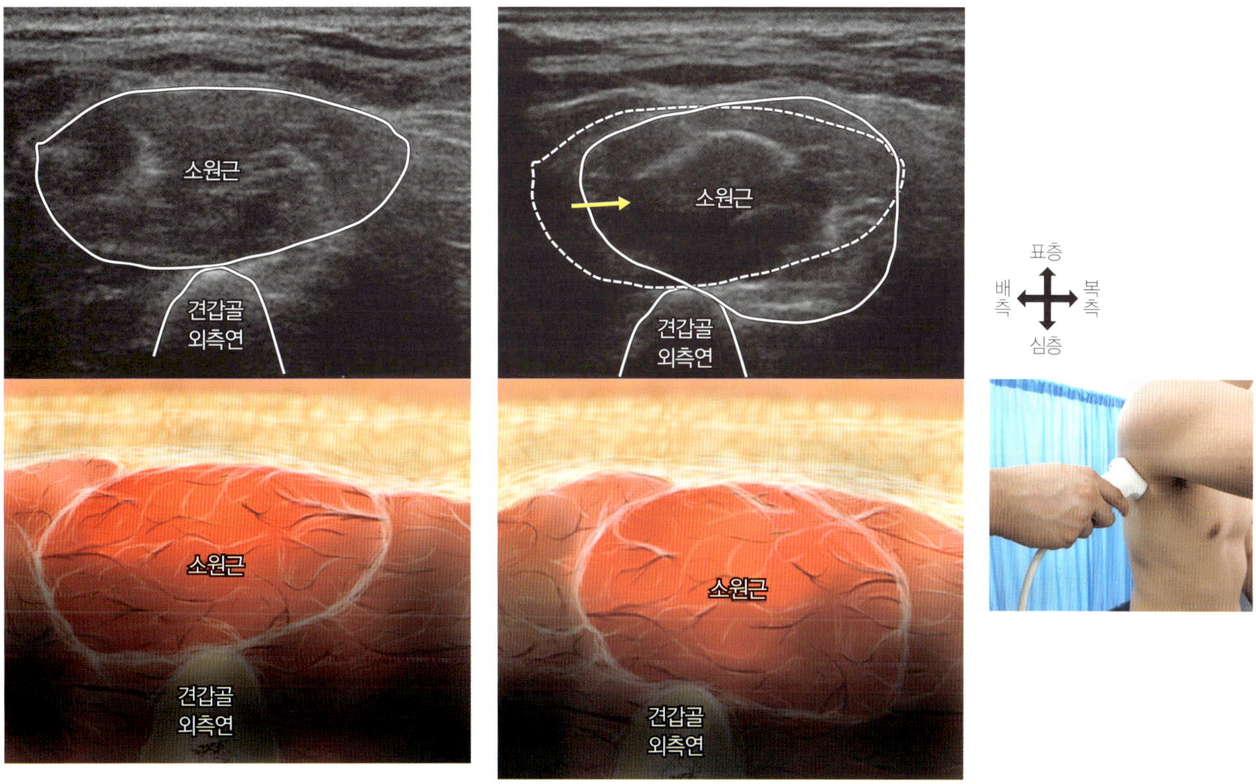

a 안정 시　　b 외회전운동 시

▶ 그림 4-6 **견관절 90° 굴곡 자세에서 외회전 시 소원근(단축 영상)**

견관절 90° 굴곡 자세에서 외회전운동을 실시하면 소원근이 견갑골 외측연을 타고 넘듯이 복측으로 이동하는 것을 확인할 수 있다.
b: 안정 시 소원근을 점선으로 표시..

초음파 해부로 알 수 있는 것

· 소원근은 견관절 90° 굴곡 자세에서 외회전운동을 할 때 복측으로 이동한다(▶ 그림 4-6)

4. 소원근의 운동요법

1) 소원근의 이완

초음파 해부에서 소원근은 견관절을 90° 굴곡 자세에서 외회전시킬 때 복측으로 이동하는 것을 확인할 수 있다. 따라서 소원근의 수축을 촉진하기 위해서는 근육의 복측으로 이동시킬 필요가 있다.

소원근의 수축 촉진 방법

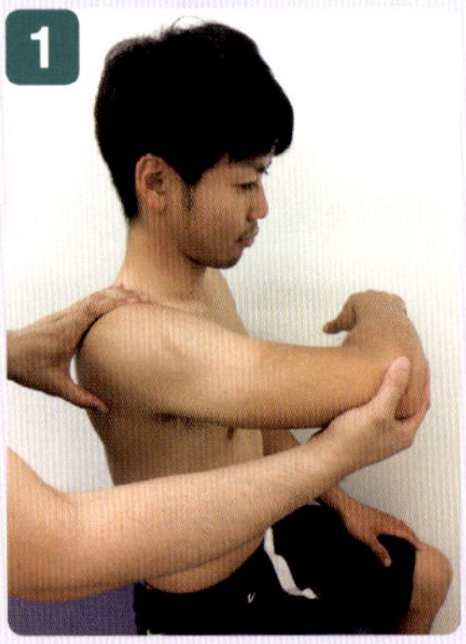

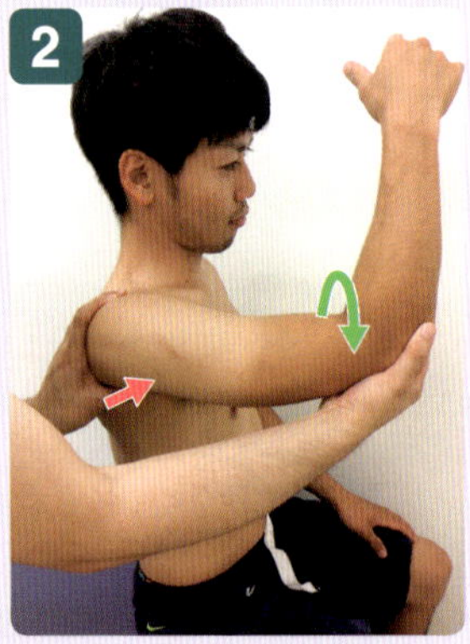

1 시작 자세

2 견관절을 90° 굴곡 자세에 외회전시키면서 소원근의 근복을 복측으로 이동하도록 유도한다. 이러한 움직임으로 소원근을 수축시키면서 복측으로 이동시킬 수 있다.

이런 증상에도 사용한다!

소원근의 수축 촉진 방법은 견관절의 내회전 가동범위가 저하되는 경우가 많은 견관절 주위염 환자에게도 적용할 수 있다.

→ : 치료사가 힘을 가하는 방향

→ : 환자가 움직이는 방향

BREAK TIME

후경각(retroversion angle)의 초음파 측정

지금까지 상완골 후경각의 측정은 X선과 CT를 사용하는 것이 일반적이었다. 최근 초음파 영상진단 장치의 진보로 비침습적이고 재현성이 있는 측정이 가능해졌다.

초등학생 야구 선수 25명, 중학생 야구 선구 25명, 고등학생 야구 선수 27명을 대상으로 투구하는 쪽과 투구하지 않는 쪽으로 상완골 후경각을 초음파를 이용하여 측정한 결과, 상완골 후경각은 투구하는 쪽이 크다고 한다[6]. 그리고 후경각은 연령에 따라 감소하지만, 투구하는 쪽에서는 후경각이 감소하지 않는다는 보고가 있다[7]. 따라서, 투구 시 작용하는 힘은 성장에 따른 변화를 저해할 정도로 크다고 추측할 수 있다.

II 왜, 오훼돌기 내측부의 압통이 관련되었는가?

1. 소흉근을 초음파로 관찰해 보자!

기　　시 : 제2(3)~5늑골 전단
종　　지 : 견갑골 오훼돌기
신경지배 : 흉근신경
작　　용 : 견갑골의 하방회전 전방경사
견갑골을 고정하면 늑골을 끌어올린다

● **소흉근의 주행과 분류**

소흉근은 **대흉근**에 덮여 있고, 제2(3)~5늑골 전단에서 기시하여 외상방으로 주행하고, 견갑골 오훼돌기에 종지한다. 소흉근을 지배하는 신경인 **흉근신경**은 소흉근의 근속을 후방에서부터 관통하여 대흉근을 지배한다.

이 흉근신경이 소흉근의 근속을 관통하는 부위를 기준으로 소흉근을 상부근속과 하부근속으로 나누어 관찰한 결과[8], 상부근속은 크게 2가지로 분류할 수 있었다(▶ 그림 4-7). 타입 1의 상부근속은 하부근속의 종지건에 부착되어 있고, 전체로서 하부근속이 주체이다(10/37 예). 타입 2에서는 상부근속이 발달하여 하부근속의 전방을 겹치듯이 통과하고, 그 외측을 향해 종지하기 때문에 근속은 꼬여 있는 구조로 되어 있다(27/37 예).

타입 2에서 꼬임이 소실된 자세는 견관절의 90° 굴곡 자세 및 견갑골의 전방돌출 · 상방회전된 상태이며 투구 시 릴리스 자세에 가깝다. 대흉근의 근속도 같은 자세로 근속의 꼬임이 소실된다. 따라서 릴리스 자세는 대흉근 · 소흉근에서 모든 근섬유의 수축력을 동원하는 자세일 수 있다[8].

● **투구견 장애에 대한 소흉근의 영향**

소흉근의 작용은 견갑골의 하방회전과 전방경사이다. 따라서 소흉근의 단축과 근긴장의 항진이 출현하면 견갑골의 후인/후방경사/상방회전이 제한된다.

한편, 투구 동작에서 필요한 견갑대의 기능으로는 코킹 단계에 견갑골 후인이, 가속단

→ 소흉근 (pectoralis minor muscle)

→ 대흉근 (pectoralis major muscle)

→ 흉근신경 (pectoral nerve)

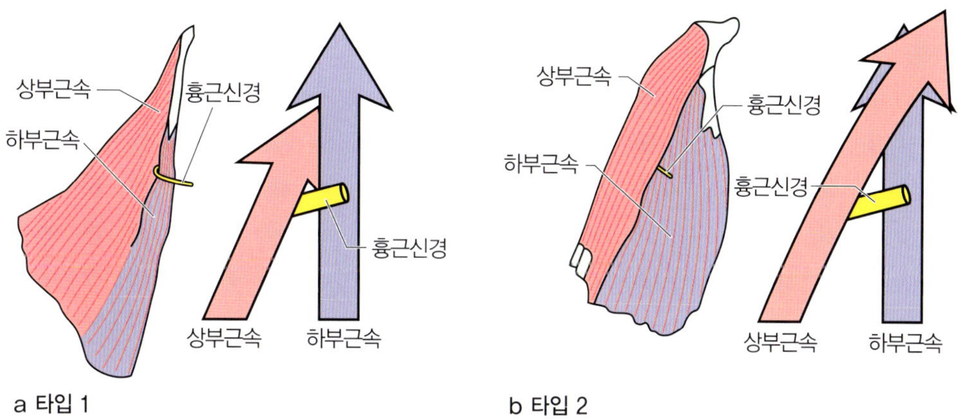

a 타입 1　　b 타입 2

▶ 그림 4-7 **소흉근의 타입별 분류**

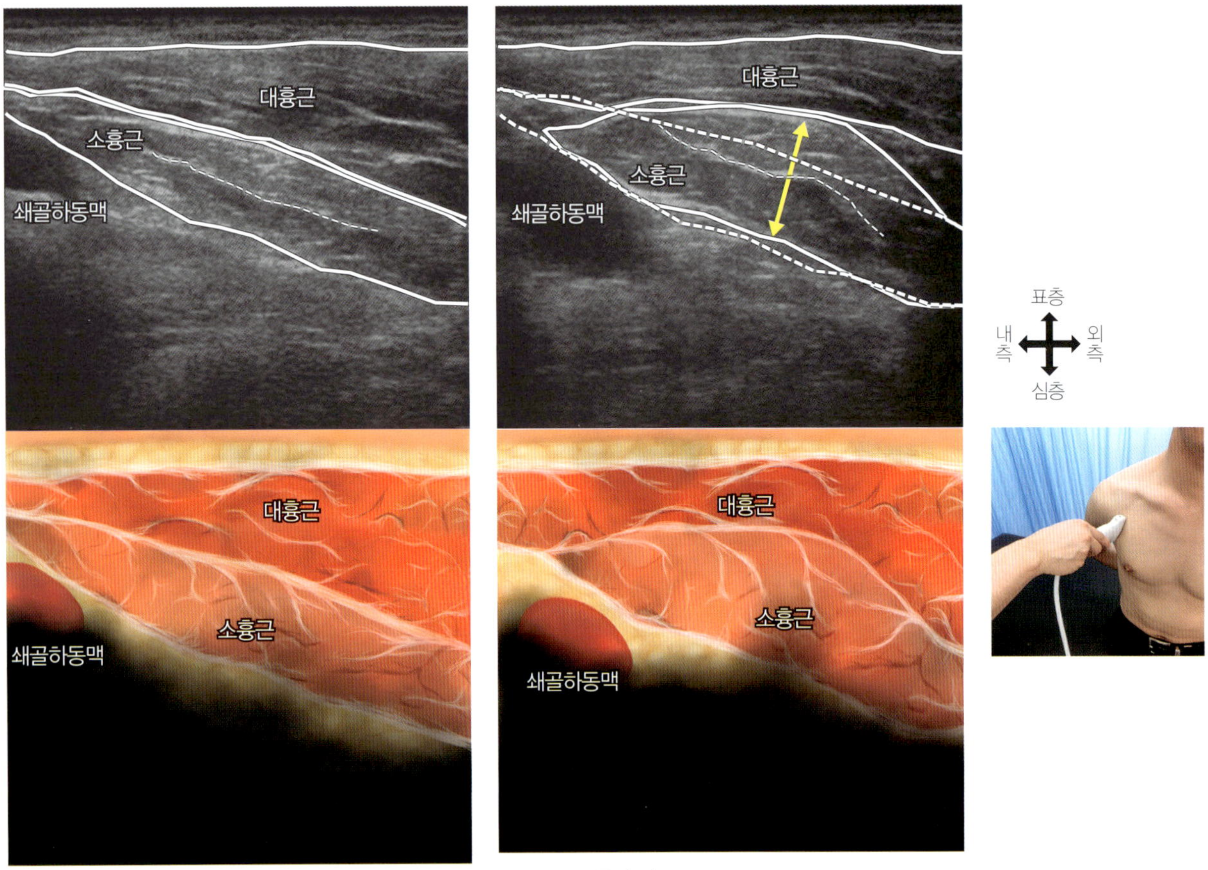

a 안정 시

b lift off 동작 시

▶ 그림 4-8 lift off 동작 시 소흉근(단축 영상)

lift off 동작을 실시할 때 소흉근은 중앙으로 모이듯이 이동하고 근육 두께가 증대하는 것을 확인할 수 있다.

b: 안정 시 소흉근을 점선으로 표시.

계에 견갑골 후방경사가, 폴로 스루 단계에 견갑골 후인과 상방회전이 있다[9]. 이와 같이 투구 시 필요한 견갑대의 기능과 소흉근의 기능 저하로 제한되는 견갑대의 운동은 일치한다.

코킹 단계에서 견갑골의 후인이 제한되면 견갑상완관절의 수평내전이 과도하게 발생한다. 또한 폴로 스루 단계에서 견갑골의 후인과 상방회전이 제한되면, 상지의 제동 기능이 저하하고 견관절 후방으로 신장 스트레스가 증대한다. 이렇게 비정상적인 관절운동으로 액와신경이 QLS에서 압박된다.

즉, 소흉근의 기능 개선은 투구견 장애에 있어서 중요한 치료 대상이라고 볼 수 있다.

본 증례에서는 소흉근의 기능 저하로 견갑골의 내회전이 제한되어, 소흉근의 종지부인 오훼돌기에 압통이 발생한 것이라고 볼 수 있다.

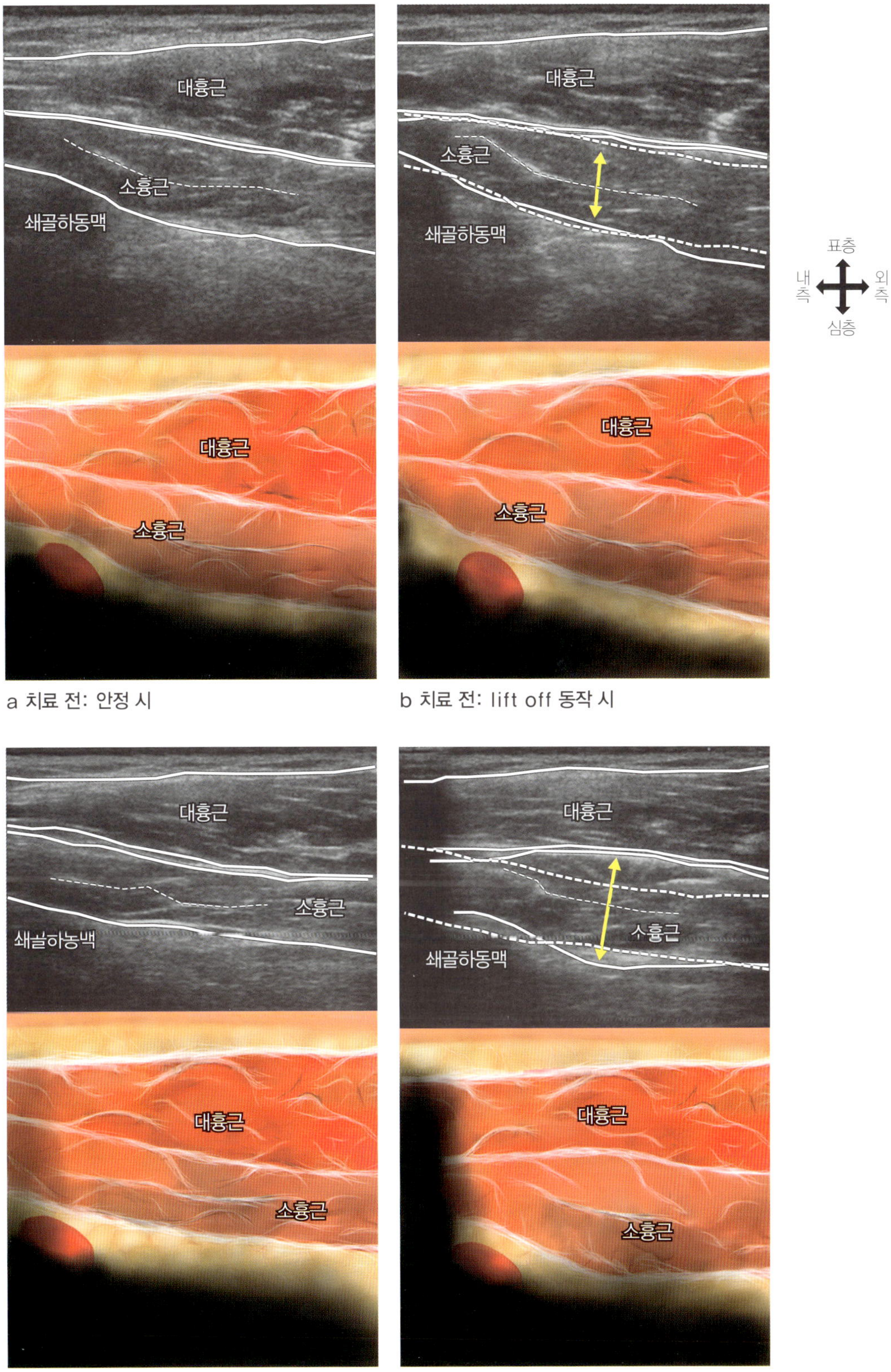

a 치료 전: 안정 시　b 치료 전: lift off 동작 시

c 치료 후: 안정 시　d 치료 후: lift off 동작 시

▶ 그림 4-9 **대흉근에서 압통을 확인한 예: lift off 동작 시 소흉근의 단축 영상(치료 전후 비교)**

안정 시 소흉근을 점선으로 표시. 치료 전은 수축하면서 소흉근이 중앙으로 이동하는 것을 관찰할 수 없지만, 대흉근의 기능을 개선한 후에는 소흉근이 수축하면서 중앙으로 이동하고, 근육 두께가 두꺼워지는 것을 확인할 수 있다.

· 소흉근은 수축 시 근복의 중앙으로 모이듯이 이동하고 근육 두께가 증대한다(▶ 그림 4-8)
· 대흉근의 단축이나 근긴장의 항진이 확인되는 증례에서는 소흉근의 단축과 근긴장의 항진을 개선하더라도 근육이 중앙으로 모이지 않는다(▶그림 4-9)
· 대흉근의 단축과 근긴장의 항진을 개선하면 소흉근이 수축하면서 중앙으로 이동하는 모습을 확인할 수 있다(▶그림 4-9)

2. 소흉근의 운동요법

초음파 해부에서 소흉근이 수축 시 중앙으로 모이듯이 이동하는 모습을 확인할 수 있었다. 따라서 소흉근의 수축을 촉진하기 위해서는 근육이 중앙으로 이동시킬 필요가 있다.

BREAK TIME

신전 자세에서의 내회 가동범위의 중요성

견관절 후방조직의 유연성 저하는 투구견 장애를 유발한다고 여겨지고 있다. 그 평가법으로 견관절 90° 굴곡 자세에서 내회전 가동범위의 측정 방법이 사용되고 있다. 그러나 고등학생 야구 선수 45명을 대상으로 투구 시 출현하는 견관절 통증과 견관절의 자세가 관련성이 있는지 연구한 결과는 다음과 같다[10]. 견관절 90° 굴곡 자세에서 내회전 가동범위는 통증과 관련이 없었지만, 신전 자세에서 내회전 가동범위는 통증군에서 유의하게 저하되었다. 신전 자세에서 내회전 가동범위는, 극하근, 극상근, 후방 관절낭의 단단함을 반영하고 있으며 투구견 장애에 있어서 필요한 측정 자세로 볼 수 있다.

소흉근의 수축 촉진 방법

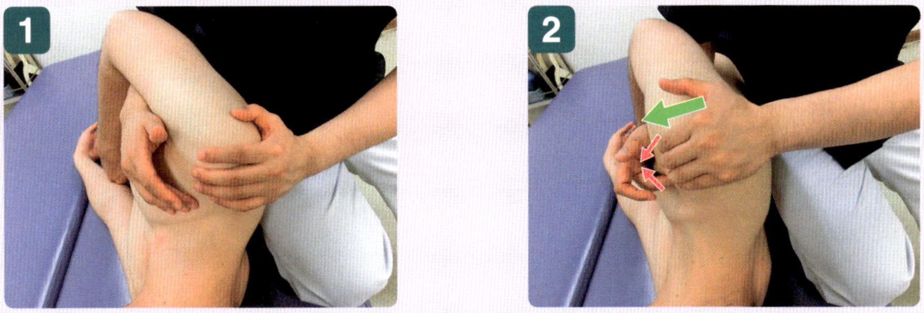

1 시작 자세.

2 오훼돌기의 내측에서 소흉근의 근복을 꽉 쥐고, 환자에게 견갑골의 전방경사운동을 하게 하면서 소흉근의 근복을 중앙으로 모으도록 유도한다. 이렇게 함으로써 소흉근이 수축하면서 중앙으로 움직이게 할 수 있다.

[참고문헌]

1) Fleisig GS, Andrews JR, Dillman CJ, et al：Kinetics of baseball pitching with implications about injury mechanisms. Am J Sports Med 23：233−239, 1995
2) 仲川喜之, 尾崎二郎, 玉井　進, 他：肩関節の投球障害—Bennett Lesionについて. 日本リウマチ・関節外科学会雑誌7：35−39, 1988
3) 菅原　誠, 荻野利彦, 三浪明男, 他：スポーツによる腋窩神経麻痺—肩関節痛との関連について. 肩関節10：68−71, 1986
4) 岩堀裕介, 加藤　真, 梶田幸宏, 他：投球による腋窩神経障害の発生状況. 肩関節34：891−894, 2010
5) 整形外科リハビリテーション学会(編)：関節機能解剖学に基づく整形外科運動療法ナビゲーション—上肢. pp62−65, メジカルビュー社, 2008
6) 佐々木淳也, 村　成幸, 高原政利, 他：成長期の野球選手の上腕骨頭後捻角の計測—超音波を用いた評価. 肩関節28：223−236, 2004
7) Yamamoto N, Itoi E, Minagawa H, et al：Why is the humeral retroversion of throwing athletes greater in dominant shoulders than in nondominant shoulders? J Shoulder Elbow Surg 15：571−575, 2006
8) 荒川高光：大胸筋と小胸筋の筋線維の走行からみた運動療法. 理学療法学37：263−265, 2010
9) 整形外科リハビリテーション学会(編)：関節機能解剖学に基づく整形外科運動療法ナビゲーション—上肢. pp78−81, メジカルビュー社, 2008
10) 篠田光俊, 他：肩関節伸展30度位内旋角度と疼痛の関係. 第9回肩の運動機能研究会, p94, 2012

테니스 엘보 05

Tennis elbow

증례

35세, 남성. 1년 전부터 테니스를 주 1회 정도 치고 있다. 아마추어 대회에 참가하기 위해 서서히 연습량을 늘리던 중, 2개월 전부터 백핸드 스트로크(backhand stroke)로 공을 칠 때 주관절 외측부에 통증을 느끼게 되었다. 그 후, 상태를 보며 연습을 하였지만 가방을 들거나 하는 일상생활 동작을 할 때도 같은 부위에 통증이 나타나 정형외과를 찾았다.

Ⅰ **테니스 엘보**(**외측상과염**)라고 진단을 받아 물리치료를 시작하였다. Chair test와 중지 신전 테스트가 양성으로 상완골 외측상과, 요골윤상인대, 단요측수근신근과 총지신근의 근복에서 압통이 관찰되었다. 수관절의 배굴운동이 MMT4 레벨로 근력은 저하되어 있었다. 테니스를 중지하고 단요측수근신근의 직접적인 스트레칭과 수관절을 배굴시키는 근력 훈련을 실시하였다. 그 결과, 일시적으로 통증은 경감하였다.

그러나 다시 테니스를 시작하자 통증이 더욱 심해졌다. 이후 재평가를 실시하였더니 요골윤상인대, 총지신근의 근복에 압통이 확인되었다. 수지를 신전한 상태에서 배굴에 대해 저항을 가했을 때 통증이 더 심해지는 것을 보고 Ⅱ 총지신근의 운동요법을 추가하였다. 그 결과, 요골윤상인대, 총지신근의 근복 압통은 사라졌고 테니스를 칠 때 나타난 통증도 소실되었다.

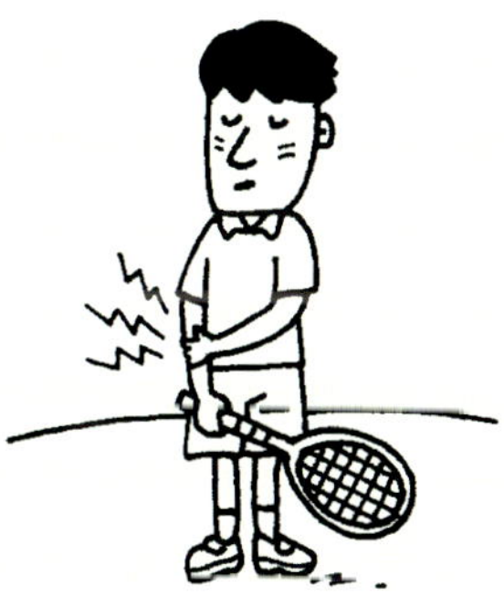

➔ 테니스 엘보 (tennis elbow)

➔ 외측상과염 (lateral epicondylitis)

평가 포인트

수지를 신전한 상태에서 배굴에 대해 저항을 가하는 것으로, 보다 총지신근의 영향을 반영하는 평가가 될 것이다.

I 테니스 엘보의 원인은 무엇인가?

1. 테니스 엘보란?
2. 백핸드 스트로크와 일상생활 동작의 관계
3. 단요측수근신근을 초음파로 관찰해 보자!

II 왜, 총지신근에 운동요법을 추가하였는가?

1. 총지신근을 초음파로 관찰해 보자!
2. 단요측수근신근 · 총지신근의 운동요법

I 테니스 엘보의 원인은 무엇인가?

1. 테니스 엘보란?

일반적으로 테니스 엘보로 알려진 외측상과염은 테니스 등의 운동으로 발생할 뿐만 아니라, 무거운 물건을 들거나 페트병의 뚜껑을 여는 등 일상생활 동작으로도 통증을 일으켜 생활에 지장을 준다.

1) 통증의 원인과 병태

통증의 원인에 대해 다양한 보고가 있지만, 최근에는 **단요측수근신근**의 건부착부에 생긴 염증이 주된 원인으로 여겨지고 있다. 병태로는 근육 및 기시건의 염증, 미세 손상, 칼슘 침착, 혈관성 섬유증식 등이 보고되고 있다.

➔ 단요측수근신근 (extensor carpi radialis brevis muscle)

2) 치료법

치료법은 스트레칭이나 근력 훈련 등과 같은 물리치료, 테니스 밴드 등 보조기를 이용한 치료법, 비스테로이드성 항염증제(NSAIDs)를 사용한 약물용법, 스테로이드제제의 국소 주사, 수술요법 등 다양하다. 2006년 치료 방법의 지표로 일본정형외과학회에서, 『상완골 외측상과염 진료 가이드라인』이 책정되었다[1]. 거기에는 외측상과염의 기준이 아래와 같이 정해져 있다.

① 저항성 수관절 배굴운동으로 팔꿈치 외측에 통증이 발생한다.
② 외상과의 신근건 기시부에서 가장 강한 압통이 나타난다.
③ 완요관절의 장애 등 신근군 기시부 이외의 장애로 인한 것은 제외한다.

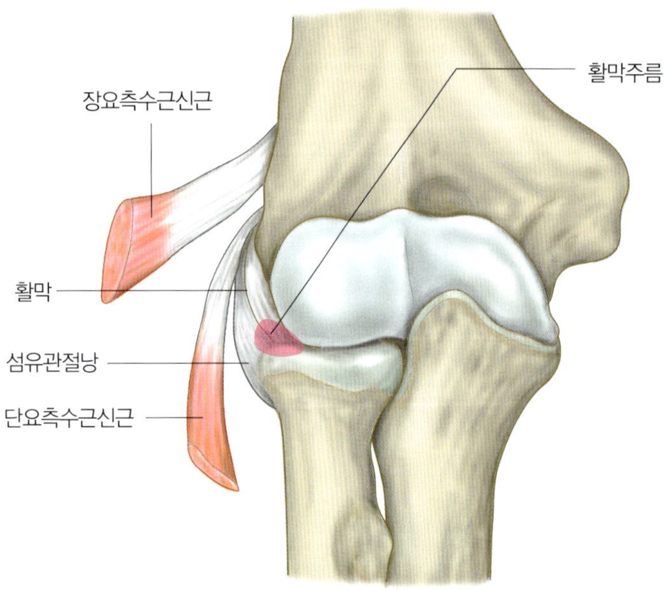

▶ 그림 5-1 활막주름의 존재

3) 회복이 힘든 사례의 존재

테니스 엘보의 난치 사례에서는 무릎의 반월상연골(meniscus) 구조와 유사한 **활막주름**이 주관절 외측부에 존재하는 경우(▶ 그림 5-1)나[2] MRI로 주근에 강한 신호가 관찰되는 경우가[3] 보고되고 있다. 여기서는 이러한 병태도 넓은 의미의 테니스 엘보로 보기로 한다.

여러 병태를 나타내는 테니스 엘보의 원인을 정확하게 파악하기 위해서는 외측상과 부근을 정확하게 촉진할 수 있는 기술이 필요하다.

➔ 활막주름
(synovial fold)

> **비슷한 질환과의 구별법**
>
> **골프 엘보(golf elbow)**
>
> 테니스 엘보는 주관절 외측에 통증을 호소하지만, 주관절 내측에 통증이 발생하는 것은 골프 엘보이다. 전완굴근군의 염증 및 변성에 의한 것으로 중년 및 노년층에게서 많이 나타나며 과시용(overuse)이 원인인 경우가 많다.

2. 백핸드 스트로크와 일상생활 동작의 관계

테니스의 백핸드 스트로크(backhand stroke)는 주관절 신전 자세 · 수관절 배굴 자세에서 공을 되받아 치는 것으로, 단요측수근신근, 총지신근, 장요측수근신근의 근활동이 활발해진다[3]. 한편, 일상생활 동작에 있어서 가방을 드는 동작도 수관절을 배굴시키는 작용을 하는 단요측수근신근, 총지신근, 장요측수근신근의 높은 근활동이 요구된다. 따라서 일상생활 동작으로도 상완골 외측상과 부근의 통증이 발생하였다고 볼 수 있다.

3. 단요측수근신근을 초음파로 관찰해 보자!

기　　시 : 상완골 외측상과, 요골윤상인대
종　　지 : 제3중수골저
신경지배 : 요골신경
작　　용 : 주관절 신전, 수관절 배굴/요굴, 전완 회외

● 단요측수근신근의 주행

단요측수근신근은 상완골 외측상과, 요골윤상인대, 총지신근과의 사이에 위치한 건막에 공동의 기시건을 갖고 장요측수근신근과 함께 신근지대 아래의 관을 지나 제3중수골저에서 종지한다. 예외적으로 단요측수근신근과 장요측수근신근이 유합되는 경우가 있다[4].

기시건과 그 심층의 외측측부인대 사이에 **완요활액낭**이 존재하여 단요측수근신근과 외측측부인대 사이에 발생하는 마찰력을 줄여 준다. 따라서 단요측수근신근의 긴장 항진과 전완의 회내운동에 요골두의 과도한 외측 편위가 발생하면 완요활액낭에 가해지는 압박력이 커져 **활액낭염(bursitis)**이 발생할 가능성이 있다(▶ 그림 5-2).

➔ 완요활액낭
(brachioradialis bursa)

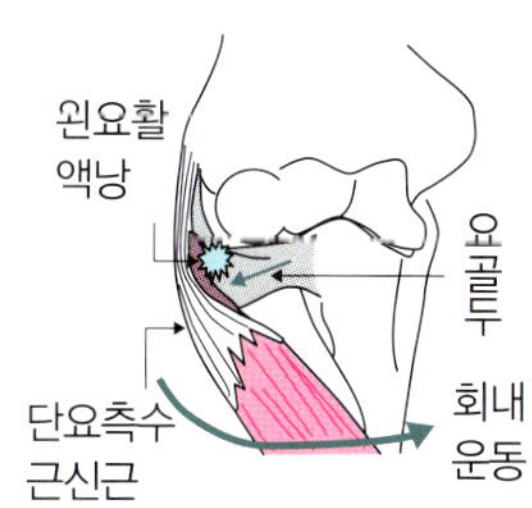

▶ 그림 5-2 **전완 회내운동으로 인한 활액낭염의 발생 기전**

전완 회내운동으로 요골두는 외측으로 편위한다. 회내운동에 이상을 일으키는 상태에서 요골두는 과도하게 외측으로 편위하게 된다. 이에 완요관절의 외측에 존재하는 완요활액낭에 가해지는 압박력이 커져 활액낭염을 일으킨다.

● 관절낭과 활막주름

단요측수근신근 기시부의 관절낭은 윤상인대로부터 근위에서 단요측수근신근과 분리가 불가능할 정도로 유합되어 있다[5]. 또한 난치성의 테니스 엘보에서 통증의 원인이 되는 완요관절의 활막주름은 윤상인대 근위단에서의 관절낭이 부풀어 오를 것이다. 단요측수근신근 기시부와 활막주름은 외측상과부에서 공통된 기시부를 가지고 있다. 따라서 단요측수근신근의 수축으로 활막주름의 끼임을 막는다고 볼 수 있다.

본 증례는 회복이 힘든 사례로 활막주름의 끼임이 의심된다.

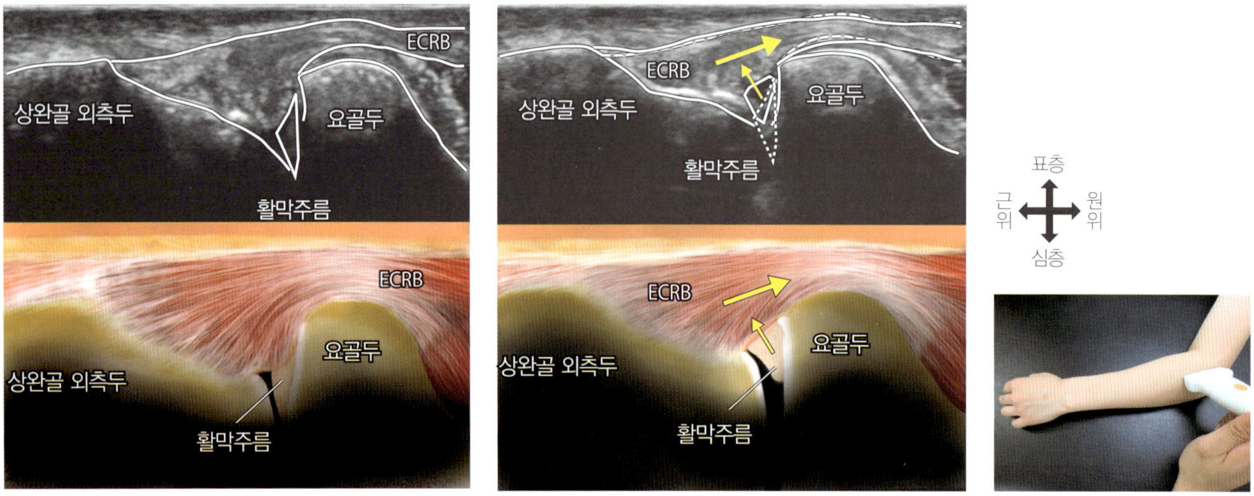

a 안정 시　　b 수관절 배굴 시

▶ 그림 5-3 수관절 배굴 시 단요측수근신근(ECRB)과 활막주름(장축 영상)

b: 안정 시에 나타난 근육의 위치를 점선으로 표시. ECRB의 수축으로 활막주름이 나오는 모습을 확인할 수 있다.

초음파 해부로 알 수 있는 것

· 수관절의 배굴로 단요측수근신근이 수축하고, 활막주름이 밖으로 나온다(▶ 그림 5-3)

CLINICAL HINT

주근과 테니스 엘보의 관계

테니스 엘보라고 진단을 받은 증례에 있어서 통증의 원인은 단요측수근신근이라고 여겨져 왔다. 그러나 만성적인 테니스 엘보에서는 MRI 소견상 주근에 염증반응을 보이는 경우가 드물게 있고[6, 7], 건 비후, 골막 반응, 요골두활액낭 등이 밝게 빛나는 반응 이외에 주근의 부종이 확인된다[7]. 따라서 만성적인 테니스 엘보 환자에게는 주근도 같이 평가할 필요가 있다.

II 왜, 총지신근에 운동요법을 추가하였는가?

1. 총지신근을 초음파로 관찰해 보자!

기 시 : 상완골 외측상과, 외측측부인대, 요골윤상인대, 전완근막
종 지 : 제2~5지의 배측에서 지배건막(dorsal aponeurosis)으로서 막 상태로 펼쳐진다. 말단은 3개로 나뉘어 중앙은 중절골저, 양쪽은 말단골저로 향한다
신경지배 : 요골신경
작 용 : 주관절 신전, 수관절 배굴, 제2~5지 신전, 전완 회외

● 총지신근의 주행

➔ 총지신근 (extensor digitorum muscle)

총지신근은 상완골 외측상과, 외측측부인대, 요골윤상인대, 전완근막에서 기시하여, 제2~5지의 말절골저에 종지한다. 기시부에서 총지신근은 단요측수근신근의 천층에 위치하며, 두 근육 사이에 있는 건막에 공동의 기시건을 가지고 있다(▶ 그림 5-4)

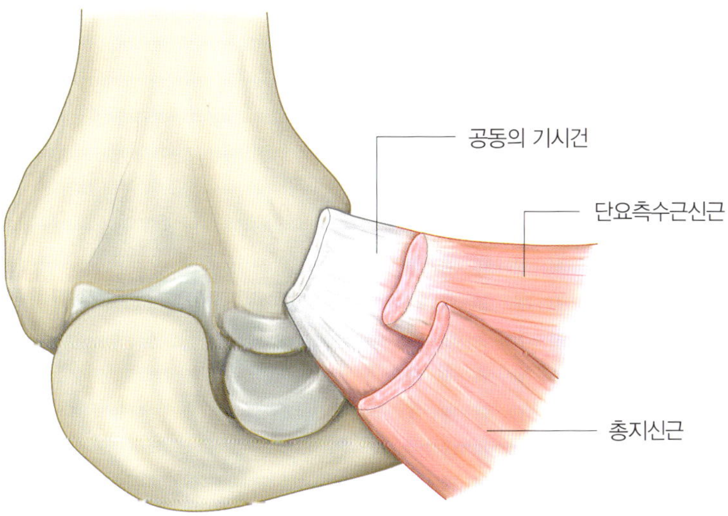

▶ 그림 5-4 **총지신근과 단요측수근신근의 공통건**

총지신근은 단요측수근신근의 천층에 존재하며 두 근육은 공통된 기시건을 가지고 있다.

초음파 해부로 알 수 있는 것

- 단요측수근신근과 총지신근의 근복은 수관절 배굴 시에 척측으로 이동한다(▶ 그림 5-5)
- 단요측수근신근의 수축에 동반하는 척측으로의 이동을 확보하기 위해서는 그 척측에 위치하는 총지신근이 척측으로 이동할 필요가 있다(▶ 그림 5-6)

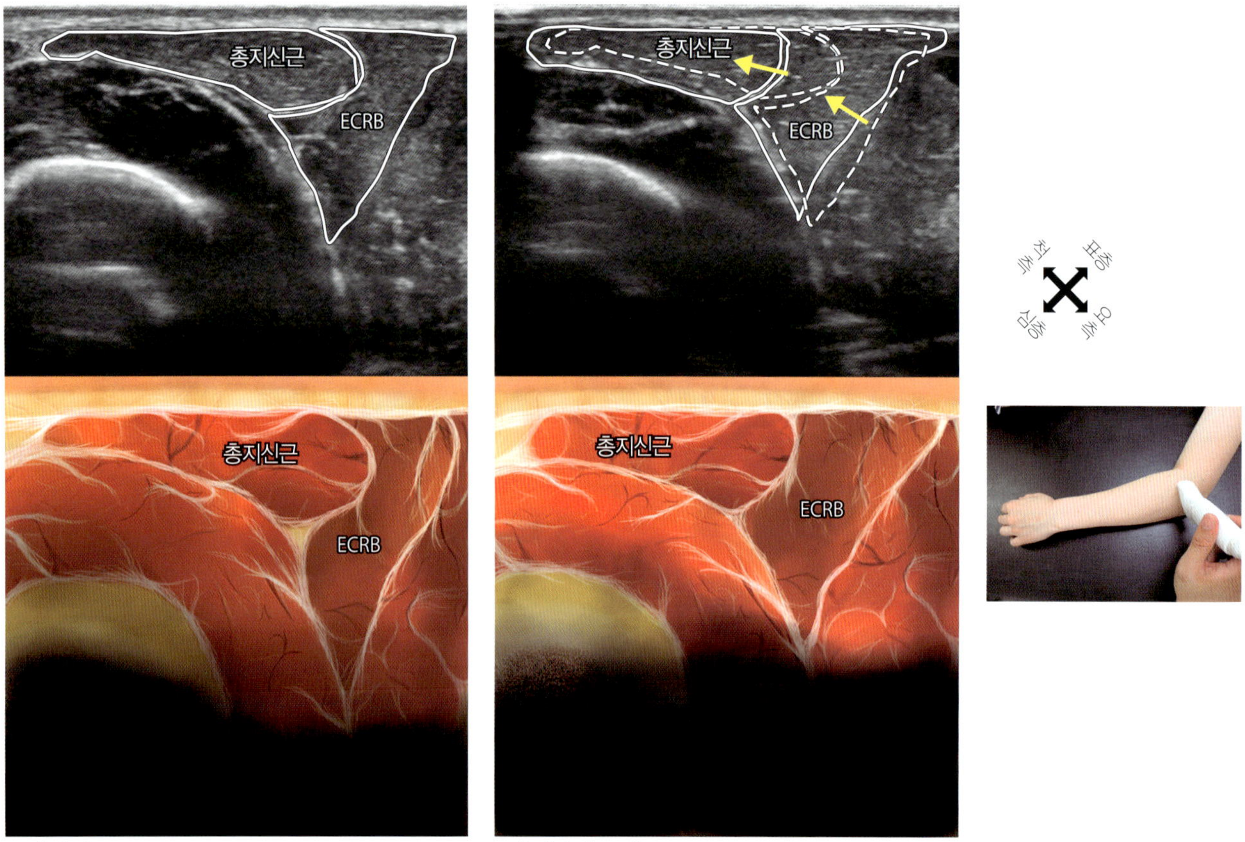

a 안정 시 b 수관절 배굴 시

▶ 그림 5-5 정상 사례: 수관절 배굴 시 ECRB와 총지신근(단축 영상)

b: 안정 시에 나타나는 근육 위치를 점선으로 표시. 수관절의 배굴에 따라, ECRB와 총지신근이 척측으로 이동하는 것을 확인할 수 있다.

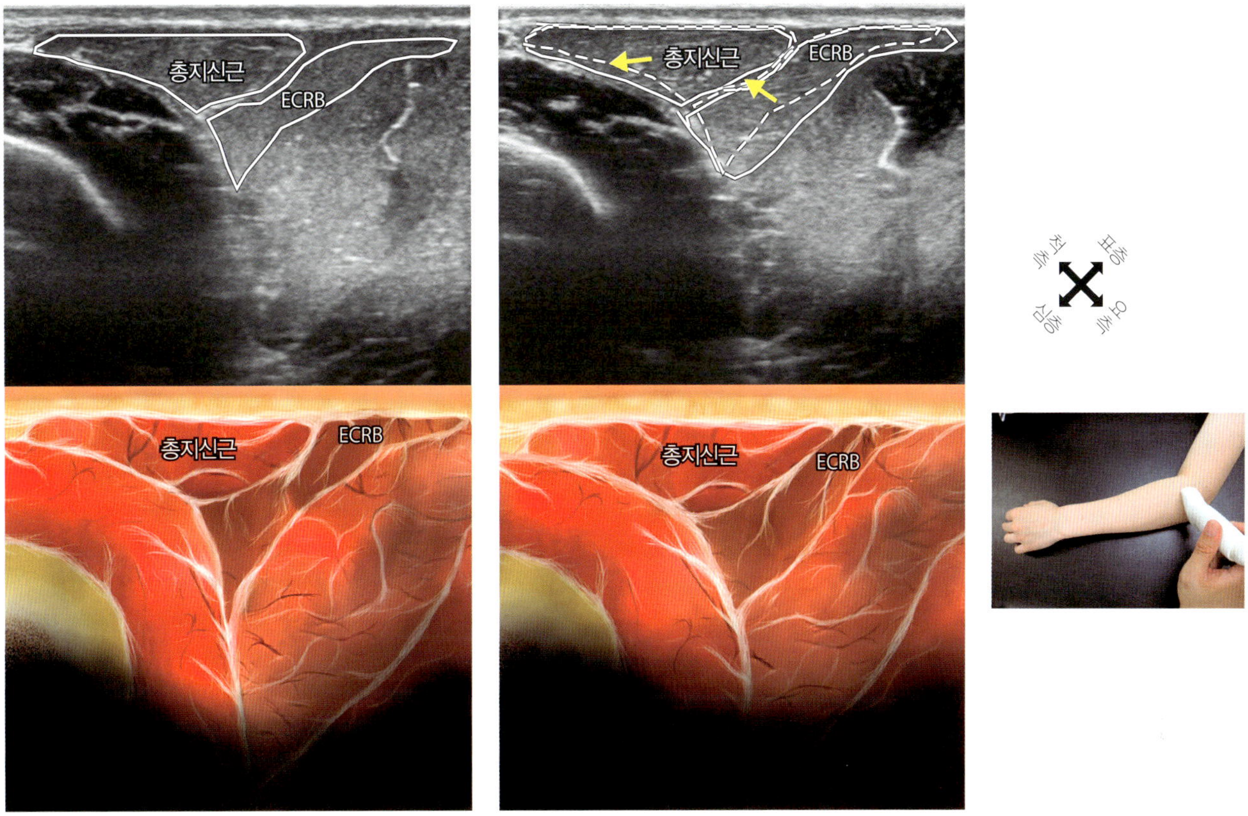

a 안정 시　　b 수관절 배굴 시

▶ 그림 5-6 **총지신근에서 압통이 확인된 사례: 수관절 배굴 시 ECRB와 총지신근(단축 영상)**

b: 안정 시에 나타나는 근육의 위치를 점선으로 표시. 그림 5-5와 비교하면 총지신근과 ECRB의 척측 이동이 확실히 적다. 수관절 배굴에 따른 총지신근의 척측으로의 이동이 제한되어 ECRB의 척측 이동도 제한되어 있다.

2. 단요측수근신근 · 총지신근의 운동요법

초음파 해부에서 단요측수근신근은 수축 시 척측으로 이동하는 것을 확인할 수 있다. 그러나 총지신근에 압통을 확인한 증례에서는 단요측수근신근의 척측에 위치하는 총지신근이 척측으로 이동하는 것이 제한되기 때문에 단요측수근신근이 이동할 수 없다.

본 증례에서도 총지신근에 압통이 확인된 것으로 보아, 단요측수근신근에서의 운동요법만으로는 통증이 소실되지 않았다고 볼 수 있다. 따라서 단요측수근신근의 운동요법을 실시할 때에는 총지신근의 운동요법을 동시에 실시해야 한다.

→ : 치료사가 힘을 가하는 방향

→ : 환자가 움직이는 방향

단요측수근신근, 총지신근의 수축 촉진 방법

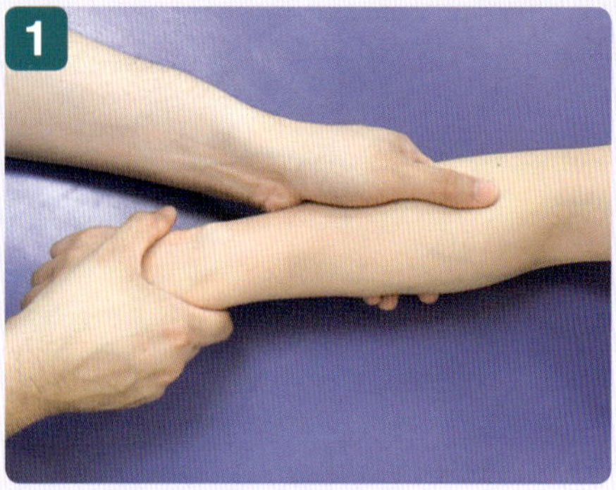

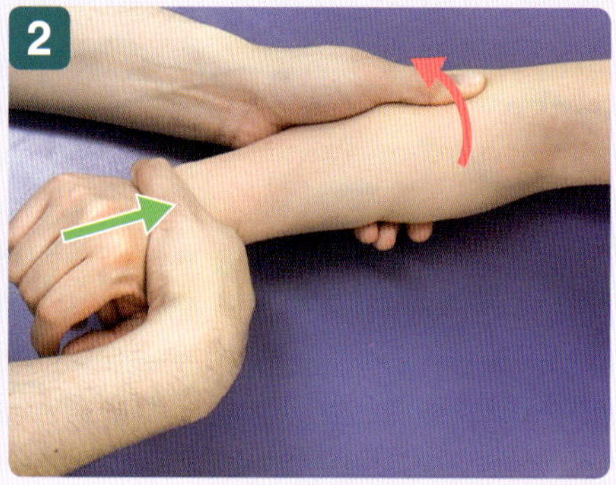

1 전완 근위부에서 단요측수근신근 · 총지신근의 근복을 꽉 쥔다.

2 수관절의 배굴 · 요굴운동을 실시하면서 근복을 척측으로 유도한다. 이때 단요측수근신근 · 총지신근이 수축함에 따라 척측으로 이동하는 움직임을 이끌어 낼 수 있다.

단요측수근신근, 총지신근의 신전 방법

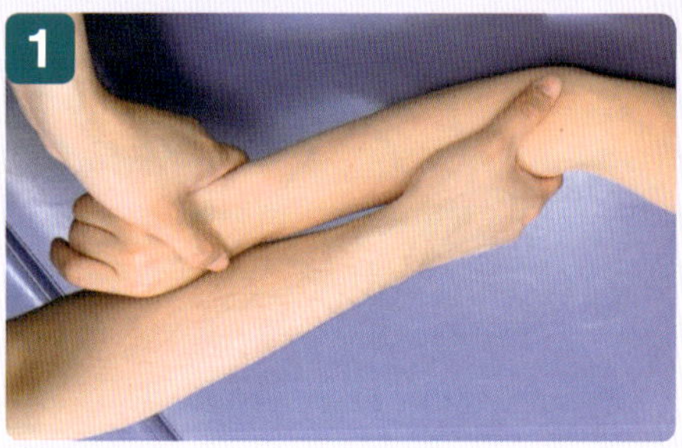

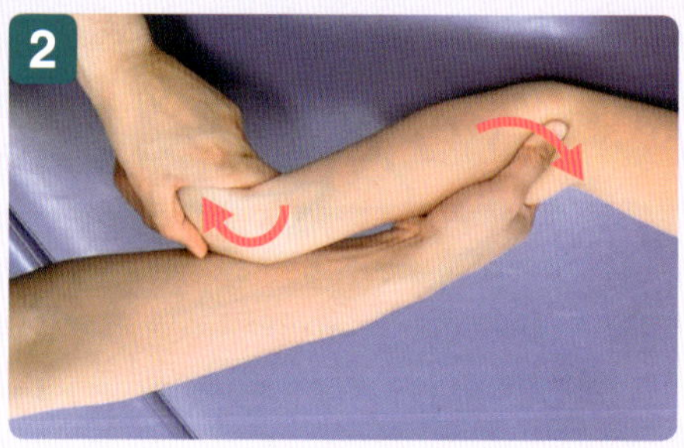

1 시작 자세.

2 수동적으로 수관절의 장굴운동을 실시하면서, 단요측수근신근 · 총지신근을 요측 · 배측 방향으로 직접 신전한다. 이때 단요측수근신근 · 총지신근이 신전함에 따라 요측 · 배측으로 이동하는 움직임을 이끌어 낼 수 있다.

[참고문헌]

1) 日本整形外科学会診療ガイドライン委員会：上腕骨外側上顆炎の診療ガイドライン．南江堂，2006
2) 新井　猛：上腕骨外側上顆炎に対する鏡視下手術．整形・災害外科54：35−40，2011
3) Morris M, et al：Electromyographic analysis of elbow function in tennis players. Am J Sports Med 17：241−247，1989
4) 森　於菟：分担解剖学 I —総説・骨学・靭帯学・筋学，第11版．pp354−361，金原出版，1982
5) Tsuji H, Wada T, Oda T, et al：Arthroscopic, macroscopic, and microscopicanatomy of the synovial fold of the elbow joint in correlation with the common extensor origin. Arthroscopy 24：34−38, 2008
6) Coel M：MR imaging of patients with lateral epicondylitis of the elbow (tennis elbow)：importance of increased signal of the anconeus muscle. AJR Am J Roentgenol 161：1019−1021, 1993
7) Martin CE, Schweitzer ME：MR imaging of epicondylitis. Skeletal Radiol 27：133−138, 1998

주관절 탈구

Elbow dislocation

06

증례

20세, 남성. 오른손잡이. 동네 야구에서 근접 경기로 상대 선수와 접촉하였을 때 오른쪽 팔꿈치를 부딪쳐 부상을 입었다. 정형외과에서 **오른쪽 주관절의 후방탈구**라고 진단되어 도수교정 후, 보존요법을 실시하였다. 4주간 석고붕대를 감아 고정시킨 후, 물리치료가 시작되었다.

물리치료가 시작될 때 주관절의 굴곡 90°, 신전 −40°와 현저한 가동범위의 제한이 관찰되었다. 환자는 굴곡 시에 주관절의 후내측에, 신전 시에 주관절의 전면에 통증을 호소하였다. 따라서, Ⅰ 상완근과 상완삼두근 내측두를 이완시키고 스트레칭시켰더니 통증과 가동범위 제한은 점점 완화되었다.

석고붕대 제거 후 8주가 지났고, 주관절의 굴곡/신전 시 통증과 가동범위가 개선되어 가벼운 투구 동작을 해도 된다는 허가를 받았다. 그 후 순조롭게 회복되고 있었지만, 80% 정도 투구하였을 때 주관절 내측에 어긋나는 느낌 및 불안감이 나타났다. 그 이상의 투구는 불가능했기 때문에 다시 진찰을 받았다.

진찰 결과, Ⅱ 주관절의 외반 불안정성이 약간 잔존하여 근력 강화에 대한 지도가 추가되었다. 따라서 전완굴근군의 트레이닝을 실시하자 불안정성은 소실되었고 100%의 투구가 가능하게 되었다.

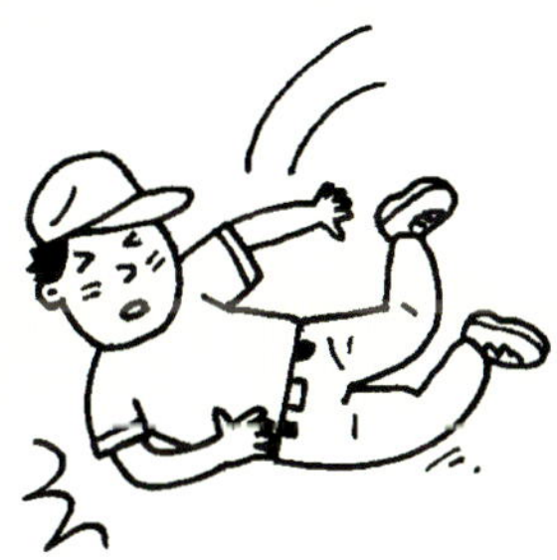

질환 메모

주관절 탈구 (elbow dislocation)

완척관절과 완요관절이 분리된 상태를 말한다. 손바닥을 짚고 넘어졌을 때 발생하기 쉽다. 전방 · 후방 · 측방탈구로 분류되지만, 90%가 후방탈구이다. 양측 측부인대의 파열과 견열골절, 구상돌기 골절을 동반하는 경우도 있다. 치료는 도수교정을 실시하고 석고붕대로 고정시킨다. 골절을 합병하고 골편의 전위가 강한 경우는 골접합술을 실시한다.

I 왜, 상완근과 상완삼두근 내측두의 이완이 유효하였는가?

1. 주관절 가동범위 제한의 원인은?
2. 상완근 · 상완삼두근 내측두를 초음파로 관찰해 보자!
3. 상완근 · 상완삼두근 내측두의 운동요법

II 주관절의 외반 불안정성을 해소하려면?

1. 주관절의 내측 지지기조
2. 천지굴근과 척측수근굴근을 초음파로 관찰해 보자!
3. 전완굴근군의 운동요법

I 왜, 상완근과 상완삼두근 내측두의 이완이 유효하였는가?

1. 주관절 가동범위 제한의 원인은?

주관절의 후방탈구는 주관절에 외회전 · 밀어 올림 · 신전 · 외반력이 가해지면서 생긴다. 주관절을 구성하는 인대나 관절낭이 파열되기 때문에 불안정성이 생기기 쉽다.

한편, 4주간의 석고붕대 고정은 관절구성체 · 근 · 피하조직의 부동 · 구축을 초래한다.

1) 관절 구축의 분류

관절 구축은 그 제한 인자에 따라 ① 피부성 구축, ② 골성 구축, ③ 신경성 구축, ④ 연부조직성 구축으로 분류할 수 있다.

➔ 관절 구축 (joint contracture)

피부성 구축은 부동으로 피부가 단축되어 생기는 구축이다. 편마비 유지기에 주와에서 생기는 경우가 많다.

골성 구축이란 뼈의 변형 등이 원인으로 구축이 일어난 상태이다. 슬관절 골관절염(gonarthrosis)의 신전 제한으로 골성 구축이 생기는 경우도 있다.

신경성 구축이란 신경이 원인으로 발생하는 구축이다. 중추신경질환으로 인한 구축 등이 해당된다.

본 증례에서는 **연부조직성 구축**이 의심된다. 관절 주위의 연부조직에는 인대 · 관절낭 · 지방체 · 근육이 있다. 본 증례는 탈구로 인대 · 관절낭(관절지지조직)이 파열되었고, 이것들이 직접적인 가동범위 제한의 인자라고는 보기 어렵다. 주관절운동 시 길항근의 통증을 호소한 것으로 보아 석고붕대 고정에 의한 부동으로 길항근의 활주성이 저하되어 가동범위 제한이 발생하였다고 볼 수 있다. 그렇다면, 길항근의 어떤 근육이 원인이 된 것일까?

2) 길항근의 감별

상완근은 주관절의 굴곡으로 단축되고, 신전으로 늘어난다. 주관절의 장측면을 덮고 가장 심측에 위치한다. 그 때문에 본 증례와 같이 주관절이 손상되어 있는 경우에는 함께 손상되어 있을 수 있다. 그 외에 주관절의 굴측을 주행하는 근에는 상완이두근이 있다. **상완이두근**은 이관절(two joints)근이기 때문에 견관절의 자세를 변화시켜 주관절의 가동범위를 측정함으로써 감별할 수 있다. 견관절과 수관절의 자세로 인한 주관절의 신전 가동범위가 현저하게 변하는 경우를 제외하고, 상완근을 대상으로 신전 제한을 개선하는 것이 첫번째 선택지이다.

➔ 상완근 (brachialis muscle)

➔ 상완이두근 (biceps brachii muscle)

➔ 상완삼두근 내측두 (medial head of triceps brachii muscle)

상완삼두근 내측두는 견관절의 자세에 영향을 받지 않는 단관절(one joints)근이다. 주관절의 굴곡으로 늘어나고, 신전으로 단축된다. 주관절을 신전 자세나 경도의 굴곡 자세로 고정한 경우, 상완삼두근은 이완되고, 주관절의 후방 관절낭은 구부러진다. 이 자세로 부동 기간이 계속되면 동 근육과 관절낭의 유연성은 저하한다. 특히, 상완삼두근 내측두는 관절낭에도 일부 종지하고 있기 때문에 관절낭의 유연성이 저하되면 내측두의 활주성도 저하된다. 이와 같은 해부학적 특징에서 상완삼두근 내측두가 굴곡을 제한하는 인자로 가장 유력하다고 볼 수 있다.

2. 상완근 · 상완삼두근 내측두를 초음파로 관찰해 보자![1~3]

1) 상완근의 초음파 해부

● **천두**

기　　시 : 상완골체 전외측면
종　　지 : 척골조면
신경지배 : 근피신경, 척골신경
작　　용 : 주관절 굴곡

● **심두**

기　　시 : 천두에서 원위부
종　　지 : 부채꼴로 퍼지며, 건막 모양으로 구상돌기에 부착
신경지배 : 근피신경, 척골신경
작　　용 : 완전 신전 자세에서 초기 굴곡

● **상완근의 주행**(▶ 그림 6-1)

상완근은 상완이두근의 심층에 위치하여 주관절의 전면을 덮는다. 주관절 장측면의 중앙에서 척골조면을 향해 주행한다. 상완근은 천두와 심두로 나뉘며 천두는 척골조면에, 심두는 부채꼴로 건막조직을 사이에 두고 구상돌기에 종지한다[2].

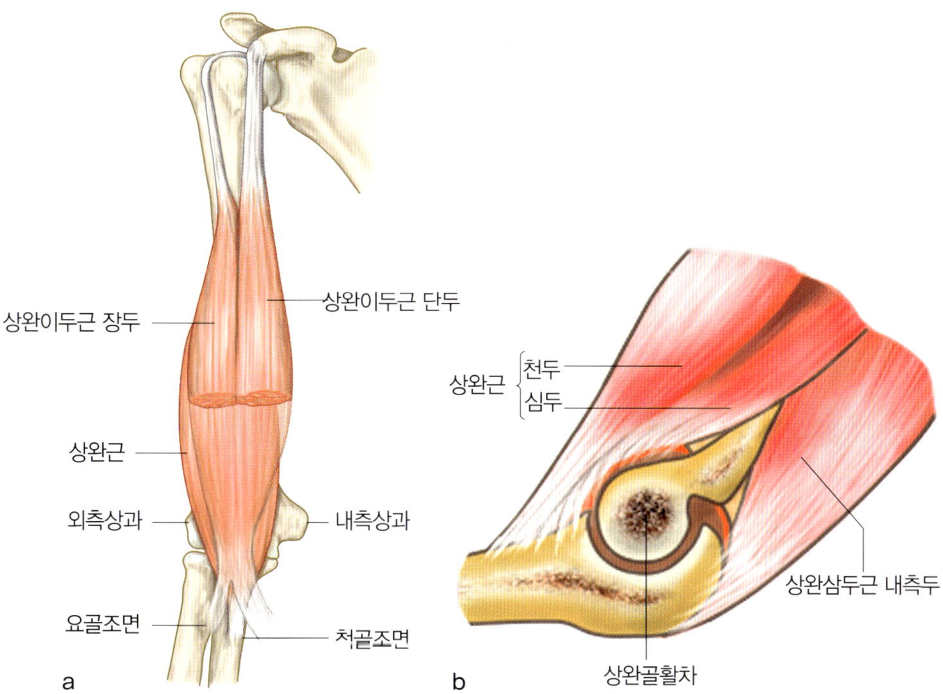

▶ 그림 6-1 **상완근의 주행**

상완근은 상완이두근의 심층에 위치한다. 건성분은 상완이두근보다도 원위에 있고, 천두와 심두로 나뉜다.

● 상완근건과 상완골활차의 움직임

→ 상완골활차 (trochlea of humerus)

시상면에서 관찰하면 **상완골활차** 부분에 상완근건의 주행이 주관절의 각도에 따라 변화하는 것을 알 수 있다. 30° 굴곡 자세에서 상완골의 장축과 상완근건의 주행은 일치한다. 완전히 신전하면 상완근건은 상완골활차로 아래부터 밀어 올릴 수 있다. 상완골활차에서 척골조면을 향하는 상완근건은 상완골의 장축에 대해 30°정도 기울며 주행한다 (▶ 그림 6-2).

초음파 해부로 알 수 있는 것

· 상완근건의 주행은 주관절 30° 굴곡 자세에서 상완골의 장축과 거의 일치한다. 그 후에 주관절의 신전에 따라 상완골활차부에서 기시하여 종지하기까지 건의 주행이 변화한다 (▶그림6-2)

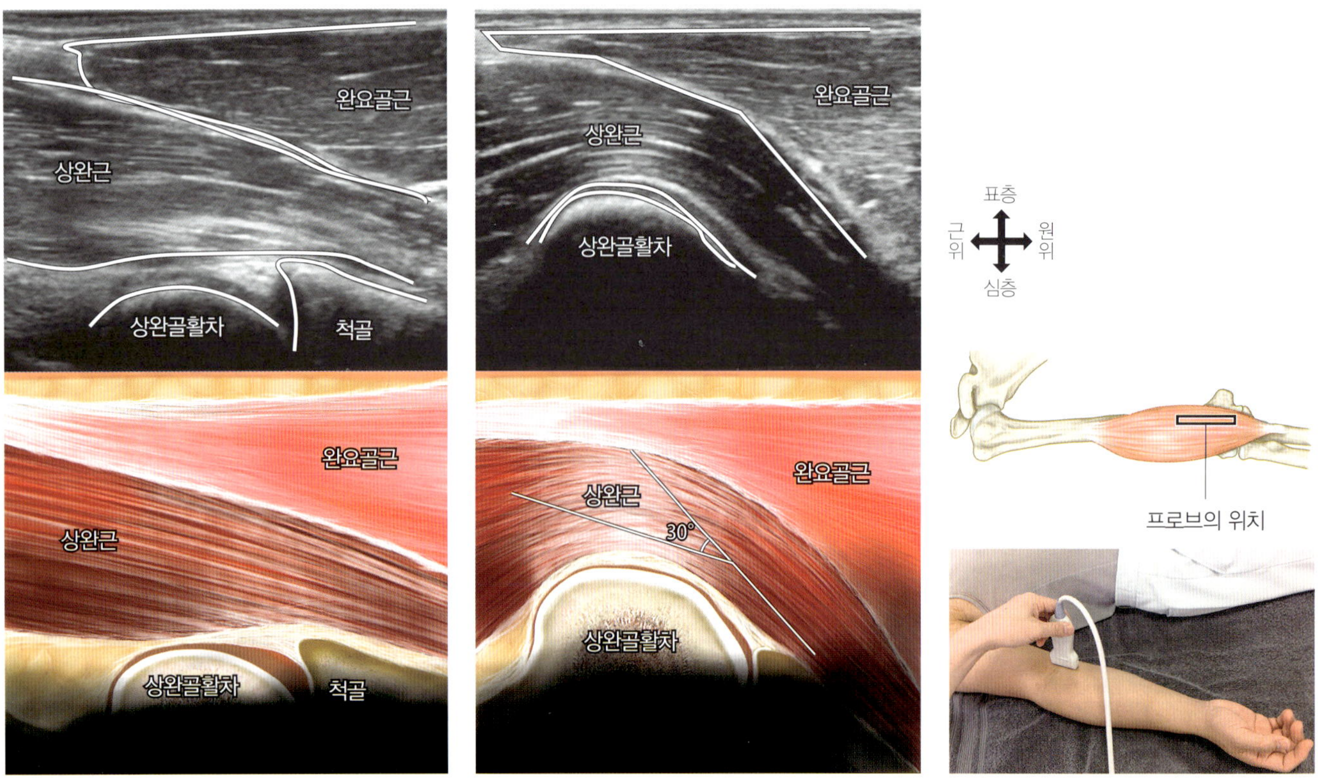

a 주관절 굴곡 자세(30°)　　b 주관절 신전 자세

▶ 그림 6-2 주관절 굴곡 자세(30°)와 신전 자세의 상완근(장축 영상)

a: 주관절 굴곡 자세(30°)에서 상완근건은 상완골 장축과 거의 평행으로 주행하고 있다.

b: 주관절 신전 자세에서 종지건은 상완골 장축에 대해 30°정도 기울어 있다.

2) 상완삼두근의 초음파 해부

➜ 상완삼두근 (triceps brachii muscle)

● 장두

기 시 : 천층에 있고, 견갑골의 관절하결절
종 지 : 측골 주두
신경지배 : 요골신경
작 용 : 견관절 신전, 주관절 신전

● 외측두

기 시 : 천층에 있고, 상완골체 배측의 근위부
종 지 : 척골 주두
신경지배 : 요골신경
작 용 : 주관절 신전

● 내측두

기 시 : 상완골 요골신경구에서 원위부
종 지 : 장두와 외측두로 구성된 공동의 건에 합류하며 척골 주두 · 주관절 후방 관절낭
신경지배 : 요골신경
작 용 : 주관절 신전

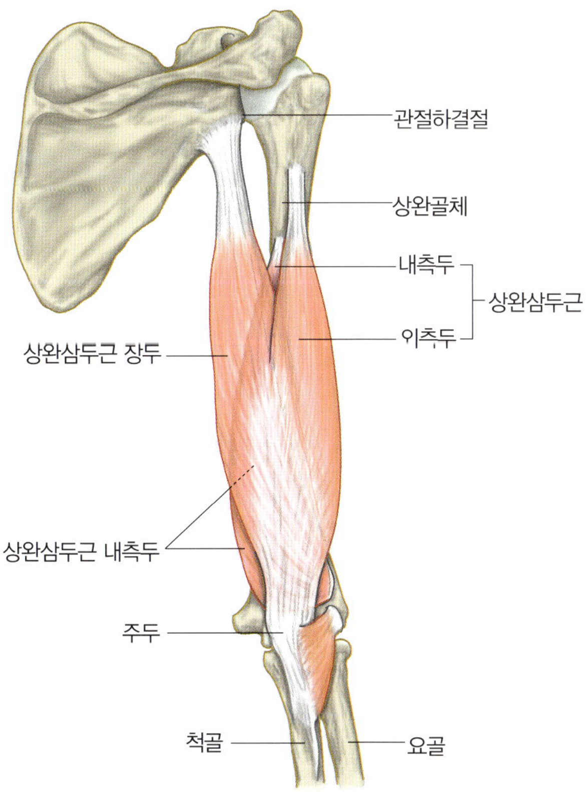

▶ 그림 6-3 **상완삼두근의 주행**

천층은 장두, 외측두, 심층은 내측두로 구성되어 있다.

● 상완삼두근의 주행(▶ 그림 6-3)

상완삼두근은 이관절근인 장두와 단관절근인 외측두 · 내측두로 나뉜다. 천층에 장두와 외측두가 존재하고 심층에 내측두가 위치한다. 내측두는 주관절의 신전 자세에서 장두건에 덮여 있지만, 주관절을 90° 굴곡 자세로 하면 근복이 공통건에 압박된다(▶ 그림 6-4). 따라서 주관절의 원위 내측에서 촉지할 수 있다.

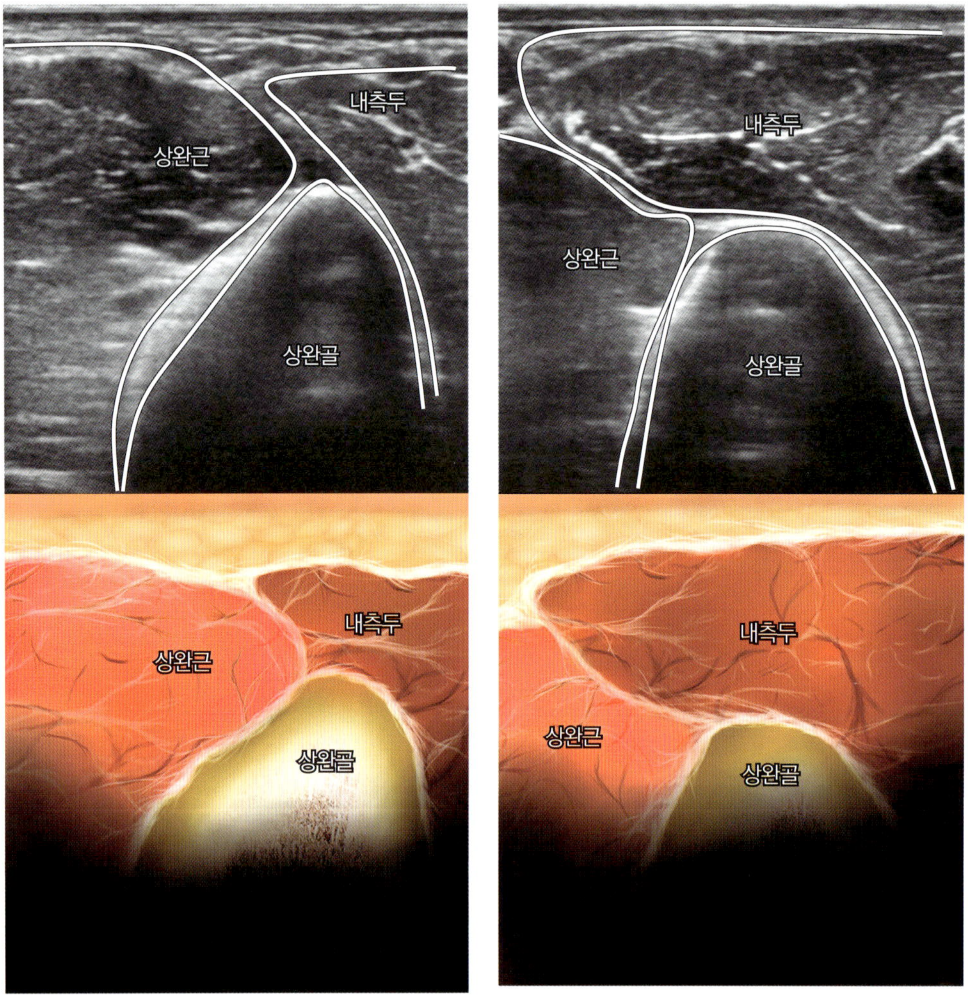

a 주관절 신전 자세

b 주관절 90° 굴곡 자세

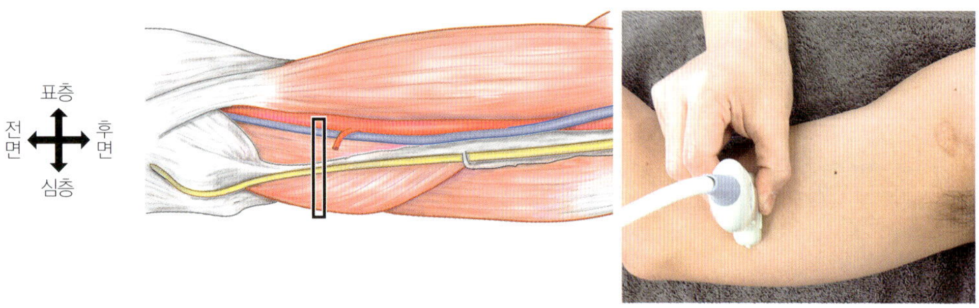

▶ 그림 6-4 **주관절 신전 자세와 굴곡 자세(90°)의 상완삼두근 내측두(단축 영상)**

a: 상완삼두근의 내측두는 장두건에 덮어씌워져 있다.

b: 내측두가 내측상과의 능선보다 전면으로 이동하여 표층에서 촉지할 수 있다.

초음파 해부로 알 수 있는 것

· 상완이두근 내측과는 주관절이 신전 자세에서 굴곡 자세가 되면 상완근을 덮어씌우듯 전면으로 이동한다(▶그림6-4)

3. 상완근 · 상완삼두근 내측두의 운동요법

1) 상완근의 이완

상완근은 주관절의 굴곡운동으로 수축하지만, 동시에 상완이두근도 수축한다. 상완근을 이완시킬 때 상완이두근의 수축력을 약화시키기 위해서는 상완이두근의 전완 회외작용에 길항하고 전완 회내를 동반한 주관절의 굴곡운동을 실시한다.

주관절을 90° 굴곡하면 상완골 원위부에서 상완삼두근 내측두의 원위 내측에 있는 근속은 상완근을 덮는 것을 초음파 해부를 통해 확인할 수 있었다[4)]. 따라서 상완근을 촉진하는 경우, 능동운동으로 회내운동을 동반한 주관절의 굴곡운동을 실시할 필요가 있다.

2) 상완근의 스트레칭

상완근은 장축 방향으로 스트레칭을 적극적으로 실시하면 견관절의 신전에 따른 **보상동작**이 발생하기 쉬워지는 데다가, 통증이 생기기 쉽다. 또한 **이소성 골화**가 생기기 쉬운 부위이기도 하므로 스트레칭을 할 때 주의가 필요하다. **방어 수축**이 생기기 직전에 멈추고 상완근의 근복을 직접 측방으로 스트레칭한다. 유연성이 갖춰지면 점점 장축 방향으로 스트레칭을 실시한다.

상완근에서 종지부의 건은 주관절의 신전에 따라 상완골활차에 압박을 받기 때문에 신전자극이 가해지기 쉽다. 따라서 주관절 30° 굴곡 자세에서 상완근의 스트레칭은 특히 신중하게 실시한다. 스트레칭은 장축 방향뿐만 아니라, 배측 방향으로도 실시한다.

3) 상완삼두근 내측두의 운동요법

일반적으로 상완삼두근 내측두는 심층근이지만, 주관절 45°~90° 굴곡 자세에서 상완골 외측상과의 능선을 넘어 상완근의 천층에 위치한다.

이완하기 위해 수축을 촉진할 때에는 이 높이에서 촉진하면 알기 쉽다. 스트레칭할 때에는 장축 방향으로 원위 활주와 함께 복측으로 근복이 이동하도록 촉진한다.

✎ 용어해설

이소성 골화 (heterotopic ossification)

본래 골조직이 존재하지 않는 부위에 발생하는 골화를 뜻한다. 외상 후에 고관절이나 주관절에 많이 발생한다. 또한 척수가 손상되거나 두부에 외상을 입은 후, 열상 후에 생긴다. 확실한 발생 원인은 알 수 없지만 과도한 재활로 인해 발생한다는 설도 있다.

상완근의 신전 방법

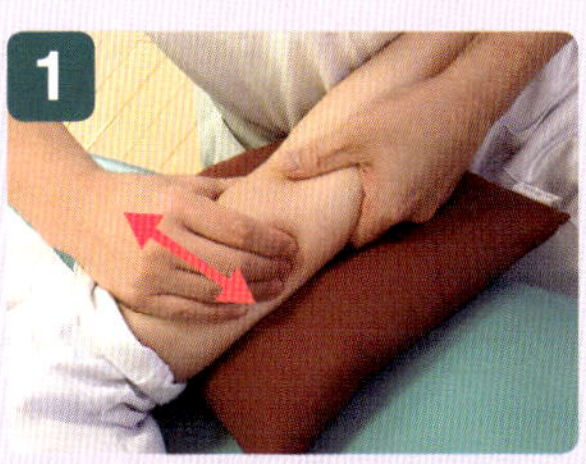

1 상완근 장축 방향으로 스트레칭을 해 나가며, 방어 수축이 생기기 직전에 멈추고, 그 위치를 유지한 상태에서 측방으로 스트레칭을 실시한다.

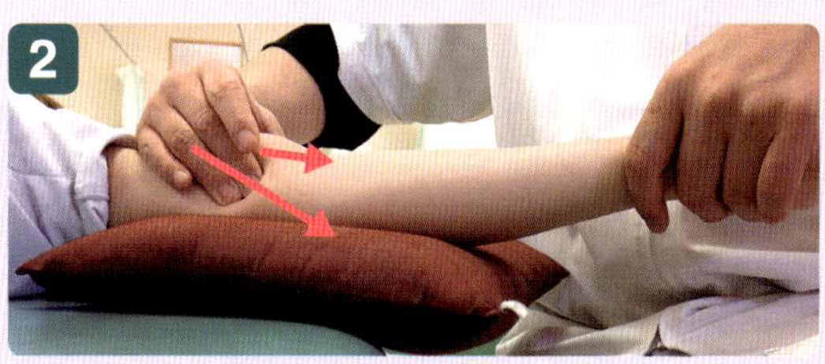

2 주관절 30° 굴곡 자세에서는 장축 방향과 함께 배측 방향으로 스트레칭을 실시한다.

→ : 치료사가 힘을 주는 방향

상완삼두근의 신전 방법

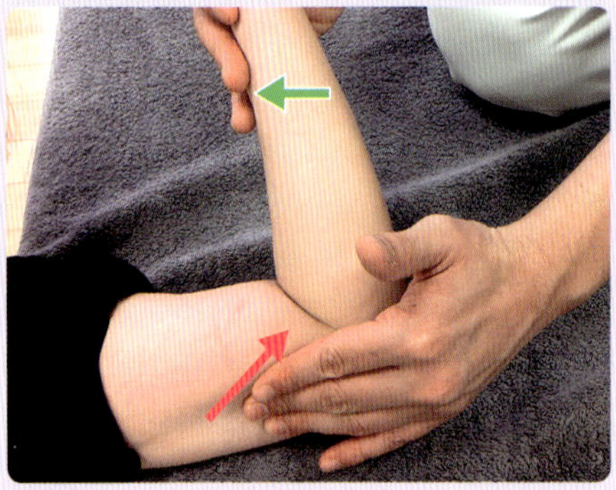

내측두는 주관절 45~90° 굴곡 자세의 범위에서 수축시킬 때 상완골 내측상과의 능선 전면, 상완근의 천층에서 촉지할 수 있다.
스트레칭할 때는 장축 방향과 함께 전방으로 이동하도록 촉진한다.

→ : 환자가 움직이는 방향

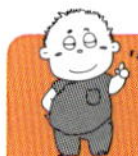

이런 증상이 보이는 경우 중지하자

상완삼두근 내측두의 바로 복측에 척골신경이 주행하고 있다. 직접 스트레칭을 실시할 때 척골신경을 바로 자극하지 않도록 신경 쓴다. 또한 주관절을 굴곡하였을 때 척골신경 영역에 방산통이 나타나는 경우는 척골신경에 문제가 있을 수 있으므로 운동요법을 중단하고 의사에게 상담한다.

II 주관절의 외반 불안정성을 해소하려면?

1. 주관절의 내측 지지기조

1) 정적 지지기조와 동적 지지기조

주관절의 내측 지지기조는 내측측부인대나 골 · 관절 등의 정적 지지기조와 전완굴근군 등의 동적 지지기조 두 가지로 크게 나뉜다. 시체 4구의 팔꿈치를 이용하여 주관절의 외반 제동에 대한 내측측부인대, 골 · 관절, 연부조직 · 관절낭의 역할을 산출한 보고가 있다[5]. 그에 대한 결과에 의하면 역할은 주관절 각도에 따라 변화하는데, 주관절 신전 자세에서는 모두 같은 값이고, 주관절 90° 굴곡 자세에서는 내측측부인대의 역할이 증가한다고 한다.

본 증례에서는 주관절 탈구로 내측측부인대나 골 · 관절 등의 정적 지지기조가 파열된 것으로 볼 수 있다. 따라서 주관절의 외반 불안정성을 개선하기 위해서는 동적 지지기조인 전완굴근군이 중요하다.

2) 전완굴근군의 구조와 생체역학

천지굴근, 원회내근, 요측수근굴근, 장장근, 척측수근굴근은 모두 내측상과에서 기시하여 주관절 굴곡, 전완 회내, 수관절 장굴에 작용한다. 근육의 주행에서 척측수근굴근과 천지굴근이 내측측부인대의 작용을 보조한다는 가능성을 시사한 분석이 있다[6]. 또한 근육의 단면적과 모멘트 팔의 곱에서 근육이 발휘할 수 있는 내반 토크(torque)를 추측하고 천지굴근이 가장 큰 내반 토크를 만들어 낼수 있다는 분석도 있다[7].

내측상과에서 일어나는 전완굴근군의 근두는 기시 건막을 사이에 두고 서로 유합되어 있다(▶ 그림 6-5)[8]. 주관절의 외반 스트레스에 대해 협동적으로 작용한다고 볼 수 있다.

여기에서는 앞서 말한 보고의 결과에서 천지굴근과 척측수근굴근을 관찰한다.

→ 전완굴근군 (forearm flexors)

→ 천지굴근 (flexor digitorum superficialis muscle, FDS)

→ 원회내근 (pronator teres muscle, PT)

→ 요측수근굴근 (flexor carpi redialis muscle, FCR)

→ 장장근 (palmaris longus muscle, PL)

→ 척측수근굴근 (flexor carpi ulnaris muscle, FCU)

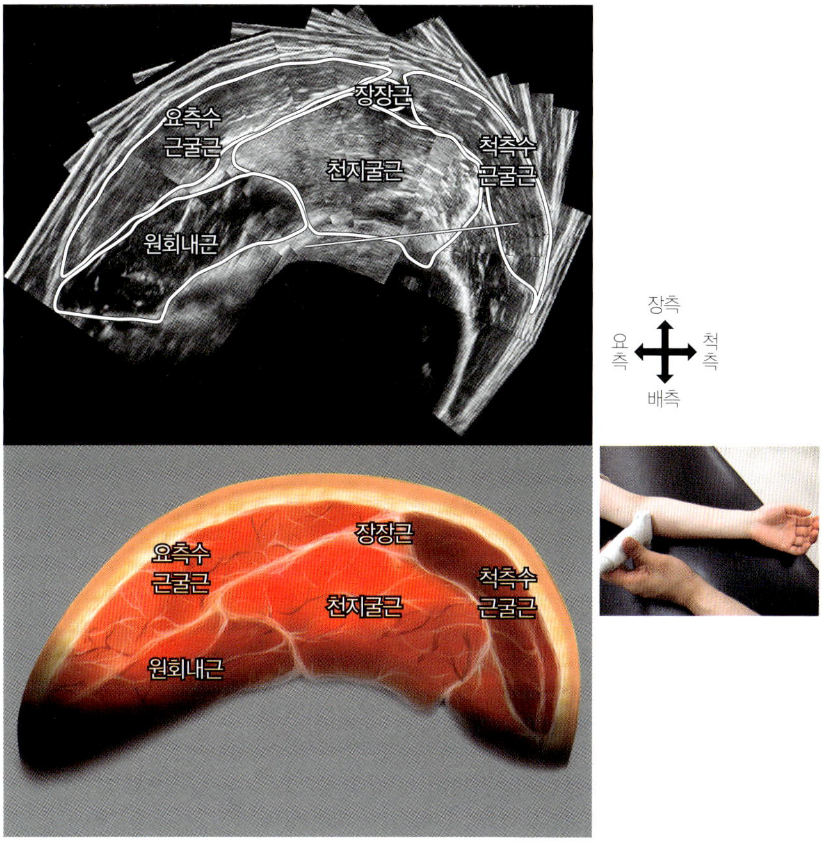

▶ 그림 6-5 전완굴근군의 위치 관계(단축 영상)

2. 천지굴근과 척측수근굴근을 초음파로 관찰해 보자!

● **천지굴근**

기 시 : 상완골 내측상과, 척골조면의 내측 상단부 요골의 상부 전면
종 지 : 제2~5중절골저
신경지배 : 정중신경(제2지의 근복은 드물게 척골신경)
작 용 : 주관절 굴곡, 전완 회내, 수관절 장굴, 제2~5지의 중수지절관절(MP관절)과 근위지절간관절(PIP관절)의 굴곡

● **척측수근굴근**

기 시 : 상완골 내측상과, 전완근막, 주두에서 척골 중부까지 이어지는 후연
종 지 : 두상골에 종지한 후, 유구골, 제5중수골저
신경지배 : 척골신경
작 용 : 수관절의 척굴 · 장굴

● **천지굴근의 주행**

상완골 내측상과, 척골조면의 내측 상단부, 요골의 상부 전면에서 기시하여 폭넓고 두

꺼운 근복을 형성하며 요측수근굴근과 장장근의 심부를 통과한다. 제2~5중절골저에 종지하기 때문에 4개의 근복으로 분리되며 4개의 건으로 이행한다.

천지굴근은 내측상과에서 기시하는 전완굴근군 중에서도 가장 심층에 있고 내측측부인대의 앞쪽 사섬유와 연속성이 있다[9].

● 천지굴근의 변이

천지굴근이 4개의 독립근으로 나뉘며, 요골의 상부 전면에서 기시할 때 요골두나 제5지건이 빠지는 경우 등이 있다[8].

● 척측수근굴근의 주행

척측수근굴근의 근복은 건의 척측에 존재하고, 전완 전면의 최내측을 지난다. 또한 이에 관련된 근육으로 척골에서 기시하여 두상골에 부착된 **단척측수근굴근**이 존재하는 예도 있다[8].

➔ 단척측수근굴근 (flexor carpi ulnaris brevis muscle)

● 척측수근굴근의 변이

근건 접합부의 위치에는 개인차가 있다. ① 근복이 종지부까지 있는 타입, ② 종지부 근위까지 있는 타입, ③ 종지부 근위 약 20 mm까지 있는 타입으로 나뉜다[10].

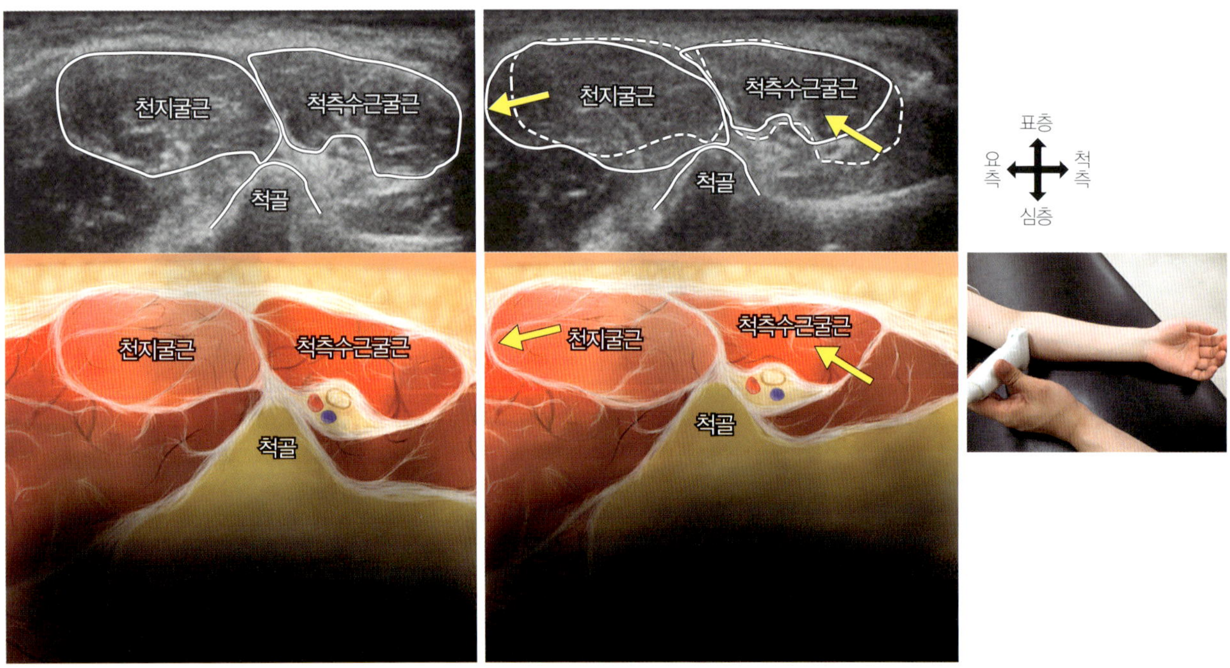

a 안정 시　　b 수관절의 장굴/척굴 시

▶ 그림 6-6 수관절의 장굴 · 척굴 시 천지굴근과 척측수근굴근(단축 영상)

b: 안정 시 근육의 위치를 점선으로 표시.

초음파 해부로 알 수 있는 것

· 수관절의 장굴 · 척굴운동을 실시함으로써 천지굴근과 척측수근굴근이 수축하면 이 근육들은 전체적으로 약간 요측으로 이동한다(▶ 그림 6-6)

3. 전완굴근군의 운동요법

초음파 해부에서 척측수근굴근과 천지굴근은 수축 시 척골을 넘듯이 요측으로 이동하는 것을 확인할 수 있다. 이 근육들은 공통된 기시건을 가지는 것으로 보아 외반을 제동하는 1개의 기능 단위로서 기능을 개선시킨다.

전완굴근군의 수축 촉진 방법

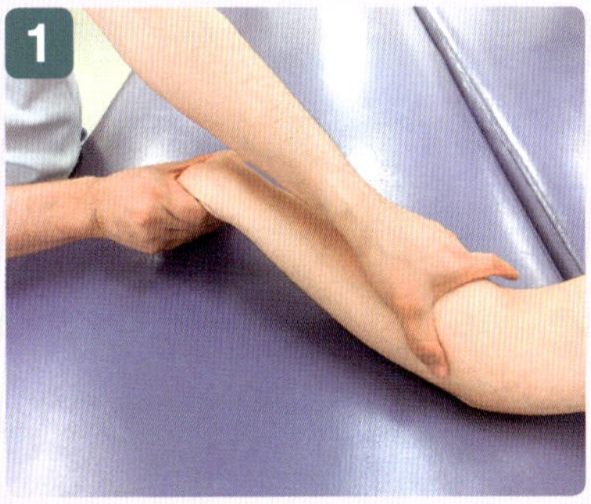

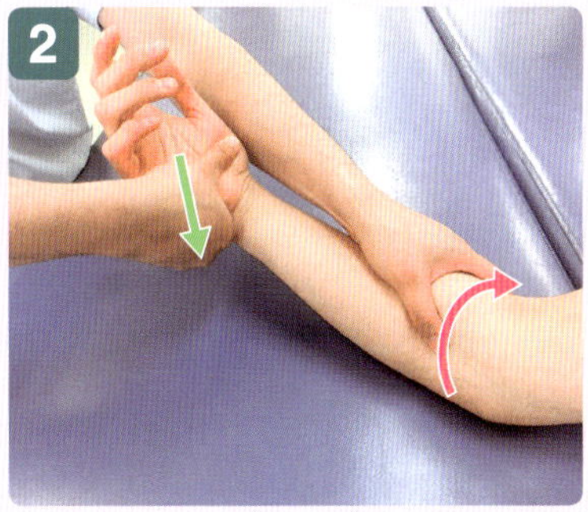

1 전완 근위부에서 전완굴근군의 근복을 꽉 쥔다.

2 수관절의 장굴 · 척굴운동을 실시하면서 전완굴근군을 요측으로 유도한다. 이렇게 하면 전완굴근군이 수축함에 따라 요측으로 이동시킬 수 있다.

전완굴근군의 신전 방법

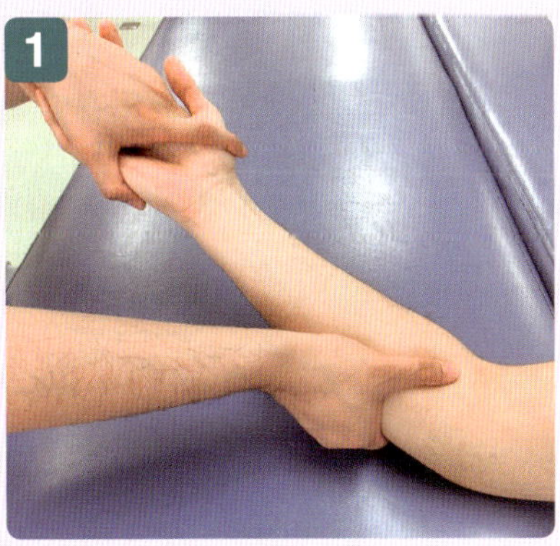

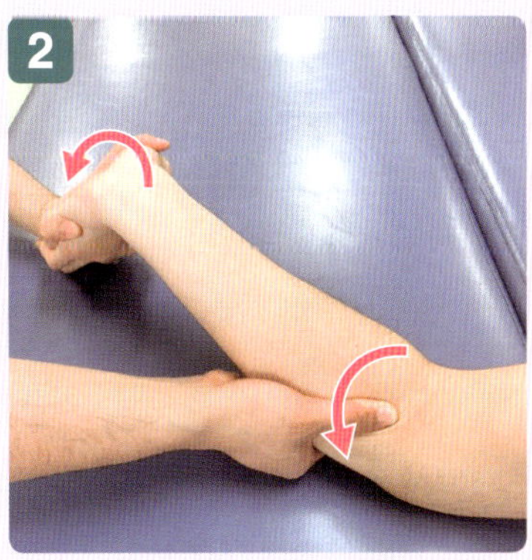

1 시작 자세.

2 수동적으로 수관절의 배굴운동을 실시하면서 전완굴근군을 척측 · 배측 방향으로 직접 스트레칭한다. 이렇게 하면 전완굴근군이 신전에 따라 척측 · 배측으로 이동시킬 수 있다.

이런 증상에도 사용한다!

요골 원위단 골절에서는 배굴 제한이 발생한다. 이 배굴 제한에는 전완굴근군이 강하게 관여하기 때문에 본 방법을 이용할 수 있다. 특히 수축 촉진 방법에는 다트 던지기 운동(⇒ 제7장, 80쪽)이 있다. 이 운동에 가볍게 저항을 가하여 수관절의 정상적인 관절운동을 유도할 수 있다.

BREAK TIME

Struther's archade를 초음파로 관찰해 보자!

Struther's archade란 상완근과 상완삼두근의 근간중격이며, 상완의 심근막에 의해 고정되어 있는 부위이다. 이 부위를 척골신경이 통과하기 때문에 척골신경의 압박부위로서 물리치료의 대상이 된다.

그림은 주관절의 경도 굴곡 자세에서 주관절 굴곡의 등척성운동을 실시할 때 Struther's archade의 초음파 영상(위: 수축 전, 아래: 수축 시)이다. 등척성운동을 하면, 척골신경과 상완동맥이 상완근 · 상완삼두근 내측두 · 상완이두근에 끼이듯 심층으로 잡아당겨진다. 따라서 이 근육들의 유연성을 개선하는 것은 척골신경의 포착성 신경병증에 대한 물리치료로서 필요하다.

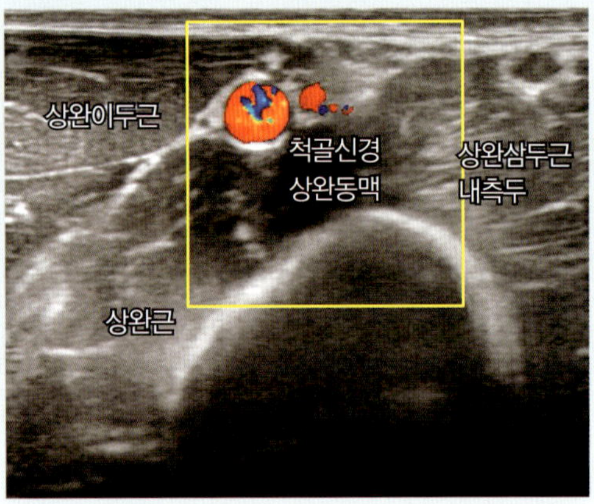

수축 전

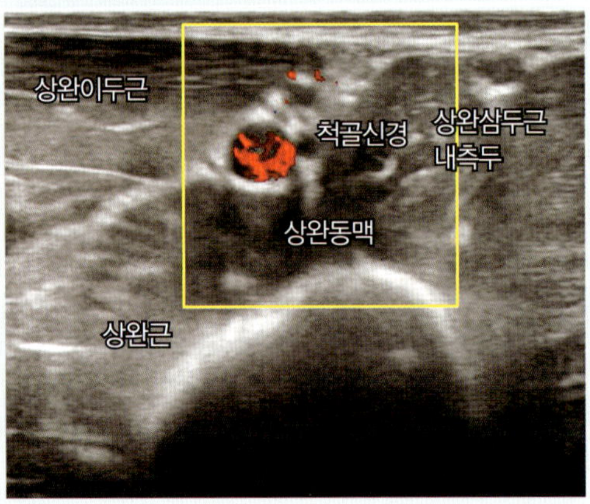

수축 시

[참고문헌]

1) 青木隆明(監), 林　典雄 : 運動療法のための機能解剖学的触診技術—上肢, 第2版. pp231, 240, メジカルビュー社, 2011

2) 工藤慎太郎(編) : 運動器疾患の｢なぜ？｣がわかる臨床解剖学. pp46-47, 医学書院, 2012

3) 林　典雄，他：超音波検査入門〈肩・肘〉—医療現場における様々な分野からのアプローチPart−2．ジャパンライム，2012

4) 森田竜治，工藤慎太郎，奥村謙介，他：超音波画像診断装置を用いた上腕三頭筋内側頭の観察．第26回東海北陸理学療法学術大会抄録集，p72，2010

5) Morrey BF, An KN : Articular and ligamentous contributions to the stability of the elbow joint. Am J Sport Med 11 : 315−319, 1983

6) Davidson PA, Pink M, Perry J, et al : Functional anatomy of the flexor pronator muscle group in relation to the medial collateral ligament of the elbow. Am J Sports Med 23 : 245−250, 1995

7) An KN, Hui FC, Morrey BF, et al : Muscles across the elbow joint : a biomechanical analysis. J Biomech 14 : 659−669, 1981

8) 森　於菟：分担解剖学 I—総説・骨学・靭帯学・筋学，第11版．pp347−353，金原出版，1982

9) Munshi M, Pretterklieber ML, Chung CB, et al : Anterior bundle of ulnar collateral ligament : evaluation of anatomic relationships by using MR imaging, MR arthrography, and gross anatomic and histologic analysis. Radiology 231 : 797−803, 2004

10) Grechenig W, Clement H, Egner S, et al : Musculo−tendinous junction of the flexor carpi ulnaris muscle. An anatomical study. Surg Radiol Anat 22 : 255−260, 2000

요골 원위단 골절

Fracture of the distal end of radius

07

증례

60세, 여성. 넘어질 때 손으로 짚으며 부상. 정형외과를 찾아가니 **요골 원위단 골절**이라고 진단을 받았다. 교정(reduction) 상태가 양호하여 보존요법이 선택되었다.

4주간의 석고붕대 고정 후, 운동요법을 처방받았다. 구체적으로는 X선상 Lister 결절부에 골편이 있으므로 건 파열에 주의하며 가동범위 훈련을 진행하라는 내용이다. 석고붕대 고정 중에는 수지의 운동을 실시하도록 지도를 받아 수지의 가동성은 양호하였다.

수관절을 장굴하면, Lister 결절부에 어긋나는 느낌을 느꼈다. 무지를 굴곡하면 어긋나는 느낌이 더 커졌다. 거기서, 장무지신근을 이완시키고 무지를 신전한 상태에서 장굴운동을 실시하게 하자 Ⅰ어긋나는 느낌없이 장굴운동을 가능할 수 있게 되었다.

운동요법을 시작하고 나서 4주가 경과하니 충분히 골유합이 이루어졌고, Lister 결절부의 어긋나는 느낌도 소실되었으며 장굴 가동범위는 개선되었다. 그러나 손으로 짚었을 때 수관절 장측에 신전으로 인한 통증이 남아 배굴의 가동범위 제한도 잔존하였다. 신전된 부위를 자세하게 평가하자 수관절의 장측과 요측에 통증을 확인하였다. 따라서, 리버스 다트 던지기 운동(⇒ 80쪽)을 실시하였더니 Ⅱ배굴의 가동범위 제한이 개선되고 완치되었다.

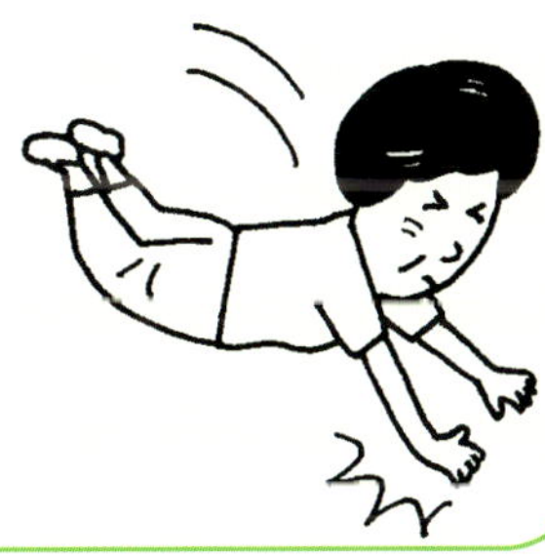

질환 메모

요골 원위단 골절
(fracture of the distal end of radius)

넘어져 부상을 입는 경우가 많고, 고령자의 4대 골절(이외에 상완골 경부 골절, 척추의 압박 골절, 대퇴골 경부 골절)로 잘 알려져 있다. 일반적으로는 Colles 골절이 많고, 그 외에 Smith 골절, Barton 골절, chauffeur 골절 등이 있다. 보존요법이 주체가 되지만, 최근에는 록킹 플레이트(locking plate)나 외부 골격 고정이 발달하여 안정된 고정성과 정렬을 이룰 수 있으므로 수술요법을 선택하는 경우도 많다.

Ⅰ 왜, 장굴운동에 어긋나는 느낌이 없어졌는가?

1. 요골 원위단 골절의 합병증
2. 장무지신근건을 초음파로 관찰해 보자!
3. 장무지신근의 운동요법

Ⅱ 왜, 배굴의 가동범위 제한이 개선되었는가?

1. 수관절의 운동학
2. 장무지굴근과 리버스 다트 던지기 운동을 초음파로 관찰해 보자!
3. 리버스 다트 던지기 운동의 운동요법

1. 요골 원위단 골절의 합병증

요골 원위단 골절은 고령자의 4대 골절 중 하나이며, 정형외과 클리닉의 임상에서 종종 접할 수 있다. 또한 합병증을 일으키는 경우도 적지 않다(● 표 7-1). 본 장에서는 특히 건 파열에 착안하여 서술하였으며 건 파열에는 주로 장무지신근건 파열과 장무지굴근건 파열이 있다.

1) 장무지신근건 파열

● 발생률

장무지신전건 파열의 발생 빈도를 1% 이하라는 보고가 있다[1].

요골 원위단 골절 후 발생하는 9개의 사례에서 보이는 장무지신근건 파열에 관해 검토한 결과[2], 9개의 사례 모두가 **Lister 결절**(▶ 그림 7-1)에 관련된 전위가 적은 골절이며, 골절에서 파열이 되기까지 그 기간은 평균 21일이었다.

● 근 파열의 원인

조기 발견 사례에서는 골절과 동시에 건이 손상되고, 나중에 발견된 사례에서는 전위된 골편과 골극이 일으키는 기계적 마찰로 파열된다는 연구가 있다[2].

장무지신근건 파열은 혈행이 부분적으로 국한된 부위에 나타난다는 연구도 있다[3].

또한 **혈종**의 형성으로 내압이 상승하여 발생하는 건내 혈행장애, 활액 영양장애로 인한 허혈 · 저영양 상태, 골편으로 인한 기계적 마찰이 복합적으로 얽혀 건 파열이 된다는 보고가 조금씩 나오고 있다[4~6]. 전위가 적어 내압이 상승하기 쉽고 구획(compartment) 내의 기계적인 마찰이 생기기 쉬워진다고 볼 수 있다.

➔ 장무지신근건 (extensor pollicis longus tendon, EPLT)

➔ Lister 결절 (Lister's tubercle)

➔ 혈종 (hematoma)

● 표 7-1 요골 원위단 골절의 주요 합병증

합병증	증상	원인	대처법
구축	수관절 · 수지의 가동범위 제한	석고붕대 고정으로 인한 부동	가급적 운동요법
부종	전완~손가락의 부기와 가동범위 제한	석고붕대 고정으로 인한 부동	역행성 마사지, 끈 래핑법, 팔을 올린 자세 유지
수근관증후군	정중신경 영역의 지각장애, 운동장애	혈종과 부기로 인한 수근관 내압 상승	수근관 개방술 급성기에는 경과 관찰
장무지신근건 파열	무지 IP관절 단독의 신전 부전	장무지신근건의 기계 자극으로 인한 마찰, 영양장애	신근건 봉합술 신근건 이행술
장무지굴근건 파열	무지 IP관절 단독의 굴곡 부전	록킹 플레이트(locking plate)의 간섭	굴근건 봉합술 굴근건 이행술
복합부위 통증증후군	작열통, 순환장애, 관절 가동범위 제한, 신경장애	교감신경의 과도 흥분	부드러운 운동요법, 교대욕
삼각섬유연골 복합체 손상	하요척관절과 수관절 척측부 통증	부상 시 외력으로 인한 손상	고정으로 인한 보존요법, 관절경시하 봉합술

➔ 구축 (contracture)

➔ 부종 (edema)

➔ 수근관증후군 (carpal tunnel syndrome)

➔ 장무지신근건 파열 (rupture of extensor pollicis longus tendon)

➔ 장무지굴근건 파열 (rupture of flexor pollicis longus tendon)

➔ 복합부위 통증증후군 (complex regional pain syndrome, CRPS)

➔ 삼각섬유연골 복합체 (triangular fibrocartilage complex, TFCC)

2) 장무지굴근건 파열

● 발생률

장무지굴근건 파열은 장측 록킹 플레이트(locking plate)를 시행한 후에 발생한다. 발생률은 0.17%~12%로 불규칙하다[7~9].

➜ 장무지굴근건초 (flexor pollicis longus tendon, FPLT)

● 건 파열의 원인

장무지굴근건 파열의 원인은 watershed line(▶ 그림 7-2)[10] 또는 safety line[11]을 넘은 plate의 원위 설치, 이식물(implant)의 돌출, 나사(screw)의 backout[7], 방형회내근으로 인한 plate의 피복 불량[12] 등이 보고되어 있다.

운동요법 중 건 파열을 막으려면 시술 중의 정보 또는 시술 후의 X선 영상을 충분히 확인하고, 의사의 지시를 따를 필요가 있다. 또한 운동요법에서 건을 원위로 활주시킬 때 건의 주행에 따른 통증이나 염발음(crepitation)이 발생하는 경우에는 특히 건 파열의 우려가 높으므로 원위 활주는 피한다.

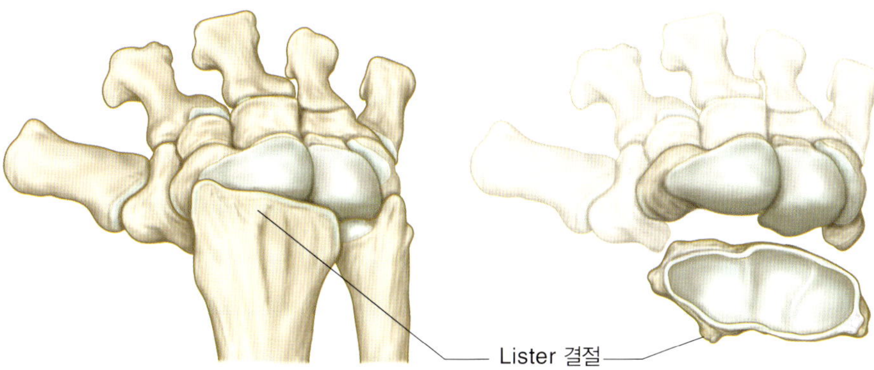

▶ 그림 7-1 Lister 결절

요골 배측의 중앙에서 약간 요측에 배측으로 돌출된 골돌기가 Lister 결절이다. 바로 척측에 장무지신근이 주행한다. 요골 원위단 골절에서 전위가 적은 Lister 결절에 골절선이 들어가 있는 경우, 장무지신근건 파열이 발생할 가능성이 높아진다.

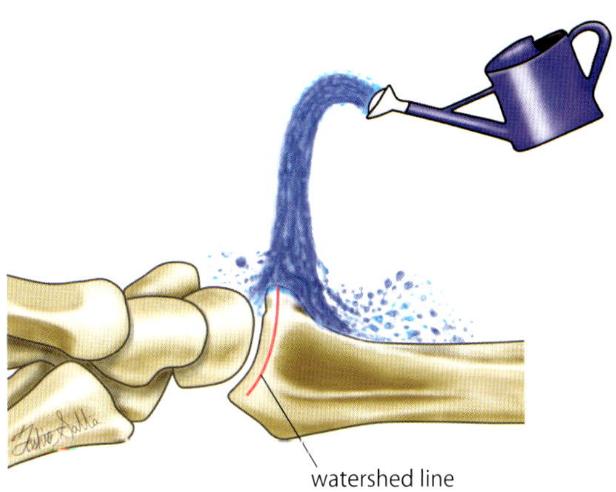

▶ 그림 7-2 watershed line

Watershed line이란 요골 원위단 장측에서 가장 장측으로 솟아올라 있는 부분을 이은 부분이다.

3) 본 증례의 경우

본 증례에서 수관절 장측으로 무지를 굴곡시켜 Lister 결절부의 어긋나는 느낌이 증가한 것으로 보아, 장무지신근건에 활주장애를 일으킬 가능성이 있다. 장무지신근건의 활주장애로 이차적으로 수관절의 장굴 가동범위가 제한된다. 따라서 건 파열의 위험을 회피하면서 가동범위를 확보해야 한다.

장무지신근의 유연성을 가능한 한 확보한 상태에서 무지를 수동적으로 신전시킨다. 장무지신근건을 충분히 풀어 준 상태에서 수관절을 장굴하여 안전하게 장굴 가동범위운동을 할 수 있다.

2. 장무지신근건을 초음파로 관찰해 보자![13)]

기　　시 : 척골체의 배측(시지신근과 장무지외전근의 사이)
종　　지 : 무지 말절골저의 배측
신경지배 : 요골신경
작　　용 : 무지 MP관절과 IP관절의 신전

● 장무지신근의 주행(▶ 그림 7-3)

장무지신근은 척골에서 요측 원위부를 향해 주행한다. Lister 결절의 정도에서 각도를 바꿔 무지를 향해 주행한다. 장무지외전근 · 시지신근과 함께 전완신근군의 심층에 위치하고, 외상 후 부기나 통증으로 인해 근긴장 항진의 영향을 받기 쉽다고 볼 수 있다.

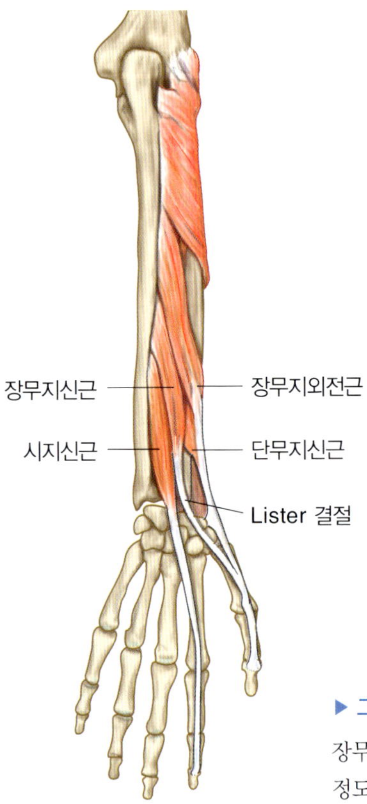

▶ 그림 7-3 **장무지신근의 주행**

장무지신근은 척골에서 기시하여 요측을 향해 주행한다. Lister 결절 정도에서 건 주행을 바꿔 무지 말절골로 향한다.

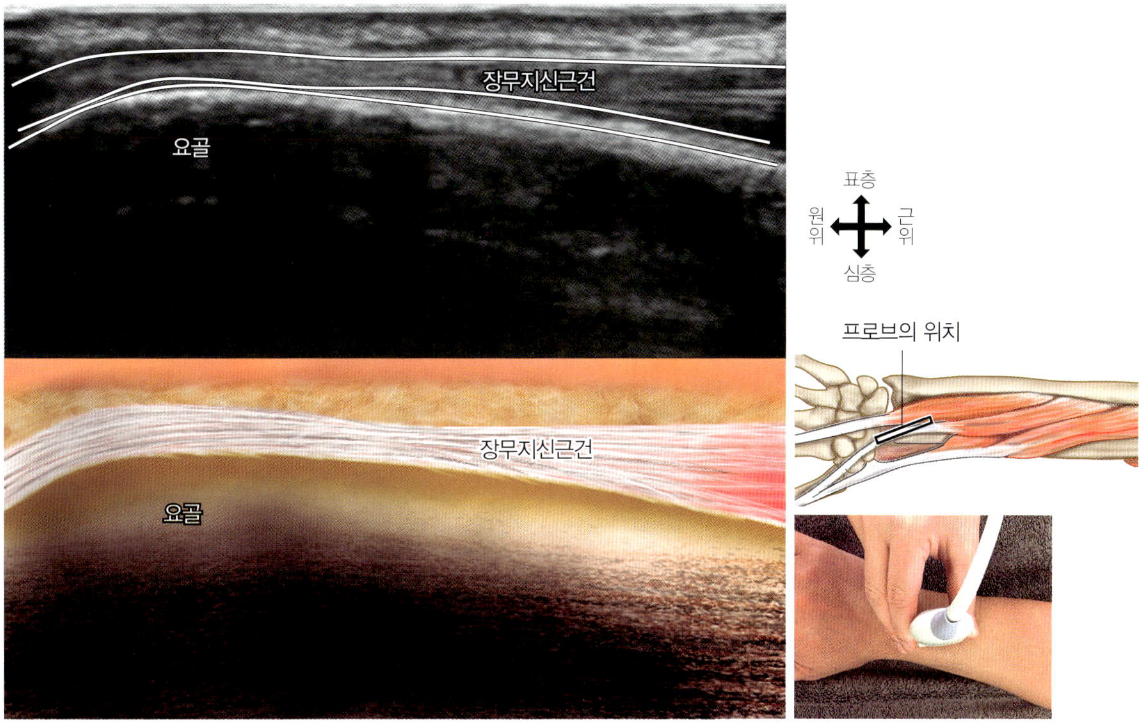

▶ 그림 7-4 **중간 자세의 장무지신근건(장축 영상)**

Lister 결절의 척측에서 장무지신근건을 촬영.
무지의 수동 신전 자세/굴곡 자세에서 각각 수관절을 장굴하면 장무지신근건의 활주량에 차이가 있음을 알 수 있다. 무지의 수동 신전 자세에서는 굴곡 자세보다 건의 활주량이 적다.

장무지신근은 신근지대의 제1구획을 통과한다. 무지의 수동 신전 자세/굴곡 자세에서 수관절의 장굴운동을 실시하는 모습을 비교하면 장무지신근건의 활주량에 차이가 있는 것을 관찰할 수 있다(▶ 그림 7-4).

초음파 해부로 알 수 있는 것

· 무지의 수동 신전 자세/굴곡 자세에서 수관절의 장굴운동을 실시하면 무지의 수동 굴곡 자세 쪽이 장무지신근건의 활주량이 크다(▶ 그림 7-4)

3. 장무지신근의 운동요법

장무지신근건 파열의 가능성이 있는 증례는 전처치 과정에서 장무지신근의 이완을 실시하여 근육의 유연성을 개선한다. 장무지신근의 이완은 무지를 약간 요측으로 외전하고 MP관절을 신전하는 위치를 유지하며 IP관절의 신전운동을 반복한다.

장굴운동을 실시할 때는 이완할 때와 같은 자세로 IP관절의 신전 자세를 수동적으로 유지하는 상태에서 장굴운동을 실시한다.

장무지신근의 운동요법

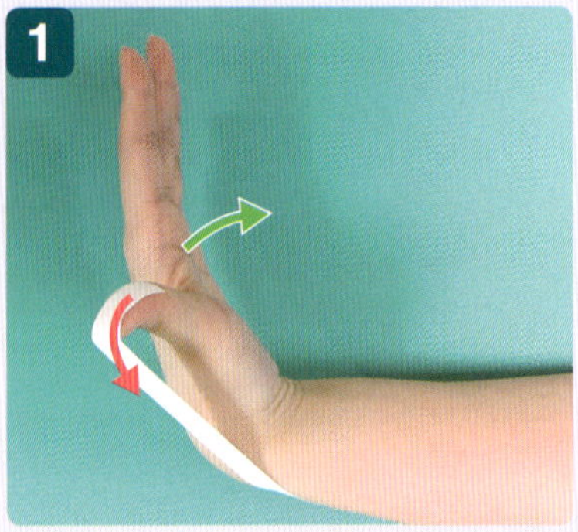

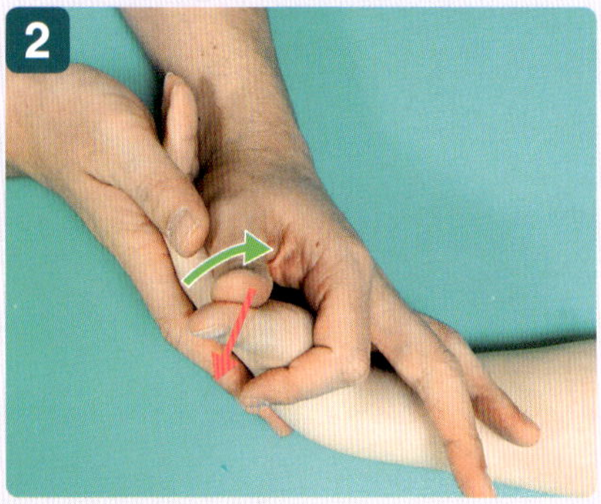

장무지신근건 파열의 위험이 있는 경우에는 무지 MP관절, IP관절의 신전 자세에서 수동적으로 유지한 상태에서 장굴운동을 실시한다.

1 환자 스스로 실시할 경우, 테이핑으로 무지를 수동적으로 신전시킨다.

2 맨손으로 수동 신전시키고 있다.

→ : 치료사가 힘을 가하는 방향

→ : 환자가 움직이는 방향

II 왜, 배굴의 가동범위 제한이 개선되었는가?

1. 수관절의 운동학

수관절의 운동에는 장굴(신전)/배굴(굴곡), 측굴/요굴이 있고, 이축성이다. 수근골로 구성되는 **수근중앙관절**과 요골과 수근골로 구성되는 **요수근관절**의 가동성이 수관절의 가동범위를 한정한다(▶ 그림 7-5).

최근 장측의 록킹 플레이트(locking plate)가 등장하여 수술 후 조기부터 운동요법을 시작할 수 있게 되었다. 그에 따라 수관절의 가동범위도 조기에 획득할 수 있게 되었다. 조기의 운동요법을 뒷받침하는 운동 이론 중 하나가 수근중앙관절과 요수근관절 각각의 독립된 움직임에 관한 연구이다.

→ 수근중앙완절 (mid-carpal joint, MC jt)

→ 요수근관절 (radio-carpal joint, RC jt)

1) 다트 던지기 운동

수근중앙관절의 순수한 운동은 요굴 · 배굴 자세와 척굴 · 장굴 자세를 연결하는 운동이라는 보고가 있다[14, 15]. 이 움직임은 **다트 던지기 운동**이라고 불리고 있다(▶ 그림 7-6 a). 다트 던지기 운동은 수근중앙관절의 단독 운동이기 때문에 골유합이 충분히 이루어지지 않은 시기에 요골에 가해지는 축압 스트레스를 회피하면서 ROM을 확대시킬 수 있는 운동으로 이용되어 왔다.

→ 다트 던지기 운동 (dart throwing motion)

2) 리버스 다트 던지기 운동

다트 던지기 운동과 반대의 움직임, 즉 척굴 · 배굴 자세와 요굴 · 장굴 자세를 연결하는 운동은 요수근관절의 단독 운동이며 **리버스 다트 던지기 운동**이라고 불리고 있다(▶ 그림

→ 리버스 다트 던지기 운동 (reverse dart throwing motion)

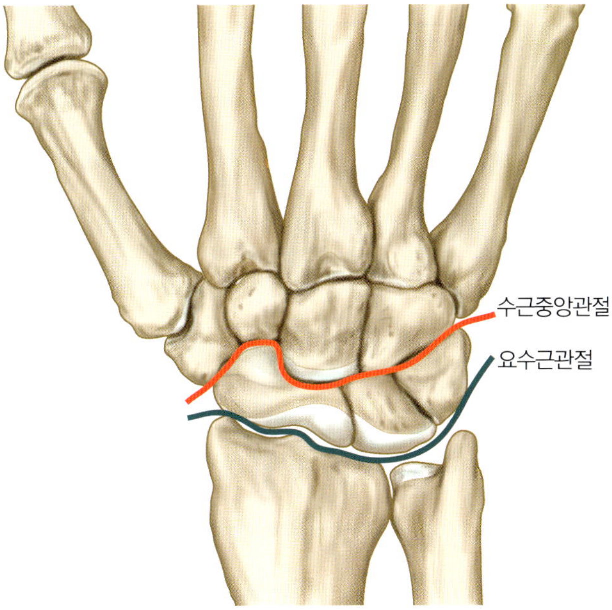

▶ 그림 7-5 **수관절**

수관절은 근위 수근열과 원위 수근열로 구성되는 수근중앙관절, 요골과 근위 수근열로 구성되는 요수근관절로 이루어진다.

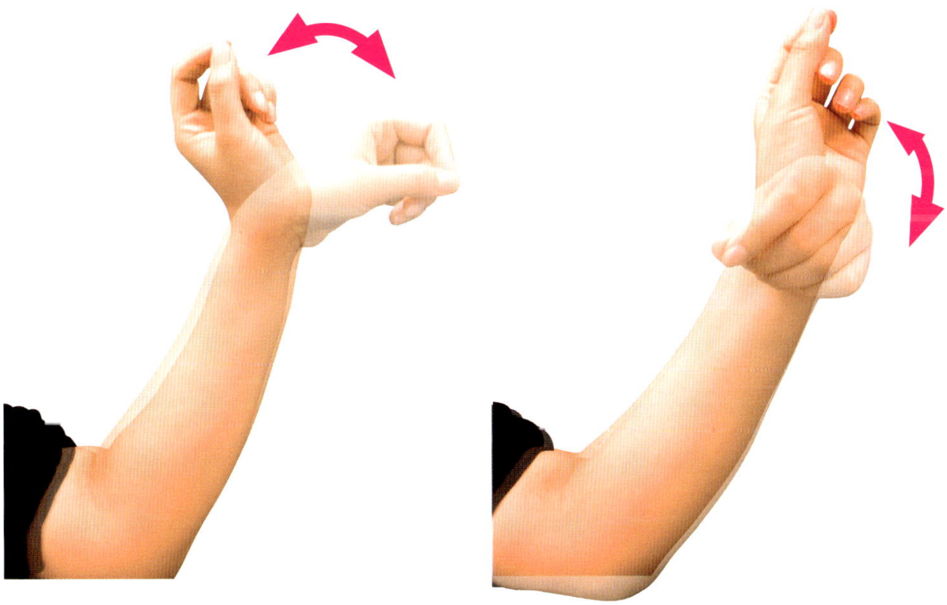

▶ 그림 7-6 **다트 던지기 운동과 리버스 다트 던지기 운동**

a: 다트 던지기 운동. 수관절 요굴 · 배굴운동과 척굴 · 장굴운동이며, 수근중앙관절의 단독 운동이다.
b: 리버스 다트 던지기 운동. 수관절 척굴 · 배굴운동과 요굴 · 장굴운동이며, 요수근관절의 단독 운동이다.

7-6 b)[16].

리버스 다트 던지기 운동 조기 도입군과 비도입군을 비교한 결과[16], 수술 후 6주가 지나자 조기 도입군의 요수근관절의 가동범위가 유의하게 개선되었다고 한다.

본 증례에서는 수관절의 배굴 시 장측 · 요측에 신전감을 보이고 있다. 수관절 장측에는 **장측요골수근인대**가 존재한다. 이 인대는 수관절의 요굴 · 배굴로 신장된다. 리버스 다트 던지기 운동은 수관절의 척굴 · 배굴운동이며, 장측요골수근인대가 충분히 긴장된 상태가 아니다. 따라서 요수근관절의 움직임이 허용되고 있다.

본 증례는 리버스 다트 던지기 운동으로 요수근관절 단독의 가동범위가 확대되어 증상이 완화된 것으로 볼 수 있다.

➔ 장요측요골수근인대 (palmar radiocarpal ligament)

2. 장무지굴근과 리버스 다트 던지기 운동을 초음파로 관찰해 보자!

1) 장무지굴근의 초음파 해부[13)]

➔ 장무지굴근 (flexor pollicis longus muscle)

기　　시 : 요골체부의 전면, 전완골간막
종　　지 : 무지 말절골저의 장측
신경지배 : 정중신경
작　　용 : 무지 IP관절의 굴곡

● 장무지굴근의 주행(▶ 그림 7-7)

장무지굴근은 요골의 장측면 중앙에서 **수근관**을 지나 무지의 말절골로 향한다. **심지굴근**과 인접해 있고 전완굴근군의 심층근으로서 위치하고 있다.

초음파 영상에서는 장무지굴근건이 요골 원위단에서 가장 돌출된 부분의 바로 위를 활주하고 있는 것을 관찰할 수 있다(▶ 그림 7-8).

➔ 수근관 (carpal tunnel)

➔ 심지굴근 (flexor digitorum profundus muscle)

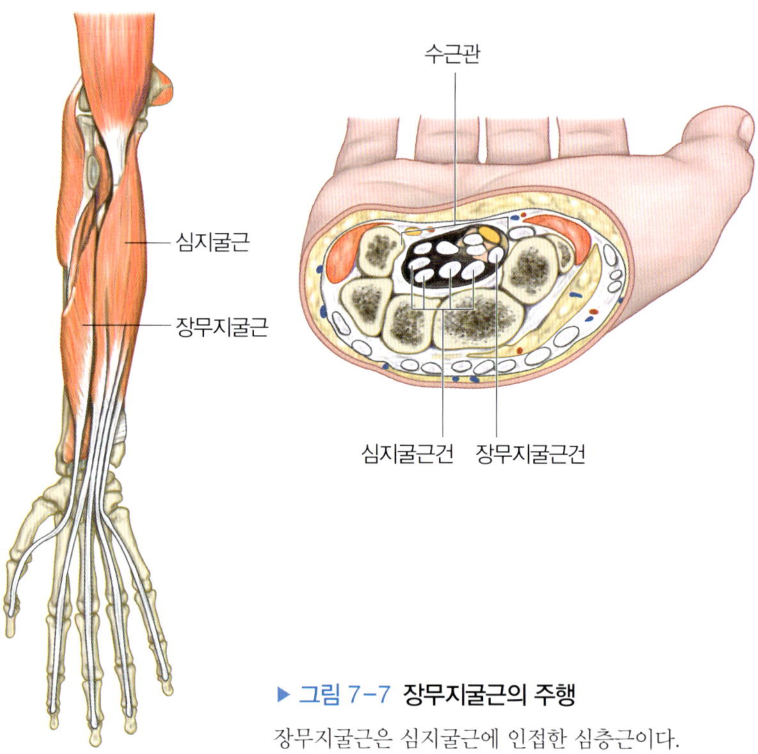

▶ 그림 7-7 **장무지굴근의 주행**

장무지굴근은 심지굴근에 인접한 심층근이다.

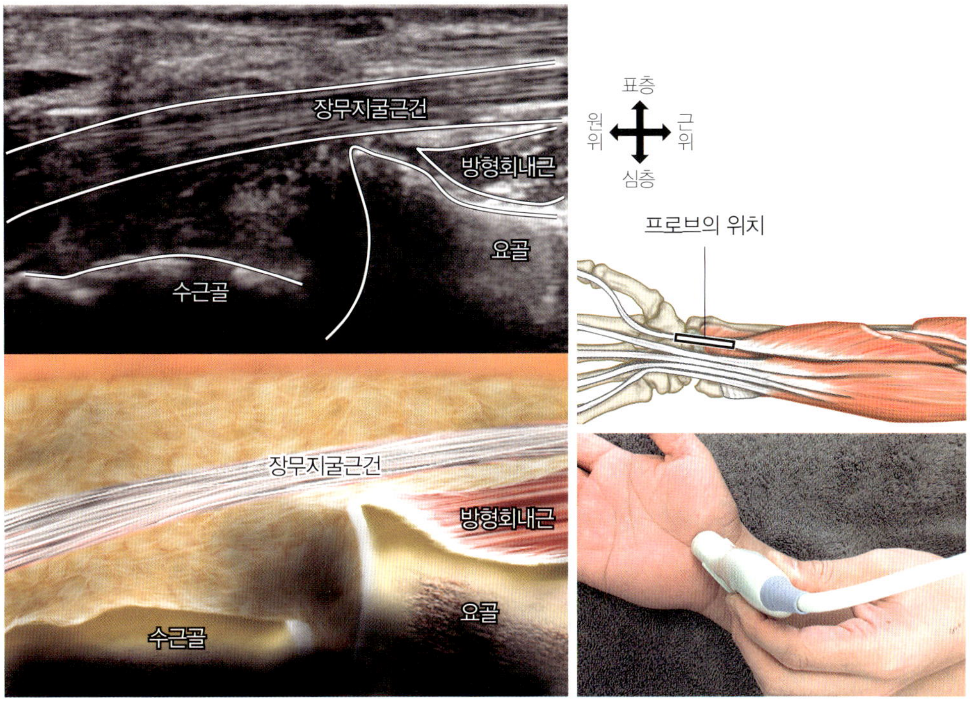

▶ 그림 7-8 요골 원위단 바로 위를 지나는 장무지굴근건(장축 영상)

장측에서 요골이 가장 융기되어 있는 부분의 바로 위를 장무지굴근건이 통과하고 있다. 록킹 플레이트(locking plate)가 지나치게 원위에 설치되면 플레이트와 건의 간극이 감소해 장무지굴근건에 플레이트가 간섭하여 건 파열이 발생할 가능성이 있다.

초음파로 알 수 있는 것

· 장무지굴근건은 요골 원위단의 가장 돌출된 부위를 활주하고 있다(▶그림 7-8). 따라서 록킹 플레이트(locking plate)의 설치로 플레이트와 가장 접하게 된다

2) 리버스 다트 던지기 운동의 초음파 해부(▶ 그림 7-9)

리버스 다트 던지기 운동(reverse dart throwing motion)은 척굴 · 배굴과 요굴 · 장굴의 운동이다. 수관절 중간위에서 척굴 · 배굴운동을 실시할 때의 요골 · 주상골 사이를 관찰한다.

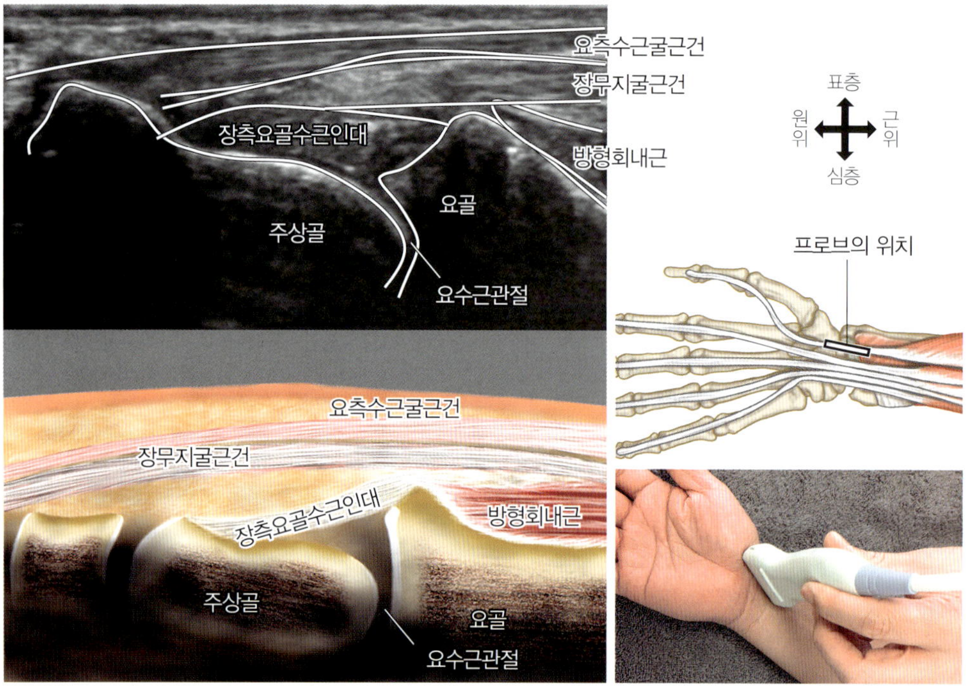

▶ 그림 7-9 **리버스 다트 던지기 운동(장축 영상)**

수관절 배굴 · 척굴운동을 실시했을 때 나타나는 요골과 주상골 간의 움직임을 관찰한 것이다. 배굴 · 척굴과 함께 요수근관절에 운동이 일어난다.

초음파로 알 수 있는 것

· 수관절 배굴 · 척굴운동에서는 요수근관절에서 주상골의 장굴 · 배굴운동이 일어난다 (▶ 그림 7-9)

3. 리버스 다트 던지기 운동의 운동요법

리버스 다트 던지기 운동(reverse dart throwing motion)은 배굴 · 척굴과 장굴 · 요굴 운동을 실시한다(▶ 그림 7-6).

BREAK TIME

고정 기간 중 수지운동의 중요성

임상에서 석고붕대를 제거한 후에 수지가 구축(contracture)되어 있는 증례를 접할 수 있다. 대부분 석고붕대를 감아 고정하고 있을 때 수지를 움직여 예방할 수 있다. 부동 상태로 인해 생기는 수지의 구축은 ADL을 현저히 제한한다.

수지의 굴근건은 수근관 내를, 신근건은 신근지대의 구획 내를 주행한다. 그리고 굴근건은 딱딱한 건초로 구성되어 있는 터널을 통과한다. 신근건은 지배건막과 수내근건과 합류하여 말초로 갈수록 복잡하게 주행한다. 초음파 영상에서는 굴근건이 수지의 굴곡과 신전에 따라 활주하고 있는 모습을 관찰할 수 있다(아래 그림). 수지의 굴곡과 신전에 따른 굴근건의 이동이 분명해진 것으로 보아 석고붕대로 고정하고 있을 때 실시하는 수지운동은 굴근건의 활주성을 유지하는 데 중요하다.

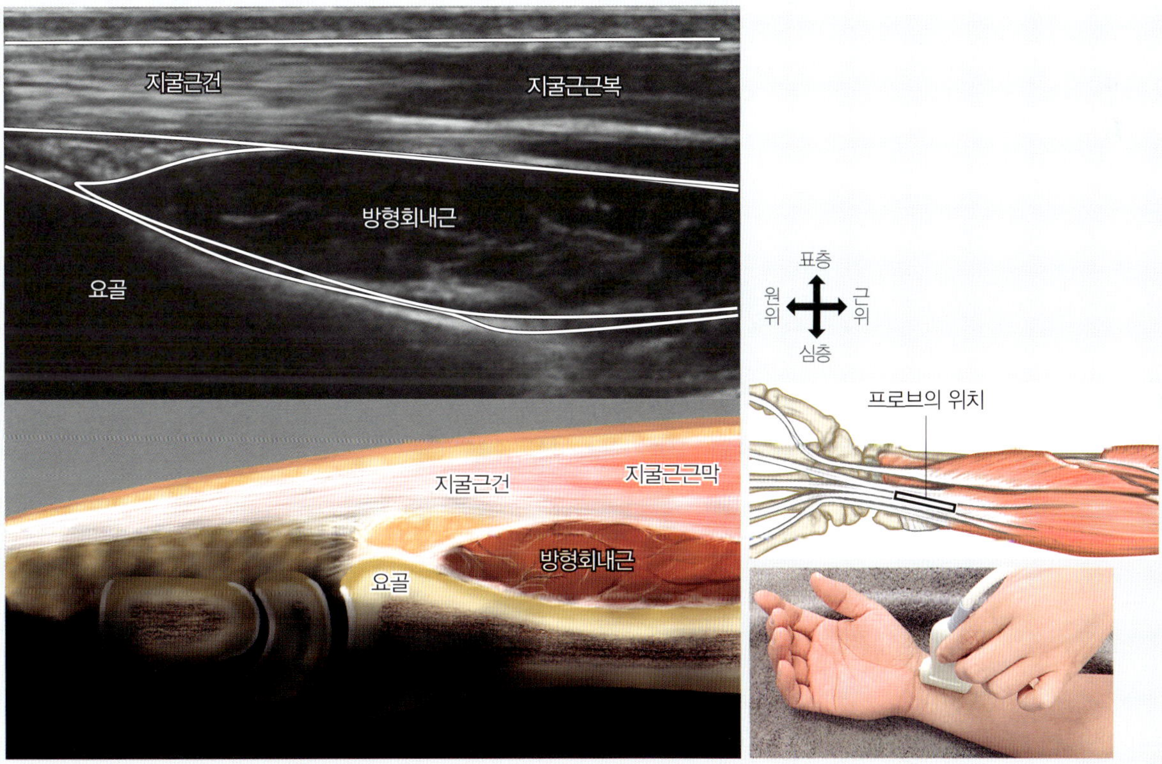

▶ **수지 굴신 시 지굴근건(장축 영상)**

근건 접합부에서 나타나는 지굴근의 움직임을 관찰하고 있다. 수지의 굴신에 따라 근건 접합부가 크게 이동하는 것을 알 수 있다. 고정 중에 건이 불충분하게 활주하면 수지나 수관절의 가동범위 제한으로 연결된다. 고정하고 있을 때부터 수지를 움직여 건의 활주를 촉진하는 것이 예방책으로 중요하다는 것을 시사하고 있다.

[참고문헌]

1) Cooney WP 3rd, Dobyns JH, Linscheid RL：Complications of Colles' fractures. J Bone Joint Surg Am 62：613–619, 1980
2) 水沢慶一, 吉中康高, 福田　誠, 他：橈骨遠位端骨折後の長母指伸筋腱断裂の検討. 日本手外科学会雑誌26：460–462, 2010
3) Engkvist O, Lundborg G：Rupture of the extensor pollicis longus tendon after fracture of the lower end of the radius--a clinical and microangiographic study. Hand 11：76–86, 1979
4) 香月憲一, 宮本隆司, 田野確郎：長母指伸筋腱皮下断裂の検討. 日本手の外科学会雑誌19：375–379, 2002
5) 清重佳郎：橈骨遠位端骨折に合併した長母指伸筋腱皮下断裂. 日本手の外科学会雑誌18：15–17, 2001
6) 黒沢秀樹, 荻野利彦, 三浪明男：橈骨遠位端骨折後の長母指伸筋腱断裂について. 臨床整形外科21：241–248, 1986
7) Soong M, van Leerdam R, Guitton TG, et al：Fracture of the distal radius：risk factors for complications after locked volar plate fixation. J Hand Surg Am 36：3–9, 2011
8) Minegishi H, Dohi O, An S, et al：Treatment of unstable distal radius fractures with the volar locking plate. Ups J Med Sci 116：280–284, 2011
9) Drobetz H, Kutscha-Lissberg E：Osteosynthesis of distal radial fractures with a volar locking screw plate system. Int Orthop 27：1–6, 2003
10) Orbay JL：The treatment of unstable distal radius fractures with volar fixation. Hand Surg 5：103–112, 2000
11) 今谷潤也, 清水弘毅, 高田逸朗, 他：橈骨遠位端掌側部の組織学的検討—いわゆるWatershed Lineを中心に. 日本手外科学会雑誌26：466–468, 2010
12) 岡本雅雄, 藤澤幸隆, 大塚　尚, 他：橈骨遠位端骨折に対する掌側プレートの合併症. 日本手の外科学会雑誌25：801–804, 2009
13) 青木隆明(監), 林　典雄：運動療法のための機能解剖学的触診技術—上肢, 第2版. pp297–299, 317–321, メジカルビュー社, 2011
14) 森友寿夫：3次元動態MRIによる手関節運動の解析. Orthopaedics 19：17–23, 2006
15) Volz RG, Lieb M, Benjamin J：Biomechanics of the wrist. Clin Orthop Relat Res：112–117, 1980
16) 桂　理, 渡邉健太郎：橈骨遠位端関節内骨折術後ハンドセラピィにおける橈骨手根関節に対する早期アプローチの試み. 日本手外科学会雑誌28：578–581, 2012

요통

Low back pain

08

증례

42세, 남성. 주로 책상에서 업무를 보는 사무직이다. 최근, 전신의 근력 저하를 느끼면서도 운동은 특별히 하지 않았다. 1개월 전부터 요배부에 통증을 느끼게 되어 습포를 붙이고 휴대형 요부 코르셋을 착용하여 상태를 관찰하였지만, 통증이 전혀 줄어들지 않아 정형외과를 찾았다.

X선상 요부의 척추체 전방에 골극 형성과 추간원판의 변성이 확인되었지만, 연령상 **근 · 근막성 요통증**이라고 진단을 받아, 물리치료를 실시하였다. 일어서는 동작과 전굴 동작에서 통증이 특히 강하고, 요배부-천골 후면에 걸쳐 발생하였다. 촉진으로 장늑근 및 최장근에서 압통을 확인하였다. 또한 앉은 자세는 후만 자세인 **'웅크린 자세'**이다(▶ 그림 8-3, ⇒ 89쪽). 물리치료로 온열요법과 간섭파의 물리치료를 실시하고 Ⅰ 장늑근 · 최장근을 이완시켰다. 그 결과 안정 시에 보이는 통증은 경감되었지만, 전굴 동작 시 나타난 요배부의 통증은 잔존하였다.

요배부를 재평가하자 다열근의 근력 저하가 확인되었다. 따라서 자세 지도를 포함한 Ⅱ 다열근의 근력 증가 운동을 실시하자 전굴 동작 시 나타난 요배부의 통증이 소실되었다.

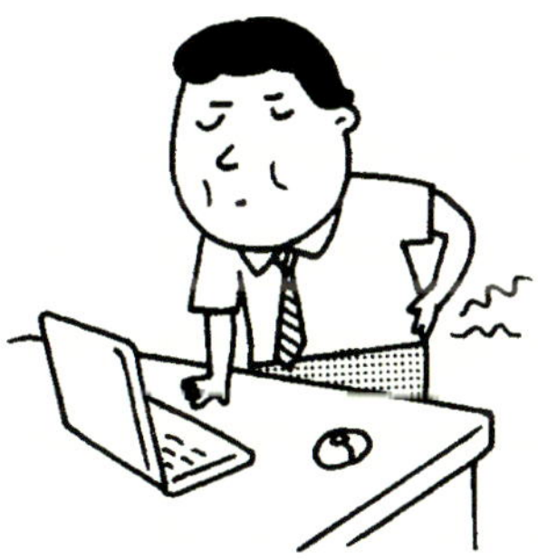

➔ 근 · 근막성 요통증 (myofascial lumbar pain syndrome)

➔ 웅크린 자세 (stoop)

I 왜, 장늑근 · 최장근의 운동요법으로 안정 시 나타난 요배부의 통증이 경감되었는가?

II 왜, 다열근의 운동요법으로 요배부의 통증이 소실되었는가?

I 왜, 장늑근 · 최장근의 운동요법으로 안정 시 나타난 요배부의 통증이 경감되었는가?

1. 근 · 근막성 요통증이란?

요통이란 '안정 시 · 운동 시를 막론하고 요부의 통증이 주요 증상인 질환의 총칭'이라고 정의된다[1]. 요통 중에서 요부의 추간원판 탈출이나 척추의 압박 골절 등 원인을 특정할 수 있는 **특이적 요통**은 전체의 약 15%이고, 영상 소견으로 확실한 기질적 변화가 확인되지 않고 원인을 특정할 수 없는 **비특이적 요통**은 약 85%이다(▶ 그림 8-1)[2,3].

비특이적 요통 중에서 근육 및 근막과 같은 관절 바깥의 연부조직이 강하게 긴장하고, 압통점이 존재하는 만성 요통의 상태를 **근 · 근막성 요통증**이라고 한다. 그 원인으로 요배부의 근 · 근막이 피로해지거나 과신전되는 등 over use가 있을 수 있다[4]. 또한 신경 자극이나 신경 마비와 같은 증상이 없는 것이 특징이다.

➔ 요통
(low back pain, LBP)

➔ 특이적 요통
(specific low-back pain)

➔ 비특이적 요통
(non-specific low back pain)

2. 요배부근의 구조와 기능

요배부근은 내측군에 **반극근 · 회전근 · 다열근**이 있고, 외측군에 **장늑근 · 최장근** 등이 있다. 기능적 역할로서 전자는 척주의 안정성을, 후자는 척주의 운동성을 제공한다. 내측군과 외측군은 공통된 **흉요근막**이라는 섬유성의 근막에 싸여 있다(▶ 그림 8-2).

1) 흉요근막에 가해지는 신전 스트레스

흉요근막이 신전되어 생기는 긴장 상태는 요배부를 안정화시킨다[5]. 반면, 과도한 신전 스트레스는 근 · 근막성 요통증의 원인이 된다.

이 신전 스트레스는 흉요근막의 천엽에 부착된 **광배근 · 대둔근**, 심엽에 부착된 **내복사근 · 복횡근**(● 표 8-1)의 자동 수축으로 인해 생기는 경우와 요추 후만 자세의 수동적 신전으로 생기는 경우로 크게 두 가지로 나눌 수 있다. 전자는 중노동이나 스포츠로, 후자는 불량한 자세로 생기는 경우가 많다.

➔ 반극근
(semispinalis muscle)

➔ 회전근
(rotator muscle)

➔ 다열근
(multifidus muscle)

➔ 장늑근
(iliocostal muscle)

➔ 최장근
(longissimus muscle)

➔ 흉요근막
(thoracolumbar fascia)

➔ 광배근
(latissimus dorsi muscle)

➔ 대둔근
(gluteus maximus muscle)

➔ 내복사근
(internal oblique muscle)

➔ 복횡근
(transverse abdominis muscle)

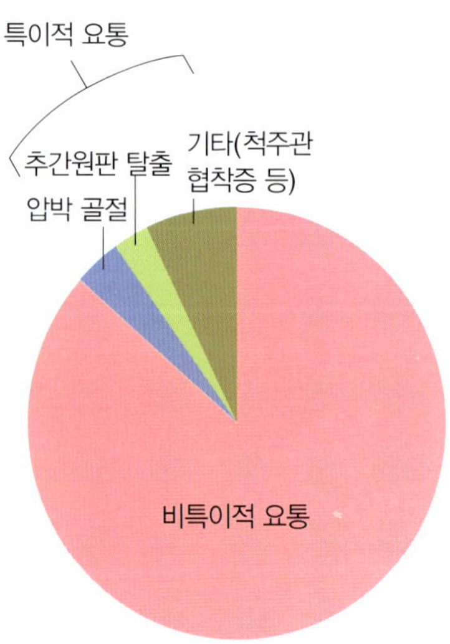

▶ 그림 8-1 요통의 분류

● 표 8-1 흉요근막에서 기시하는 근육

흉요근막	천엽	광배근, 대둔근
	심엽	내복사근, 복횡근

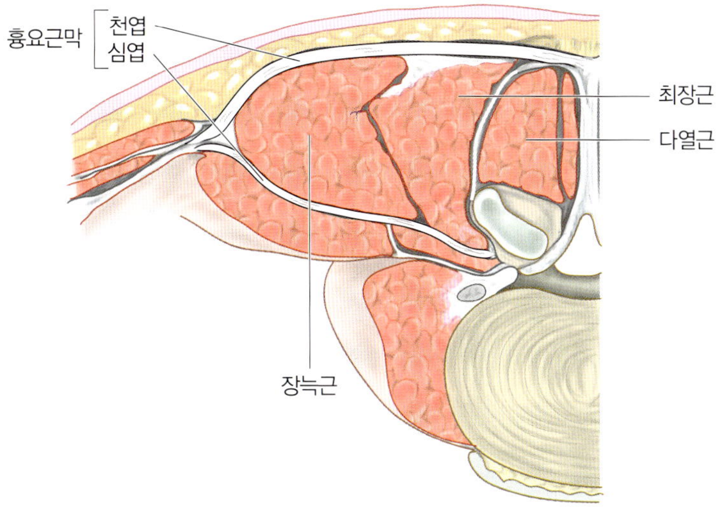

▶ 그림 8-2 **요배부 고유배근군과 흉요근막의 관계**

다열근은 흉요근막의 심엽에, 최장근 · 장늑근은 천엽에 둘러쌓이듯 쌓여 있다.

2) 불량한 자세의 영향(▶ 그림 8-3)

불량한 자세로 인해 생기는 흉요근막의 긴장 상태는 요배부의 안정성을 높인다. 한편 수동적 신전으로 요부 고유배근군의 근력이 저하하며[6], 이에 따라 흉요근막에 더더욱 의존하게 된다. 흉요근막에 가해지는 과도한 신전 스트레스는 근막의 피로 · 염증 등을 일으키며 최장근 · 장늑근 등에 과도한 근긴장이 생긴다.

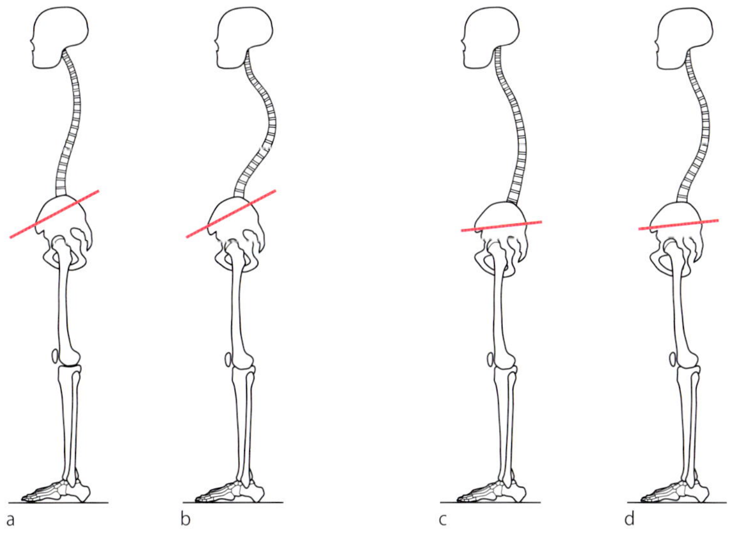

▶ 그림 8-3 **불량한 자세의 종류**

a: 과도한 전만 자세. 골반의 전방 경사에 따른 요추 전만의 증가.
b: 척추 전만(sway back). 골반의 전방 경사에 따른 요추 전만이 증가+흉추 후만의 증가.
c: 편평등(flat back). 골반의 후방 경사에 따른 요추 전만의 감소+흉추 후만의 감소.
d: 척추 후만. 골반의 후방 경사에 따른 요추 전만의 감소+흉추 후만의 증가. 본 증례가 이에 해당.

3. 요부 고유배근군을 초음파로 관찰해 보자!

요부 고유배근군은 요추극돌기에서 다열근 · 최장근 · 장늑근의 순서로 위치한다(▶ 그림 8-4). 본래대로라면 다열근의 심층에는 하나의 척추체 사이를 연결하는 **단회전근**, 두 척추체 사이를 연결하는 **장회전근**이 존재하지만, 여기서는 다열근의 일부로 표기한다.

➔ 단회전근 (short rotator muscle)

➔ 장회전근 (long rotator muscle)

1) 다열근(요배부 내측군)의 초음파 해부

기　　시 : 요추극돌기 · 횡돌기
종　　지 : 요추부돌기, 천골 후면, 상후장골극
신경지배 : 각 레벨에서 척수신경 배측지의 내측지
작　　용 : 양측성: 요추 신전, 일측성: 반대측으로 회전

● 다열근의 주행과 작용

다열근(multifidus muscle)의 multi는 '다수로 이루어진'이라는 의미로, 많은 섬유 집합으로 구성된 것을 나타낸다. 다열근의 심층에는 장 · 단회전근이 존재하는데 그 섬유 방향은 같고 외하방으로 향한다. 즉, 기능적으로는 같은 작용을 한다. 다열근은 양측성으

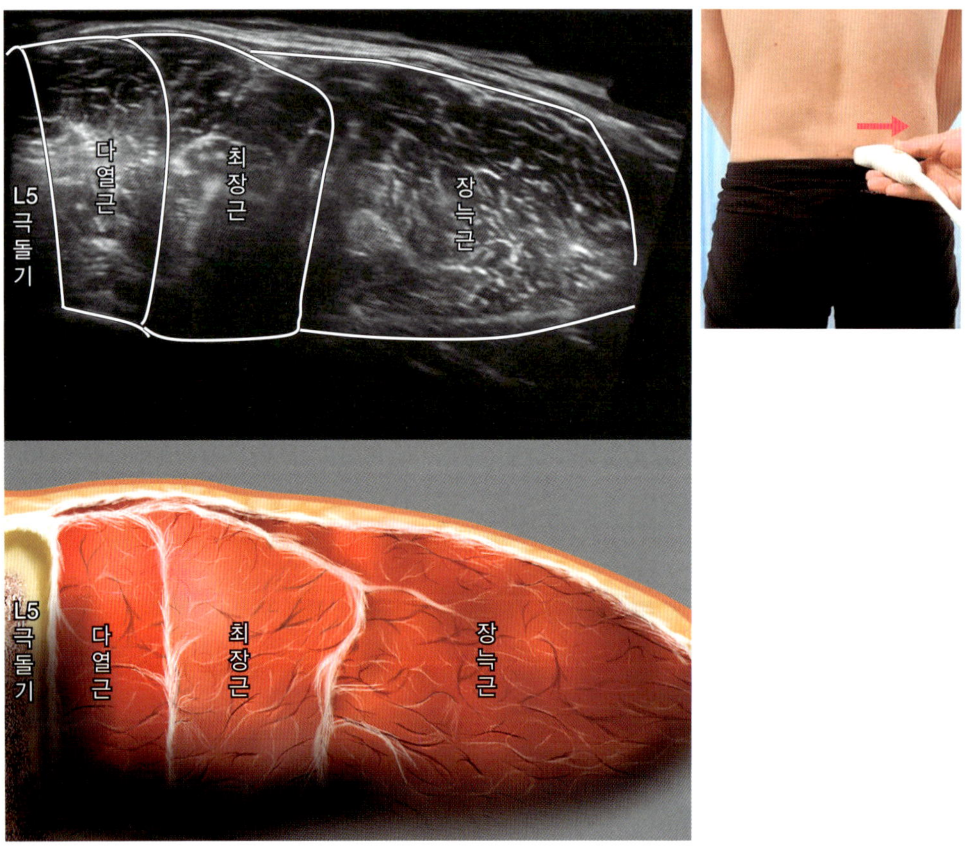

▶ 그림 8-4 흉요근막과 요부 고유배근군의 위치 관계를 나타내는 파노라마 영상(단축 영상)

요부 고유배근은 제5요추극돌기에서 다열근 · 최장근 · 장늑근의 순서로 배치되어 있다. 또한 다열근은 흉요근막의 심엽, 최장근 · 장늑근은 천엽에 덮여 있다.

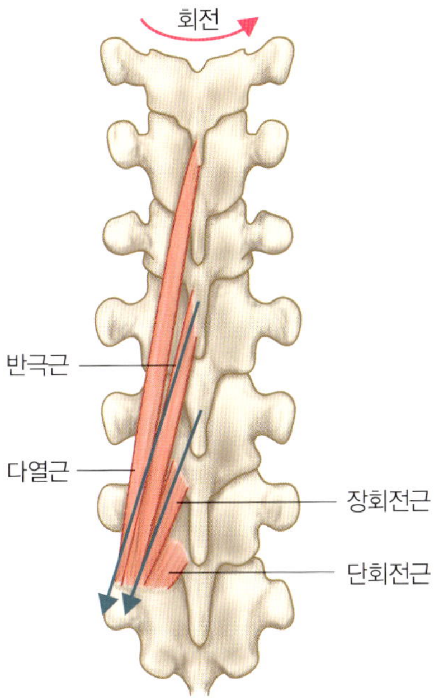

▶ 그림 8-5 **다열근 및 회전근의 작용(그림은 좌측만 기재)**

다열근과 장 · 단회전근은 횡돌기를 좌측으로 회전시키기 위해 우회전운동의 보조근으로 작용한다.

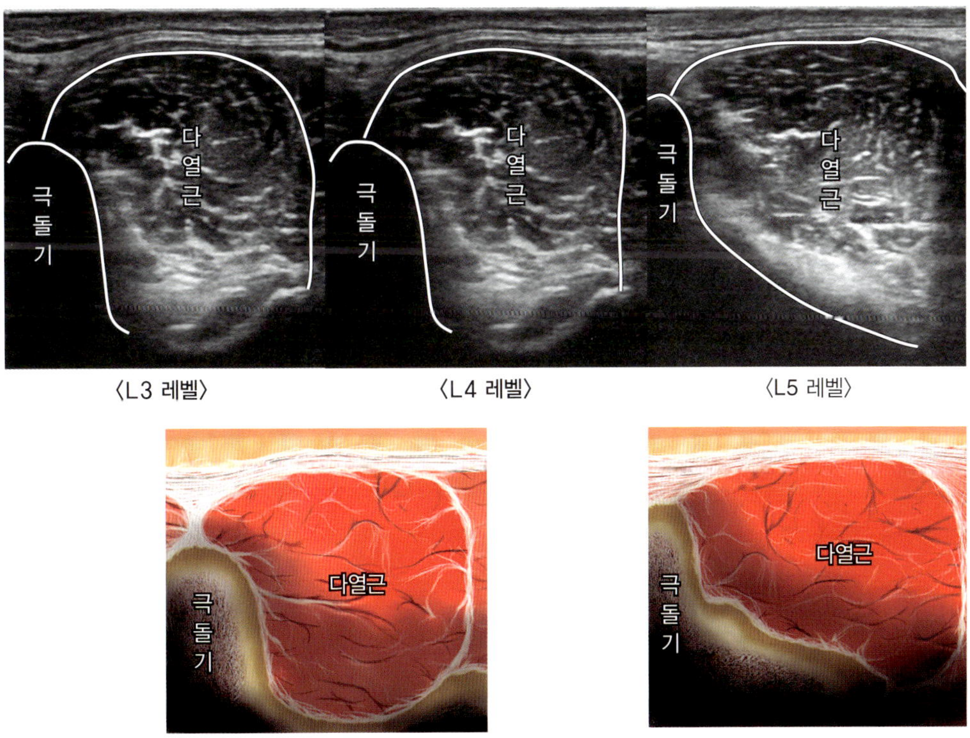

▶ 그림 8-6 **척추체 레벨별로 본 다열근(단축 영상)**

다열근은 극돌기와 횡돌기의 움푹 팬 부분을 메우기 위해 L5 정도에서 좌우 직경이 커진다.

로 수축하면 요추 전만을 증가시키고, 일측성으로 수축하면 극돌기를 동측으로 회전시키며, 반대 측으로 회전운동을 일으킨다(▶ 그림 8-5). 그러나 근육 자체가 외측군에 비해 짧아 그 작용은 작다.

- 다열근은 극돌기와 횡돌기의 움푹 팬 부분을 메우는 형태로 존재한다. 특히 L5 정도에서 좌우 직경의 길이가 커진다(▶그림 8-6)

2) 최장근 · 장늑근(요배부 외측근군)의 초음파 해부

● **최장근**

기　　시 : 천골 · 상후장골극
종　　지 : 요추횡돌기의 내측단 · 늑골돌기
신경지배 : 각 레벨에서 척수신경 후지의 외측지
작　　용 : 양측성: 요추 신전, 일측성: 동측으로 측굴 · 회전

● **장늑근**

기　　시 : 천골 · 장골릉 · 흉요근막
종　　지 : 하위 늑골, 요추횡돌기
신경지배 : 각 레벨에서 척수신경 후지의 외측지
작　　용 : 양측성: 요추 신전, 일측성: 동측으로 측굴 · 회전

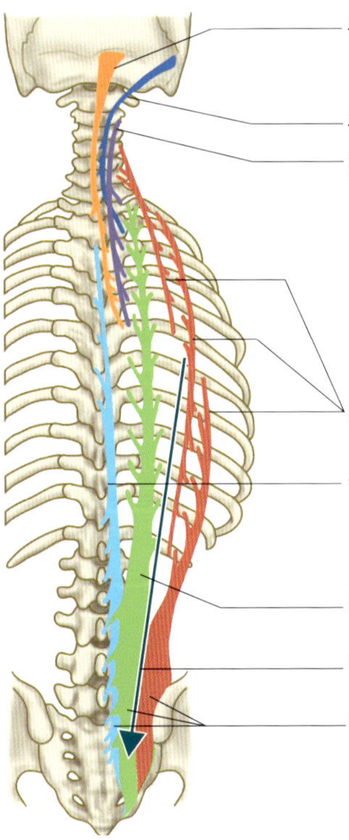

▶ 그림 8-7 **장늑근 · 최장근의 위치 관계**

장늑근은 최외측에 위치하며 상외측을 향해 주행하고 늑골각에 종지한다.
최장근은 상방을 향해 주행하고 늑골 및 흉요추횡돌기에 종지한다.
그 때문에, 한쪽이 작용하면 측굴과 척주의 회전, 양쪽이 작용하면 흉곽을 포함한 척주의 신전으로 매우 유리하게 배치되어 있다.

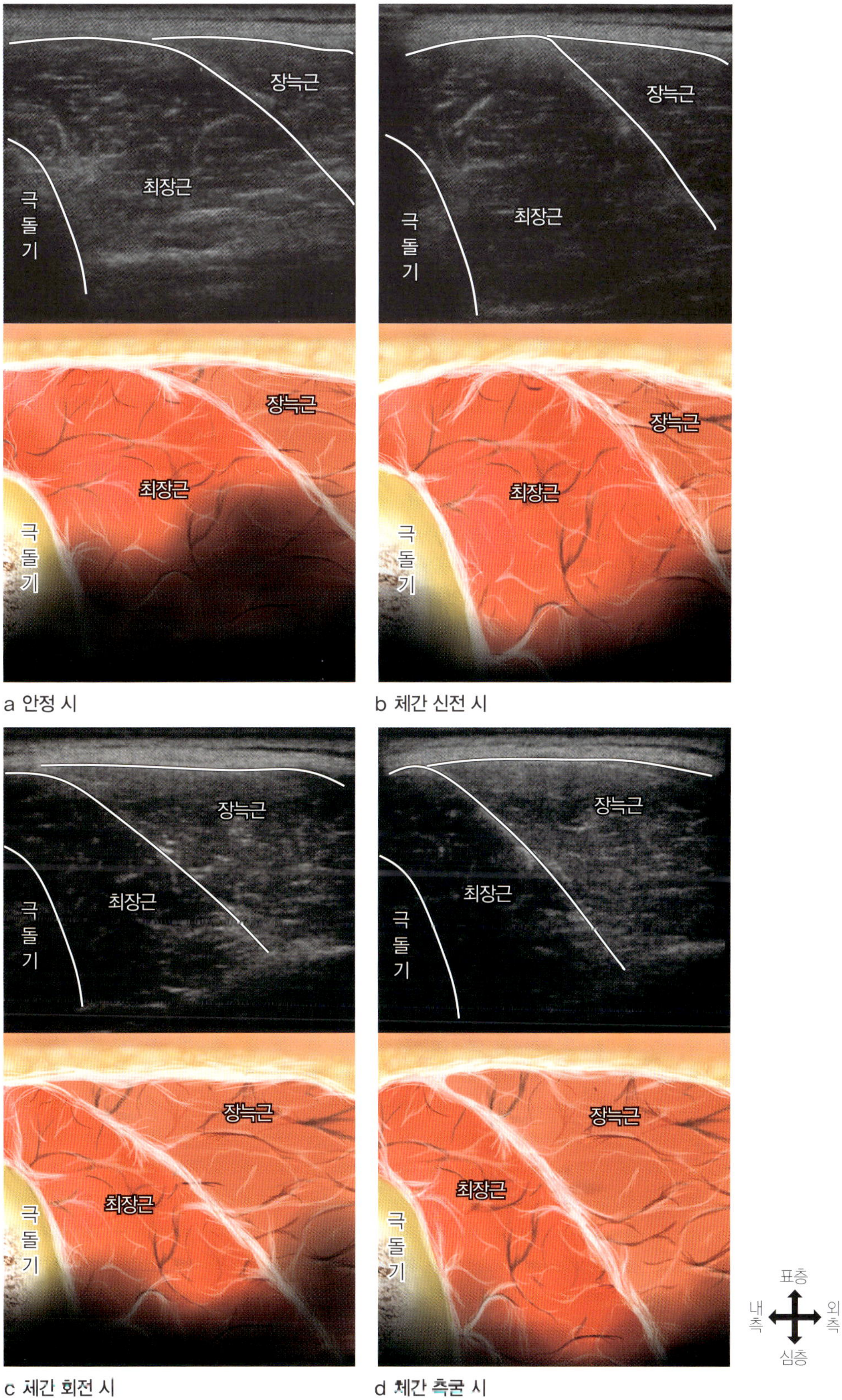

▶ 그림 8-8 운동 시, 최장근 · 장늑근(요배부 외측군)

L1 극돌기를 기준으로 한 단축 영상.

b: 체간의 신전 시 양측성으로 외측근군이 작용하고, 최장근의 근육 두께가 두꺼워진다.

c, d: 체간의 회전 · 측굴 시 장늑근이 최장근을 밀어 내듯 내측으로 이동한다.

● **최장근과 장늑근의 주행과 작용**

최장근 · 장늑근은 상외측을 향해 부채꼴로 퍼지면서 늑골 및 늑골돌기에 부착된다(▶ 그림 8-7). 따라서, 양측성으로 활동하면 척주 전체를 신전시키고, 일측성으로 활동하면 동측으로 측굴시킨다. 또한 체간 회전 보조근으로서도 작용한다. 그리고 천골 · 장골에 부착된 것으로 보아 골반의 전방 경사 시 요추 전만을 증가시키고 반대로 골반의 후방 경사 및 요추 후만 자세가 되면 신전된다.

마찬가지로 척주를 신전시키는 근육으로 다열근이 있지만, 근육의 길이가 짧고 척주와 거의 평행으로 주행하므로 다열근이 담당하는 척주 신전 모멘트는 전체의 20%에 불과하다(⇒ 90쪽). 나머지 80%는 흉요부의 최장근 · 장늑근이 담당한다[5].

초음파 해부로 알 수 있는 것

- 최장근과 장늑근은 체간의 신전 · 회전 · 측굴에 작용한다
- 최장근은 체간 신전 시, 장늑근은 회전 · 측굴 시에 근육 두께가 커진다(▶ 그림 8-8)

4. 장늑근 · 최장근의 운동요법

1) 장늑근 · 최장근의 이완

불량한 자세로 근 · 근막성 요통증이 되면 수동적 및 지속적으로 흉요근막이 신전되어 최장근 · 장늑근의 근긴장이 높아진다. 따라서 장늑근 · 최장근의 주행에 따라 스트레칭하여 이완을 실시한다.

장늑근 · 최장근의 신전 방법

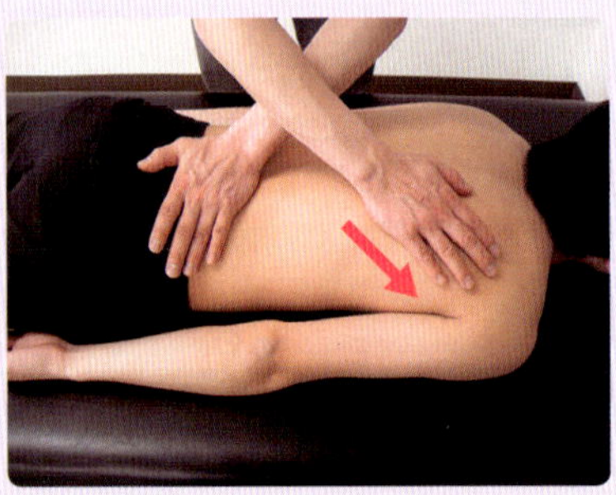

왼손으로 제1~4요추극돌기 및 횡돌기를 촉진하고 압박 · 고정한다. 이어서 오른손으로 하부 늑골의 늑골돌기를 향해 최장근 · 장늑근을 신전시킨다. 신전 자극이 너무 강하지 않도록 양손을 교차하면서 실시하는 것이 좋다.

→ : 치료사가 힘을 가하는 방향

2) 장늑근 · 최장근의 이완 전후 비교

최장근과 장늑근의 근긴장 항진은 공통된 근막에 싸인 다열근의 수축 상태에까지 영향을 준다고 볼 수 있다. 최장근 · 장늑근의 이완 전후로 다열근이 수축하는 움직임을 초음파 영상으로 관찰하였다.

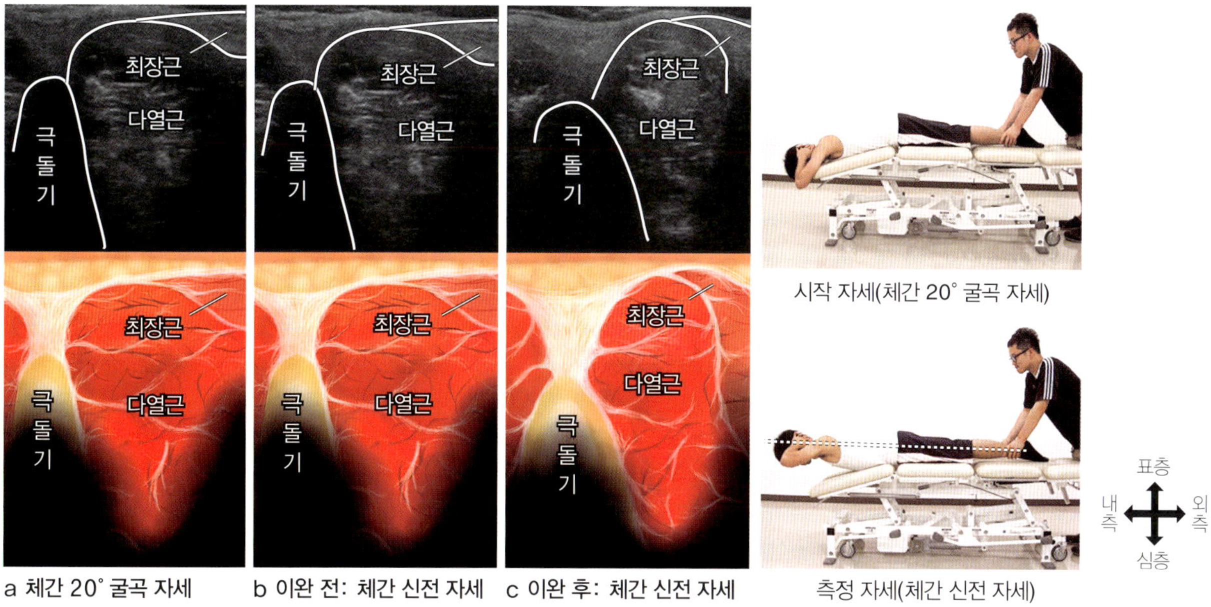

▶ 그림 8-9 장늑근 · 최장근의 이완 전후 비교

제5요추 레벨을 기준으로 한 단축 영상. c에서는 a, b와 비교하여 다열근의 수축이 명확하다.

● **대상**

근 · 근막성 요통증 환자

● **방법**

엎드린 자세 상태에서 체간 20° 굴곡 자세를 취하고 수평이 될 때까지 체간을 신전시킨다. 피검자에게는 3초간 자세를 유지하도록 지시한다.

● **결과**

장늑근 · 최장근의 이완 전에는 다열근의 움직임에 커다란 변화는 확인되지 않는다. 그러나 이완 후에는 다열근의 근육 두께가 전후 방향으로 크게 움직이게 되었다(▶ 그림 8-9).

● **고찰**

본래 이 운동 과제에서는 다열근의 근육 활동이 높아지지만, 장늑근 · 최장근의 근긴장이 항진하는 경우에는 충분히 수축하지 못하는 다열근을 관찰할 수 있다.

이완 후에는 근섬유 방향에서 다열근이 강하게 수축한다. 즉, 장늑근 · 최장근의 근긴장 항진 및 흉요근막의 긴장 항진 상태는 다열근의 근수축을 방해하여 다열근의 활동을 저하시킬 가능성이 있다.

II 왜, 다열근의 운동요법으로 요배부의 통증이 소실되었는가?

1. 체간 전굴 자세에서의 근육 내 압력

요배부근은 공통의 흉요근막으로 덮여 하나의 구획(compartment)을 형성한다. 그러므로 다열근의 근육 내 압력이 상승되면 척수신경 내측지를 최장근 · 장늑근의 근육 내 압력이 상승하면 척수신경 외측지를 압박한다.

또한 근육 내 압력의 상승은 근혈류량의 감소를 유발하고 허혈성의 통증을 일으킨다. 따라서 요배부의 근육 내 압력이 상승하면 요통을 일으키는 것으로 볼 수 있다.

전굴 동작에서는 요배부근의 근육 내 압력이 생리적 전만 자세의 자세보다도 상승한다고 보고되었다. 이 **근육 내 압력**의 상승은 근 · 근막성 요통증의 원인이다[6~8]. 다열근의 근육 내 압력은 체간 전굴 자세 또는 물건을 들 때 정지 상태의 서 있는 자세와 비교해 약 2배 가까이 되며, 신전 자세의 경우에는 반대로 절반 이하가 된다고 한다[6].

➔ 근육 내 압력 (intramuscular pressure)

이를 바탕으로 체간 전굴 자세에서의 운동 시 요배부근과 다열근의 근 · 근막의 유연성 및 활동 상태는 근육 내 압력의 상승에 영향을 끼친다고 볼 수 있다.

2. '웅크린 자세'와 고유배근의 근활동

자세의 차이로 인한 요부 고유배근의 근활동에 대해서는 여러 보고가 있다.

편평등 · 과전만 · 생리적 전만 · 후만의 네 가지 앉는 자세에서 최장근 · 장늑근 · 다열근의 근활동을 조사한 결과, 세 근육 모두 후만 자세에서 나타나는 근활동이 가장 낮은 것으로 보고되었다[7].

➔ 편평등 (flat back)

➔ 과전만 (long lordosis)

➔ 생리적 전만 (short lordosis)

➔ 후만 (kyphosis)

장기간의 불량한 자세, 특히 '웅크린 자세'는 후만 자세이며 요부 고유배근의 근력 저하를 초래한다. 게다가 두부를 포함한 상부 체간의 중력선이 전방으로 이동하기 때문에 흉요근막을 포함한 고유배근군에는 과도한 스트레스가 가해진다. 이러한 근력 저하와 과도한 스트레스가 흉요근막 및 고유배근군의 과긴장을 발생시킨다. 이러한 악순환에 빠지지 않으려면 골반의 전방 경사 상태에서 생리적 전만 자세를 유지하는 것이 중요하다. 그리고 다열근의 근활동을 유지하는 것도 중요하다.

3. 다열근을 초음파로 관찰해 보자!

1) 다열근의 초음파 해부

다열근은 극돌기 · 횡돌기에서 기시하여 2~4개의 척추골을 뛰어넘고 요추의 부돌기(accessory process)나 천골부에 부착된다. 제1~3요추에서 기시하는 근속 안에는 상후장골극에 종지하는 근속도 있다. 제4~5요추에서 기시하는 근속도 포함하면 천골 후면부 · 상후장골극에는 다열근의 근속이 많이존재한다(▶ 그림 8-10).

다열근의 근 단면적은 요천 이행부에서 최대가 된다는 보고로[8], 다열근은 골반의 전방 경사에 따른 요추 전만 자세를 유지하는 데 중요한 역할을 한다고 볼 수 있다.

초음파 해부로 알 수 있는 것

- 다열근은 골반의 전방 경사에서 가장 근육 두께가 두꺼워지므로(▶ 그림 8-11), 골반의 전방 경사에 따른 요추 전만 자세를 유지하는 데 중요하다

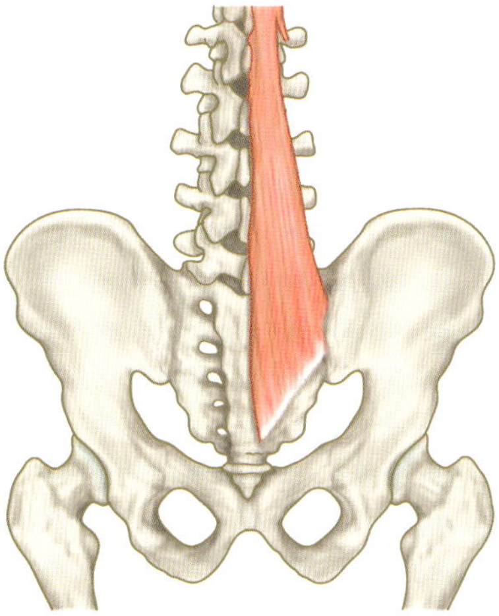

▶ 그림 8-10 천골 후면에 위치한 다열근

상위 요추(L1, 2)에서 기시하는 근속에는 상후장골극에 종지하는 것이 있고, 하위 요추에서 기시하는 근속과 합류하여 다열근의 단면적은 요천 이행부에서 최대가 된다.

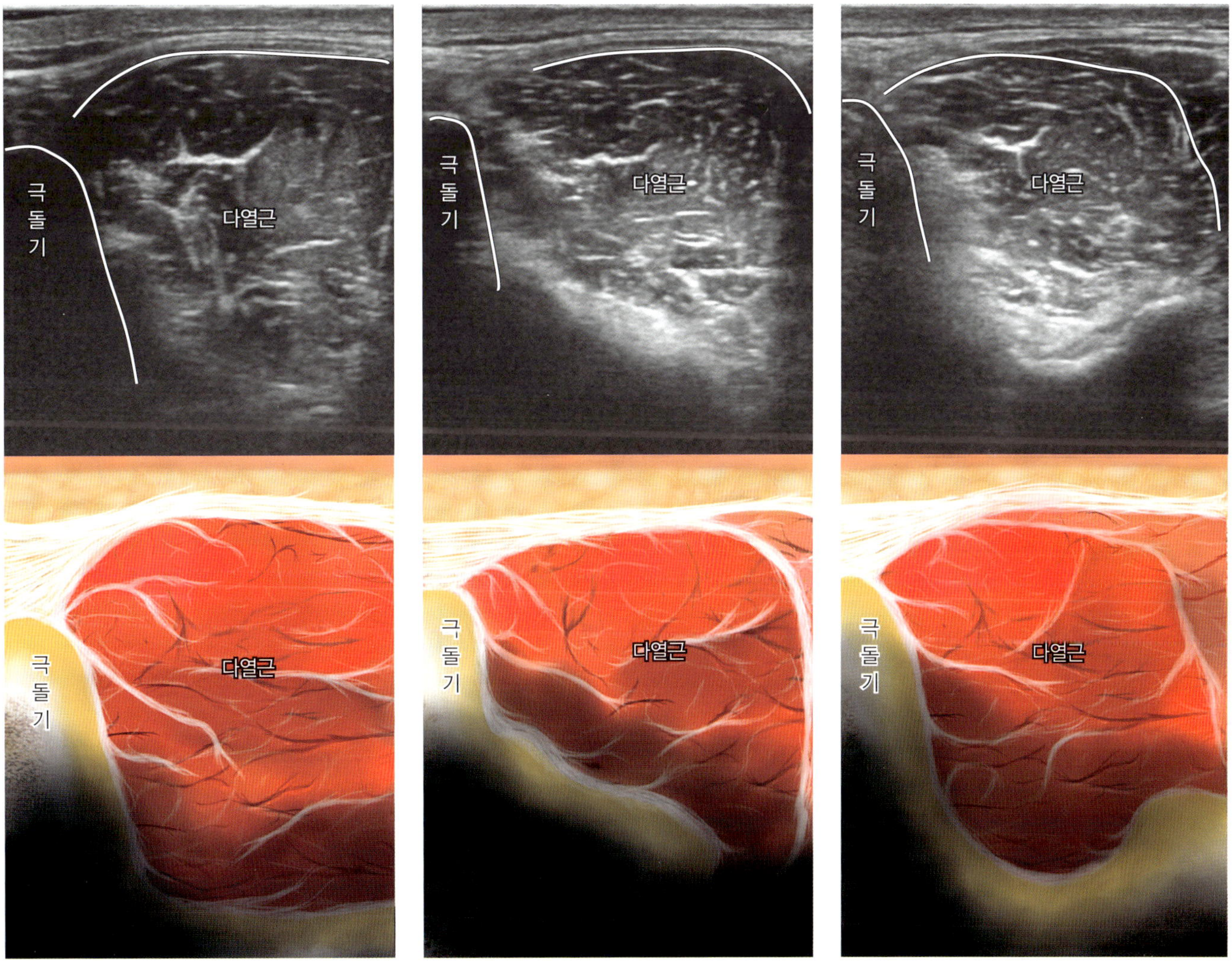

a 골반 전방 경사 b 골반 중간 자세 c 골반 후방 경사

▶ 그림 8-11 자세 차이에 따른 다열근의 근육 두께

제5요추 레벨을 기준으로 한 단축 영상.

다열근의 근육 두께를 비교하면, 골반 전방 경사(a)의 근육 두께는 골반 중간 자세(b) 및 후방 경사(c)보다도 현저히 두껍다. 즉, 골반의 전방 경사에서 다열근의 활동이 높음을 알 수 있다.

4. 다열근의 운동요법

1) 다열근의 근력 강화

'웅크린 자세'를 포함한 비정상적인 자세는 다열근의 근력 저하를 초래하고, 심지어는 흉요근막 의존의 요부 안정성에 빠지기 쉽다. 이것이 다열근의 근육 내 압력을 상승시켜 근 · 근막성 요통증의 원인이된다.

장늑근 · 최장근의 이완 후에는 다열근의 근활동이 개선된다. 그러나 반대로 말하자면 다열근의 활동이 정상일 때에는 장늑근 · 최장근에 가해지는 과부하를 피할 수 있다. 즉, 고유배근의 내측군과 외측군은 상호 영향을 주기 때문에 쌍방으로 접근해야 한다.

다열근의 수축 촉진 방법

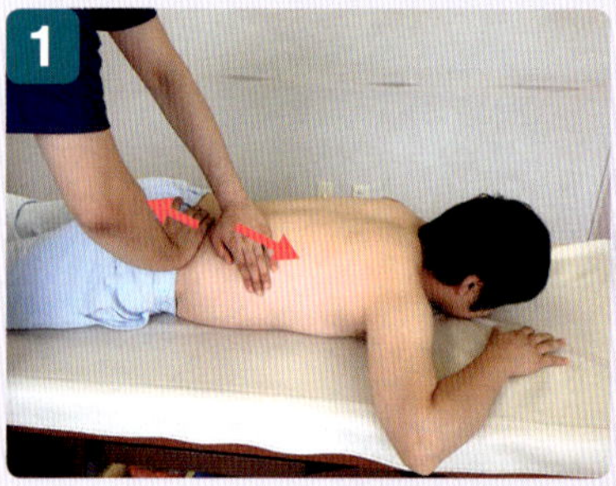

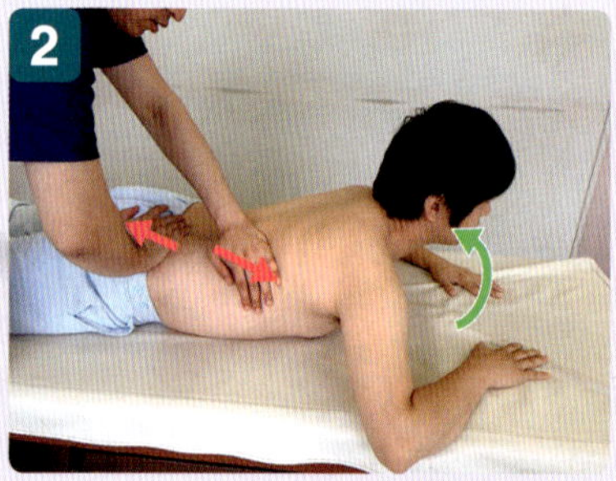

→ : 환자가 움직이는 방향

1 시작 자세.
엎드린 자세를 취하고 외측근군의 주행에 따라 신전한다.

2 팔꿈치로 지지하여 상지의 힘을 이용하면서 환자로 하여금 체간을 신전하게 한다. 이때, 외측근군(장늑근 · 최장근)을 신장한 채 실시하면 외측근군의 수축이 억제되어 내측근군(반극근 · 회전근 · 다열근)의 수축이 촉진된다.

BREAK TIME

대둔근과 다열근

천골부의 다열근은 대둔근의 상부근속에 덮여 있다(아래 그림). 천골부의 다열근은 수축과 함께 대둔근의 심층을 향해 흘러 들어가는 듯한 움직임을 보인다. 대둔근의 상부근속이 흉요근막으로 유입하므로 대둔근의 과긴장과 단축은 흉요근막의 긴장을 증가시켜 수축 시 흘러드는 움직임을 보였던 다열근이 흘러들지 않게 된다. 따라서 다열근에 대한 운동요법을 실시하기 전에는 대둔근을 이완시켜 (⇒ **제11장 대둔근 상부근속의 촉진 방법, 142쪽 참조**) 수축 시 나타나는 긴장을 감소시키는 것이 좋다.

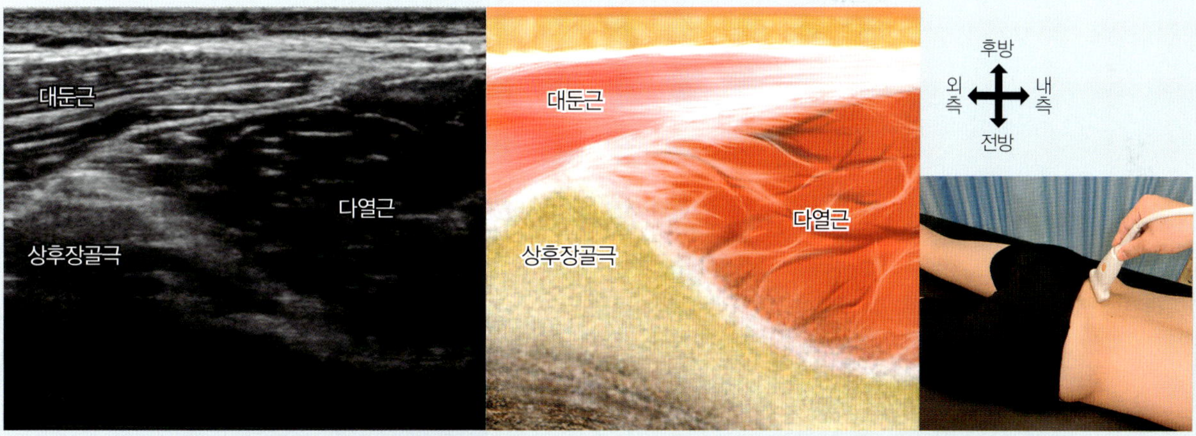

▶ **고관절 신전 · 외전 시 대둔근과 다열근(단축 영상)**

BREAK TIME

고유배근에 있어서 근전도 전극의 부착 위치

고유배근의 근전도학적 분석은 다양한 동작과 자세, 트레이닝 중 나타나는 근육의 활동을 파악하는 데 의의가 깊다. 지금까지 내측근군과 외측근군을 합쳐 척주기립근으로 하고 근활동을 도출하는 논문도 있다. 그러나 고유배근의 내측근군과 외측근군은 기능이 다르므로 각각 근활동을 나누어 도출하고 싶지만, 이 근군은 근접해 있어 따로 근활동을 도출하기는 어렵다.

다열근의 근활동을 L4 극돌기로부터 3cm 외측에서 도출할 수 있다고 한다. 한편, 초음파 영상진단 장치를 사용해 일본인의 표준 체형을 가진 남성에게서 동 부위의 다열근 유무를 확인한 연구도 있다[9]. 그 결과, L4 극돌기로부터 3cm 외측부에 존재하는 근육은 최장근이며 다열근의 가장 외측단은 2.76cm라고 보고되었다(아래 그림). 즉, 다열근으로 근전도를 도출했던 부위는 최장근의 근활동을 도출하였다는 가능성이 있다.

또한 다열근은 미측일수록 발달되어 있으므로 L5나 S1 레벨과 같은 미부로 갈수록 표면 근전도로 근활동을 도출할 수도 있다. 즉, 다열근의 근활동을 연구하거나 참고문헌을 읽을 때에는 전극의 부착 위치에 유의해야 한다.

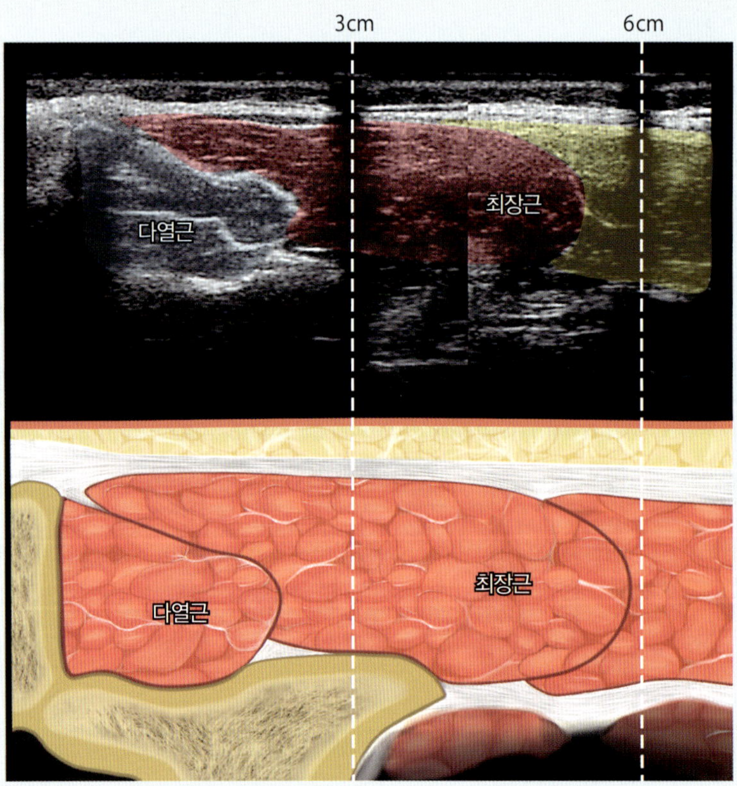

▶ L4 극돌기에서 3cm 외측의 단축 영상

[참고문헌]

1) 鈴木重行，他：背部痛．理学療法診療ガイドライン．日本理学療法士協会，2011

2) Working Group on Guidelines for Chronic Low Back Pain : European Guidelines for the Management of Chronic Non-Specific Low Back Pain. 2004
http : //www.backpaineurope.org/web/files/WG2_Guidelines.pdf

3) 奈良　勲(監)，内山　靖(編)：理学療法学辞典．p222，医学書院，2006

4) Neumann AD(著)，嶋田智明，有馬慶美(監訳)：カラー版筋骨格系のキネシオロジー，原著第2版．pp417-467，2012

5) Bogduk N, Macintosh JE, Pearcy MJ : A universal model of the lumbar back muscles in the upright position. Spine (Phila Pa 1976) 17 : 897-913, 1992

6) Konno S, Kikuchi S, Nagaosa Y : The relationship between intramuscular pressure of the paraspinal muscles and low back pain. Spine (Phila Pa 1976) 19 : 2186-2189, 1994

7) Claus AP, Hides JA, Moseley GL, et al : Different ways to balance the spine : subtle changes in sagittal spinal curves affect regional muscle activity. Spine (Phila Pa 1976) 34 : E208-E214, 2009

8) Macintosh JE, Valencia F, Bogduk N, et al : The morphology of the human lumbar multifidus. Clin Biomech (Bristol, Avon) 1 : 196-204, 1986

9) 久田智之，工藤慎太郎，颯田季央：固有背筋の表面筋電電極貼付け位置の検討．理学療法科学29：259-263，2014

편마비

−체간굴근군의 근육 활동에 대하여

09

증례

58세, 남성. 3개월 전 직장에서 뇌졸중으로 의식을 잃어 구급차로 이송되었다. **좌측 편마비**가 나타났고, 현재는 회복기로 재활 병동에서 물리치료를 받고 있다. 의식이 또렷하고 실어증과 실행증 · 실인증 등의 고차 뇌기능장애는 없다. 운동기능 레벨은 과제를 수행할 때 약간 어색한 부분이 있지만, **Stroke Impairment Assessment Set(SIAS)**에서 경도를 나타낸다. 또한 감각검사 · 근긴장검사는 3점으로 정상이다. 체간의 기능검사는 복근력검사 2점, 수직성검사 2점으로 체간의 기능 저하가 확인되었다. 보행은 상반신이 마비된 쪽으로 경도 측굴하지만, 실내 근접 감시 레벨이었다.

따라서 물리치료에서는 Ⅰ 체간굴근군의 기능 향상을 목적으로 하여, ① 의자 끝에 걸터 앉아서 골반 · 요추부의 전방 · 후방 경사운동을 실시하였다. 그 결과, 복근력검사 · 수직성검사(⇒ 104쪽) 모두 3점으로 개선된 것을 확인할 수 있었다.

그러나 보행의 현저한 변화는 확인되지 않았다. 따라서 Ⅱ ② 의자 끝에 걸터 앉아서 마비되지 않은 쪽을 지지하는 쪽으로 하여 다시 일어서는 운동, ③ 바로 누운 자세에서 마비되지 않은 쪽을 지지하는 쪽으로 한쪽 다리 브리지운동을 추가하자 보행이 개선되었다.

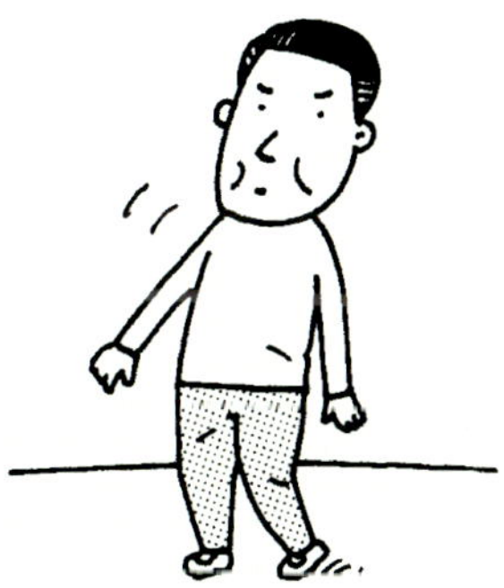

➔ 편마비
(hemiplegia)

용어해설

Stroke Impairment Assessment Set(SIAS)

뇌졸중 후의 기능을 종합적으로 평가하는 포괄적 평가표이다. 평가 항목은 마비된 쪽의 운동기능 · 감각기능 · 체간기능, 마비되지 않은 쪽의 운동기능, 의사소통 능력 등으로 다양하다.

SIAS의 체간 항목과 복부근력, 마비된 쪽의 운동기능(하지) 항목과 Functional Independence Measure(FIM)의 이동 항목에는 상관관계가 있다는 보고가 많다.

Ⅰ 왜, 체간기능의 향상을 목적으로 하였는가?

1. 뇌졸중 편마비 환자의 체간기능 저하가 미치는 영향
2. 체간기능검사의 해부학과 운동학
3. 체간굴근군을 초음파로 관찰해 보자!
4. 체간굴근군(복직근 · 내복사근)의 운동요법

Ⅱ 왜, 마비되지 않은 쪽을 지지하는 쪽으로 한 운동요법을 추가하였는가?

1. 편마비에 대한 운동요법의 특성
2. 동작 시 측복근군을 초음파로 관찰해 보자!
3. 마비되지 않은 쪽을 지지하는 쪽으로 한 운동요법

I 왜, 체간기능의 향상을 목적으로 하였는가?

1. 뇌졸중 편마비 환자의 체간기능 저하가 미치는 영향

뇌졸중의 주된 후유증은 사지 · 체간의 운동 마비가 있으며 신체의 기능 저하에 크게 관여한다. 최근 체간기능의 저하는 보행 능력과 균형 능력, 상지기능의 저하에 큰 영향을 끼치므로 조기에 물리치료 평가와 개입이 필요하다는 인식이 정착되고 있다. 또한 체간기능의 조기 평가와 치료가 ADL의 예후를 예측하는 데 도움이 된다는 보고가 있다[1].

임상 현장에서 체간에 대한 접근은 적극적으로 이루어지게 되었다. 그러나 24개의 척추체와 12쌍의 늑골이 골반 위에 위치해 있다는 중층적인 구조의 체간에 대한 자세한 운동 분석은 하기 어려우며, 상세한 물리치료 평가 · 개입 방법의 보고는 적고 불분명한 점도 많다.

➔ 뇌졸중 (stroke)

2. 체간기능검사의 해부학과 운동학

SIAS의 체간기능검사에는 복근력검사와 수직성검사가 있다(▶ 그림 9-1).

복근력검사는 의자에 앉아 45° 후방으로 기울인 자세를 시작 자세로 하고, 등받이로부터 양쪽 어깨를 떨어뜨려 앉은 자세가 가능한지 검사한다. 문자 그대로 복직근의 근력을 반영한 검사이다.

수직성검사는, 의자에 앉아 수직으로 앉은 자세를 유지할 수 있는지를 검사한다. 편측공간 무시(hemispatial neglect)와 같은 고차 뇌기능장애가 없는 환자의 경우, 골반의 수평 자세에서 체간을 수직 자세로 유지해야 한다. 즉 골반과 흉곽을 연결하는 측복근군, 특히 측굴 작용을 하는 **내복사근**의 활동성이 중요하다.

➔ 복직근 (rectus abdominis muscle, RA)

평가 기준

복근력검사의 채점 기준

점수	기준
0점	수직 자세까지 일어나지 못한다
1점	저항을 가하지 않으면 일어날 수 있다
2점	경도의 저항을 버티고 일어날 수 있다
3점	강한 저항을 버티고 일어날 수 있다

수직성검사의 채점

점수	기준
0점	앉을 수 없다
1점	정적 앉은 자세에서 측방성의 비정상적인 자세가 있다. 지적 · 지시에도 수정할 수 없다
2점	정적 앉은 자세에서 측방성의 비정상적인 자세는 있지만, 수정할 수 있다
3점	정상

1) 복직근의 작용

복직근은 체간을 굴곡하는 작용 외에도 약간의 측굴 · 회전 작용을 한다. 게다가 복압 조절과 관련되어 있다는 보고가 있다. 복직근의 수축이 복강 내압을 상승시켜 요추에 걸

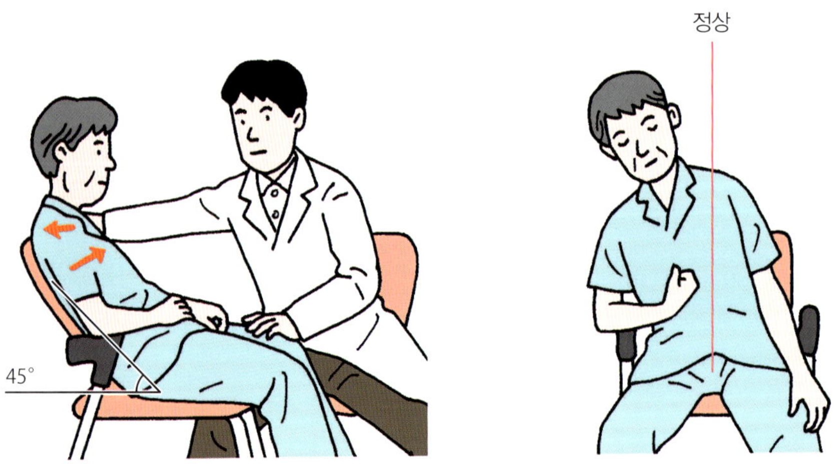

▶ 그림 9-1 SIAS의 체간기능검사

리는 부하와 전만을 경감시킨다고 한다[2]. 또한 복근군의 근력 저하는 복압 저하를 초래하고 결과적으로 요추 전만이 증가한다고 보고한다[3]. 한편, 복직근은 복압 조정에 관여하지 않는다는 보고도 있다. 현재 복직근과 복압 조정의 관계성은 충분히 검증되어 있지 않다.

그러나 복직근은 **복직근초** 전엽을 사이에 두고 내복사근과 연결되어 있으므로, 내복사근이 수축하면 복직근초를 양쪽으로 잡아당겨 복직근의 작용이 높아진다고 볼 수 있다(● 표 9-1). 즉, 복직근과 내복사근이 협력하여 체간의 굴곡 및 복압의 조정에 관련되어 있다고 보는 것이 타당할 수도 있다.

➔ 복직근초 (rectus sheath)

➔ 내복사근 (internal oblique muscle, IO)

2) 내복사근의 작용

내복사근은 양쪽이 작용하면 체간 굴곡 · 복압 조정, 한쪽이 작용하면 동측의 체간 측굴 · 회전으로 작용한다. 체간 측굴은 골반에 대해 흉곽을 끌어 내리는 경우와 흉곽에 대해 골반을 끌어 올리는 경우가 있다(▶ 그림 9-2 a, b).

뇌졸중 환자에게 마비된 쪽으로 체간이 측굴되어 있는 앉은 자세에서 수직성 앉은 자세로 자세를 바꾸는 경우, 마비되지 않은 쪽의 내복사근의 활동이 중요하다(▶ 그림 9-2 c).

3. 체간굴근군을 초음파로 관찰해 보자!

1) 체간굴근군의 위치 관계

체간굴근군은 전면에 복직근, 측복에는 측복근군(심층부터 복횡근, 내복사근, 외복사근)이 위치한다(▶ 그림 9-3).

복횡근과 내복사근은 배측에서는 흉요근막을 사이에 두고 요추에 부착되어 있다. 복측에서는 복직근을 전면과 후면으로 감싸는 복직근초의 전엽 · 후엽으로서 백선에 합류하고 원통형의 하부 체간을 형성한다(● 표 9-1).

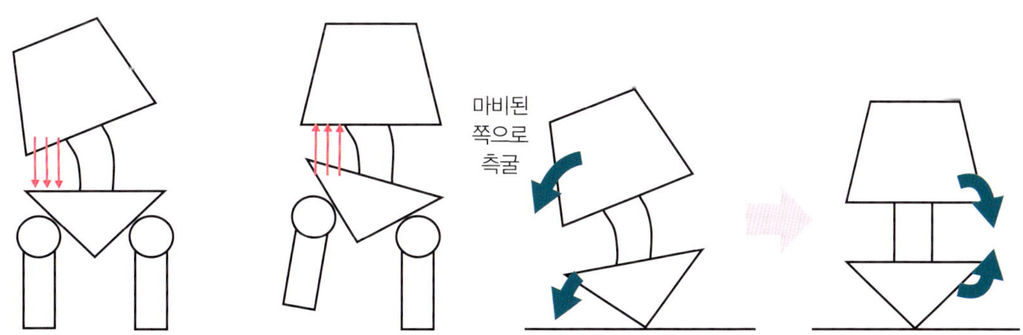

▶ 그림 9-2 내복사근의 측굴 작용

a: 양 하지를 접지하여 자세가 안정되어 있는 경우(CKC), 내복사근은 흉곽을 끌어 내리고 체간의 측굴 작용을 한다.

b: 한쪽 다리로 서 있는(OCK) 등 한쪽 하지를 드는 경우에는 골반을 끌어 올리는 작용을 한다.

c: 편마비 환자는 마비된 쪽으로 골반을 기울임에 따라 체간이 측굴된 앉은 자세를 취하는 경우가 많다. 이 앉은 자세에서 수직 앉은 자세로 바꾸는 경우 골반의 경사를 수정할 필요가 있으므로, 마비되지 않은 쪽의 내복사근이 골반을 끌어 올리는 작용이 중요하다.

➔ CKC (closed kinetic chain)

➔ OKC (open kinetic chain)

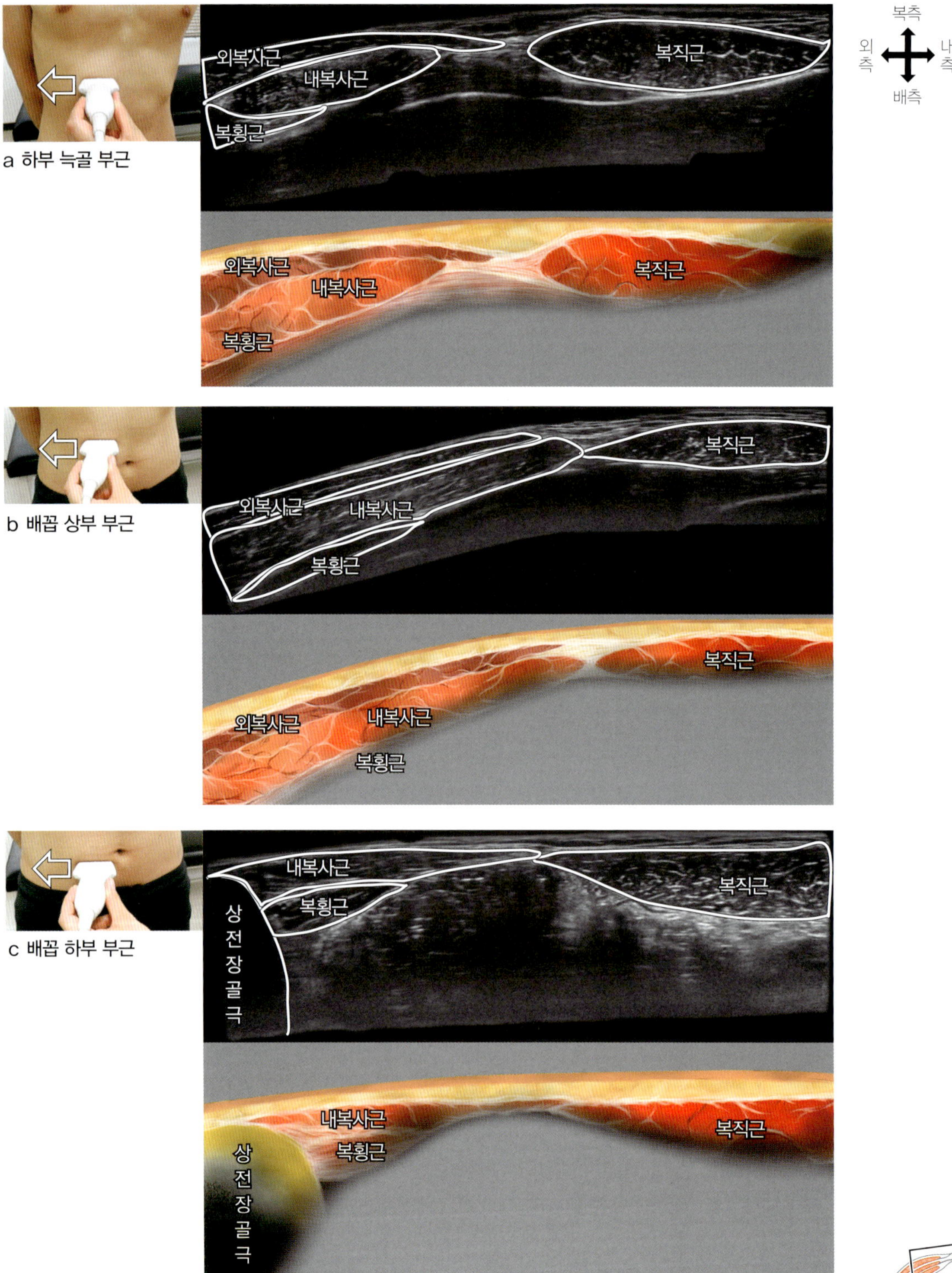

▶ 그림 9-3 복직근과 측복근군의 위치 관계를 나타내는 파노라마 영상(단축 영상)

a: 하부 늑골 부근. 측복근과 복직근초의 위치 관계를 확실히 확인할 수 있다.

b: 배꼽 상부 부근. 상전장골극으로부터 약간 복측에서 복횡근 · 내복사근 · 외복사근이 이루는 삼층 구조를 가장 확실히 확인할 수 있다. 내복사근의 근육 두께가 가장 두껍다.

c: 배꼽 하부 부근. 복직근의 근육 두께가 가장 두껍다. 전엽에 부착된 외복사근은 확인할 수 없다.

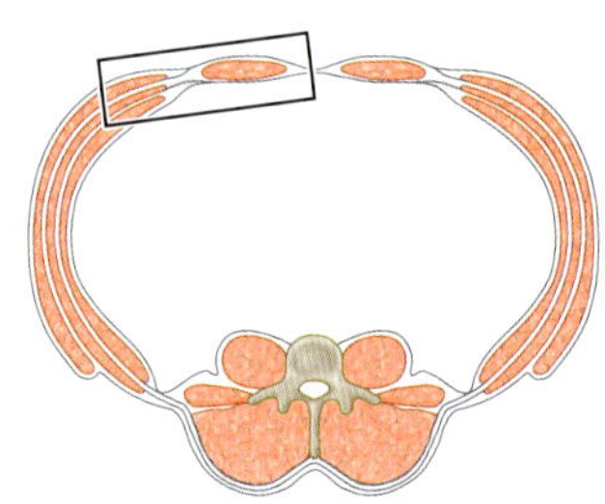

● 표 9-1 복직근초와 측복근군의 관계

복직근초	전엽	외복사근 · 내복사근이 합류
	후엽	내복사근 · 복횡근이 합류

2) 복직근의 초음파 해부

기 시 : 치골결합 상연
종 지 : 제5~7늑연골 및 검상돌기
신경지배 : 늑간신경
작 용 : 체간 굴곡 · 약간의 측굴 · 회전

● 복직근의 주행

복직근은 백선에 의해 좌우 절반으로 나뉘어 복측을 종단한다. **백선**은 복직근을 감싸는 복직근초의 전엽과 후엽이 두껍게 겹쳐진 결합조직으로, 세로로 긴 복직근을 보강한다. 또한 복직근은 3~4개의 **건획**에 의해 가로로 나뉜다.

→ 백선 (linea alba)

→ 건획 (tendinous intersections)

● 복직근의 작용

복직근의 주된 작용은 체간 굴곡이지만, 신체 상황에 따라서는 흉곽 · 요추의 굴곡, 골반의 후방경사가 일어나거나 그 양쪽의 작용이 발생한다.

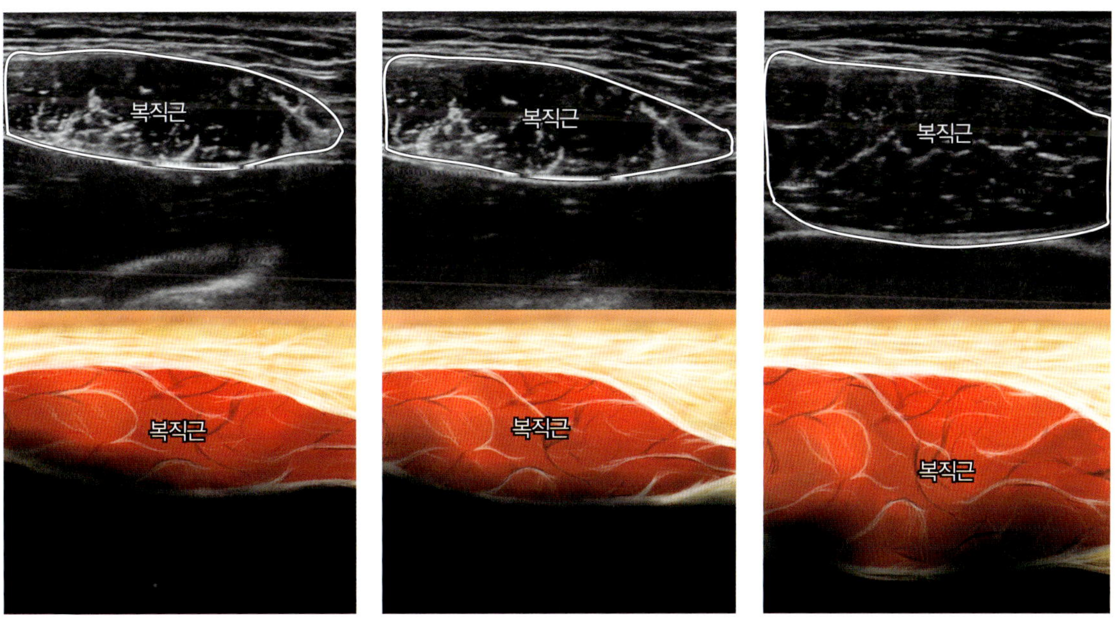

a 골반의 전방 경사 b 골반의 중간 자세 c 골반의 후방 경사

▶ 그림 9-4 앉은 자세에서 골반의 전 · 후방 경사운동과 복직근(단축 영상)

배꼽 상부의 단축 영상.
골반의 전방 경사(a)와 중간 자세(b)에는 차이가 보이지 않는 것으로 보아 큰 근활동은 확인할 수 없다. 그러나 중간 자세(b)와 후방 경사(c)를 비교하면 후방 경사에서 복직근의 두께가 두꺼워지는 것을 확실하게 확인할 수 있다.

BREAK TIME

복직근의 근육 두께 수치와 요추 전만의 관계

건강한 성인 80명(남성 46명 22.57±3.63세, 여성 34명 20.79±1.87세)의 하부 체간근군의 근육 두께 수치와 요추 전만각의 관계에 대해 초음파 영상진단 장치와 스파이널 마우스(척주만곡 모니터)를 사용하여 조사하였다. 그 결과, 복직근 · 복횡근 · 내복사근 · 다열근의 근육 두께 수치와 요추 전만각의 관계성은 확인되지 않았다. 어디까지나 안정된 선 자세에서 측정되는 체간근군의 근육 두께 수치와 요추 전만각의 비교이지만, 자세를 결정하는 인자는 체간근군뿐만이 아닐 것이다.

초음파 해부로 알 수 있는 것

· 앉은 자세에서 나타나는 복직근의 근활동은 골반의 후방 경사 시에 높아진다(▶ 그림 9-4)

3) 측복근군의 초음파 해부

● **복횡근**

기　　시 : 장골 · 흉요근막 · 하위 늑골 및 늑연골 · 서혜인대
종　　지 : 장골릉 · 복직근초
신경지배 : 늑간신경 · 장골하복신경
작　　용 : 복압 조정, 흉요근막의 긴장을 높인다

→ 복횡근 (transversus abdominis muscle, TrA)

● **내복사근**

기　　시 : 서혜인대 · 장골릉
종　　지 : 복직근초 · 백선 및 제7~9늑골 하연 · 흉요근막
신경지배 : 늑간신경 · 장골하복신경
작　　용 : 양측 작용의 경우: 체간 굴곡 · 복압 조정
편측 작용의 경우: 체간 측굴 · 회전

● **외복사근**

기　　시 : 제4~12늑골 외측면
종　　지 : 장골릉 · 백선 · 서혜인대
신경지배 : 늑간신경 · 장골하복신경
작　　용 : 체간 굴곡, 동측으로 측굴, 반대측으로 회전 작용
상부섬유는 전거근과 연결되어 있으므로 팔을 올렸을 때에도 작용

→ 외복사근 (external oblique muscle, EO)

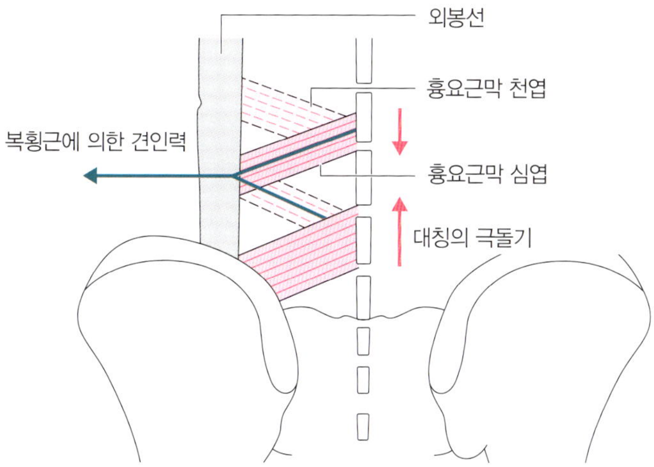

▶ 그림 9-5 **복횡근이 흉요근막의 긴장을 높이는 구조**

복횡근에 의한 견인력(녹색 화살표)이 발생한 결과, 흉요근막의 긴장이 높아지고 요추 신전으로 압축 응력이 발생한다.

● 복횡근의 작용

복횡근의 중부섬유는 흉요근막의 심엽과 연결되어 있다. 복횡근이 **흉요근막**을 끌어당겨 흉요근막에 가해지는 견인력이 발생한다(▶ 그림 9-5).

➔ 흉요근막 (thoracolumbar fascia)

● 내복사근과 외복사근의 작용

외복사근의 근섬유 방향은 내하방이며, 내복사근은 대체로 그것과 직접 만난다. 두 근

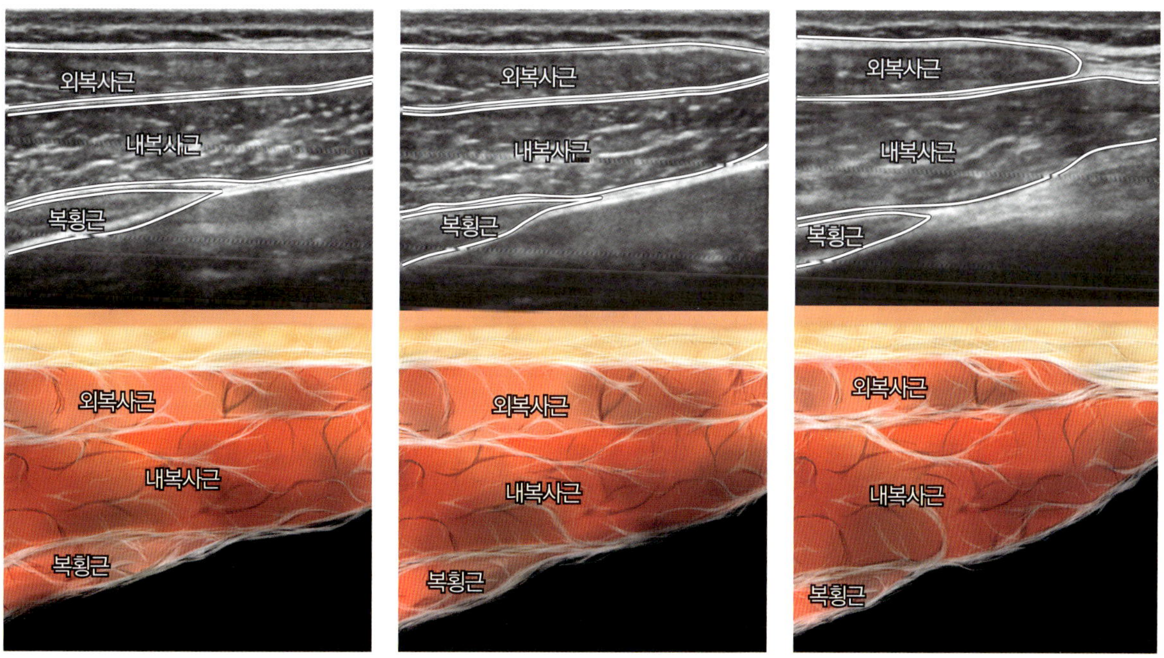

a 골반의 전방 경사 b 골반의 중간 자세 c 골반의 후방 경사

▶ 그림 9-6 **앉은 자세에서 골반의 전 · 후방 경사운동과 측복근군(단축 영상)**

배꼽 상부의 단축 영상.
골반의 전방 경사(a)와 중간 자세(b)에는 차이가 보이지 않는 것으로 보아 두 근육에 큰 근활동은 확인할 수 없다. 그러나 중간 자세(b)와 후방 경사(c)를 비교하면 후방 경사에서 내복사근의 두께가 두꺼워지는 것을 확인할 수 있다. 외복사근, 복횡근에는 큰 변화가 보이지 않는다.

육 모두 주된 작용은 체간의 굴곡 · 회전운동이다. 또한 외복사근은 전거근과 근육이 연결되어 있으며, 상지운동과의 관계성이 보고되고 있다.

초음파 해부로 알 수 있는 것

· 앉은 자세에서 골반의 후방 경사운동을 실시할경우, 외복사근보다 내복사근의 움직임이 더 크게 변한다(▶ 그림 9-6). 즉, 골반의 위치 변화에는 내복사근이 크게 관련되어 있다

4. 체간굴근군(복직근 · 내복사근)의 운동요법

초음파 해부에서 앉은 자세일 때 복직근과 내복사근은 골반의 후방 경사에서 활동성이 높아지는 것을 확인할 수 있었다. 단, 앉은 자세는 중력으로 인해 흉곽 · 요추가 굴곡 자세, 골반이 후방 경사가 되기 쉬우므로 주의가 필요하다.

따라서 흉곽을 도수 또는 등받이로 고정하고 골반의 후방 경사운동만을 실시한다.

체간굴근군(복직근 · 내복사근)의 수축 촉진 방법

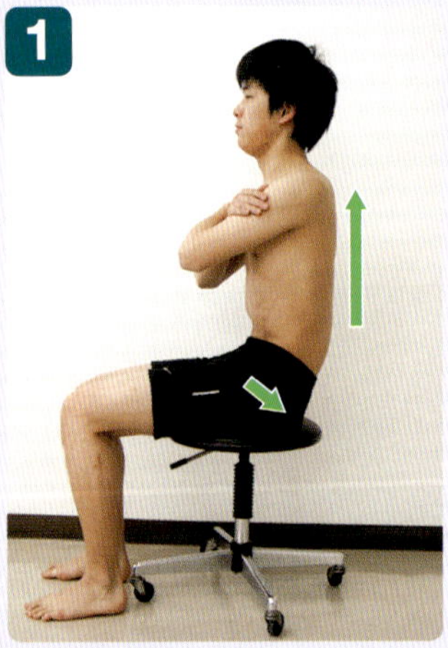

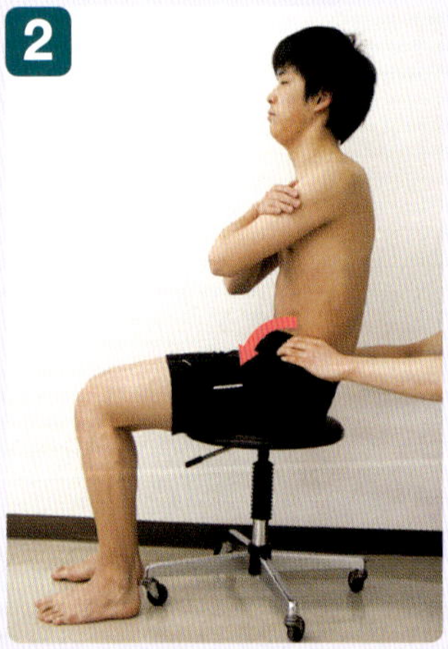

→ : 치료사가 힘을 가하는 방향

→ : 환자가 움직이는 방향

1 흉곽을 도수 또는 등받이로 고정하고 골반의 후방 경사운동을 지도한다. 흉부는 가급적 신전 자세를 유지시킨다.
(사진은 골반부를 잘 확인할 수 있도록 등받이 없이 촬영하였다)

2 도수저항을 가하며 실시하면 근활동이 보다 높아진다.
앉은 자세의 균형이 무너진 환자는 흉곽의 고정 · 골반의 후방 경사에서 복벽을 당기는 동작(배를 집어 넣는 동작)으로도 근활동이 높아진다.

II 왜, 마비되지 않은 쪽을 지지하는 쪽으로 한 운동요법을 추가하였는가?

1. 편마비에 대한 운동요법의 특성

편마비 환자에 대한 물리치료의 목적은 습득한 운동이 다양한 환경에서 일반화될 수 있도록 운동 학습을 촉진하는 것이다. 즉, 운동 자체를 습득하는 것이 목적이 아니라, 운동에 필요한 근육을 조절하는 방법을 습득하는 것이 목적이다[5].

예를 들어 체간의 기능 저하가 원인으로 보행 능력이 저하된 편마비 환자의 경우, 단순히 체간근의 활동을 촉진하는 운동 과제를 수행하여도 보행 능력이 향상되는 것은 아니다. 보행 동작 중에 필요한 체간근의 조정을 고려한 운동 과제를 수행해야 한다. 그러나 앞서 기술한 바와 같이 동작 시 일어나는 체간근의 상세한 보고가 적은 것으로 보아 특이성을 살린 과제를 선택하기는 어려우므로 비슷한 운동 과제를 제공하는 데 그치는 것이 현 상황이다(▶ 그림 9-7).

따라서 동작 시 일어나는 측복굴근군의 활동을 초음파 영상으로 관찰해 보기로 하였다.

2. 동작 시 측복근군을 초음파로 관찰해 보자!

1) 앉은 자세에서 일어서는 운동

편마비 환자의 체간 활동을 촉진하는 운동 과제로서 대표적인 운동이 다시 일어서는 운동이다. 마비된 쪽(지지하는 쪽)으로 체간을 기울이고 마비되지 않은 쪽(거상하는 쪽)의 골반을 거상시키는 방법이 일반적이다. 이번에는 체간을 기울인 지지하는 쪽(마비된 쪽)과 골반을 거상시킨 거상하는 쪽(마비되지 않은 쪽)의 초음파 영상을 관찰하였다.

초음파 해부로 알 수 있는 것

- 지지하는 쪽(마비된 쪽)에서는 골반을 중간 자세로 한 앉은 자세와 비교하여 체간근의 움직임이 크게 변하지 않았다. 한편, 거상하는 쪽(마비되지 않은 쪽)에서는 내복사근의 움직임이 크게 변하는 것을 확인할 수 있었다
- 마비된 쪽의 측복근군의 활동성을 촉진하기 위해서는 일반적으로 실시하는 다시 일어서는 운동과는 반대로 마비되지 않은 쪽(지지하는 쪽)으로 체간을 기울이고 마비된 쪽(거상하는 쪽)의 골반을 거상시키는 방법이 효과적이라는 것을 알 수 있었다(▶ 그림 9-8)

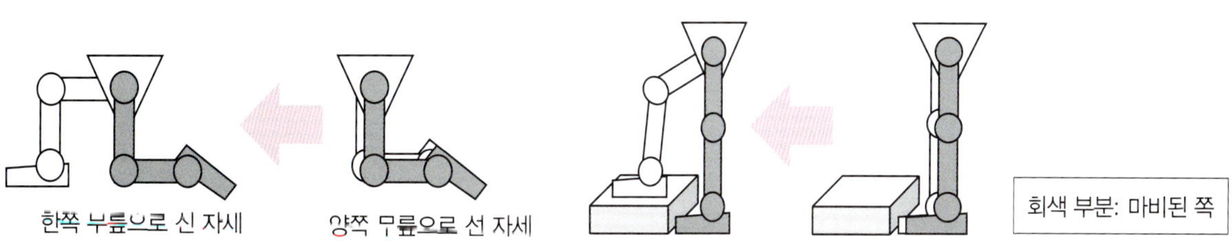

a 무릎으로 선 자세에서 마비된 쪽의 체중부하 연습 b 스텝운동

▶ 그림 9-7 보행과 비슷한 운동 과제

보행과 비슷한 운동 과제로 무릎으로 선 자세에서 마비된 쪽의 체중부하 연습(a)이 마비되지 않은 쪽을 계단으로 거상하는 스텝운동(b) 등이 있다. 두 운동 모두 체간근의 활동을 촉진하는 것으로, 골반의 조절 및 마비된 쪽 고관절의 지지성을 향상시키는 목적으로 시행하지만 자세한 체간근의 활동은 확실하지 않다.

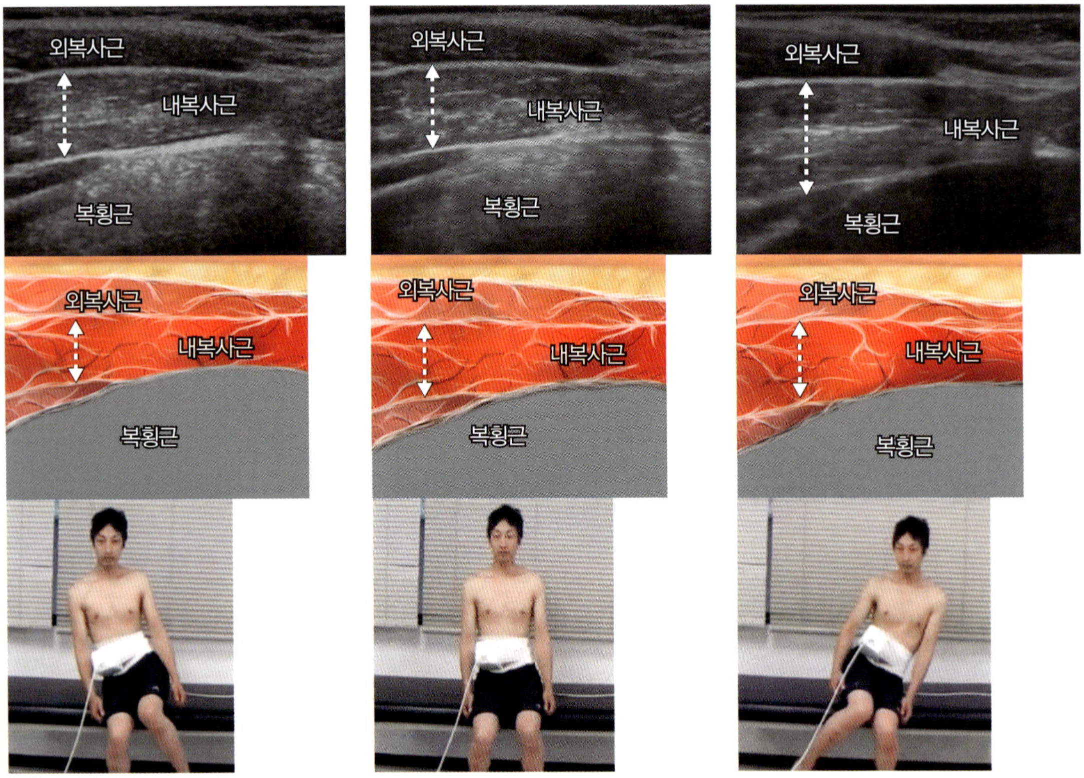

a 지지하는 쪽 b 중간 자세 c 거상하는 쪽

▶ 그림 9-8 다시 일어서는 운동에서 측복근군(단축 영상)

프로브는 배꼽 상부의 오른쪽 복측부 고정.
일어서는 운동에서 지지하는 쪽(a)보다 거상하는 쪽(c)이 내복사근의 활동성이 높은 것을 확인할 수 있었다.

2) 보행

편마비 환자에게 있어서 보행의 습득은 물리치료의 중요한 목표이다. 보행 효율이나 외관을 고려하면, 가급적 보상 동작이 적은 '정상 보행'에 가까운 것이 바람직하다.

● 표 9-2 보행주기

보행주기							
0%	0~12%	12~31%	31~50%	50~62%	62~75%	75~87%	87~100%
입각기(stance phase)					유각기(swing phase)		
초기닿기 initial contact(IC)	부하반응기 loading response (LR)	중간입각기 mid stance (MSt)	말기입각기 terminal stance (TSt)	전유각기 per-swing (PSw)	초기유각기 initial swing (ISw)	중간유각기 mid swing (MSw)	말기유각기 terminal swing (TSw)
관찰하는 다리가 바닥에 접지한 순간	초기닿기에서 반대쪽 다리가 떨어지는 순간	반대쪽의 다리가 떨어지는 순간부터 관찰하는 다리의 발꿈치가 떨어지는 순간	관찰하는 다리의 발꿈치가 떨어지는 순간부터 반대쪽 다리의 초기닿기 순간	반대쪽 다리의 초기닿기한 순간부터 관찰하는 다리의 발끝이 떨어지는 순간	관찰하는 다리의 발끝이 떨어지는 순간부터 양쪽 하퇴가 시상면에서 교차하는 순간	양쪽 하퇴가 시상면에서 교차하는 순간부터 관찰하는 다리의 하퇴가 바닥과 직각을 이루는 순간	관찰하는 다리의 하퇴가 바닥과 직각을 이루는 순간부터 관찰하는 다리의 발이 바닥에 닿는 순간

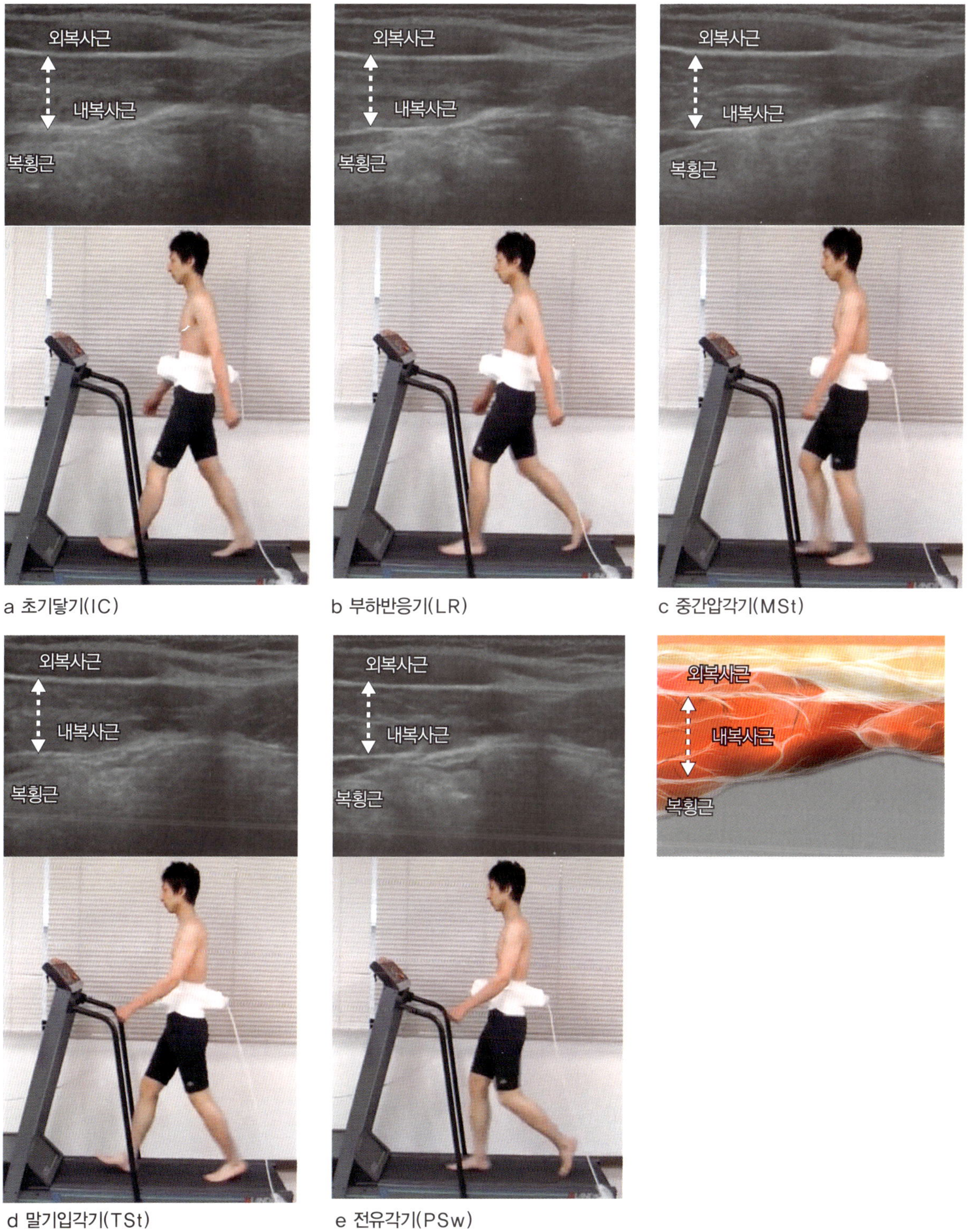

▶ 그림 9-9 보행의 입각기와 측복근군(단축 영상)

초음파 영상과 보행 동작이 동시에 일어나게 하였다. 프로브는 배꼽 상부의 오른쪽 복측부 고정.

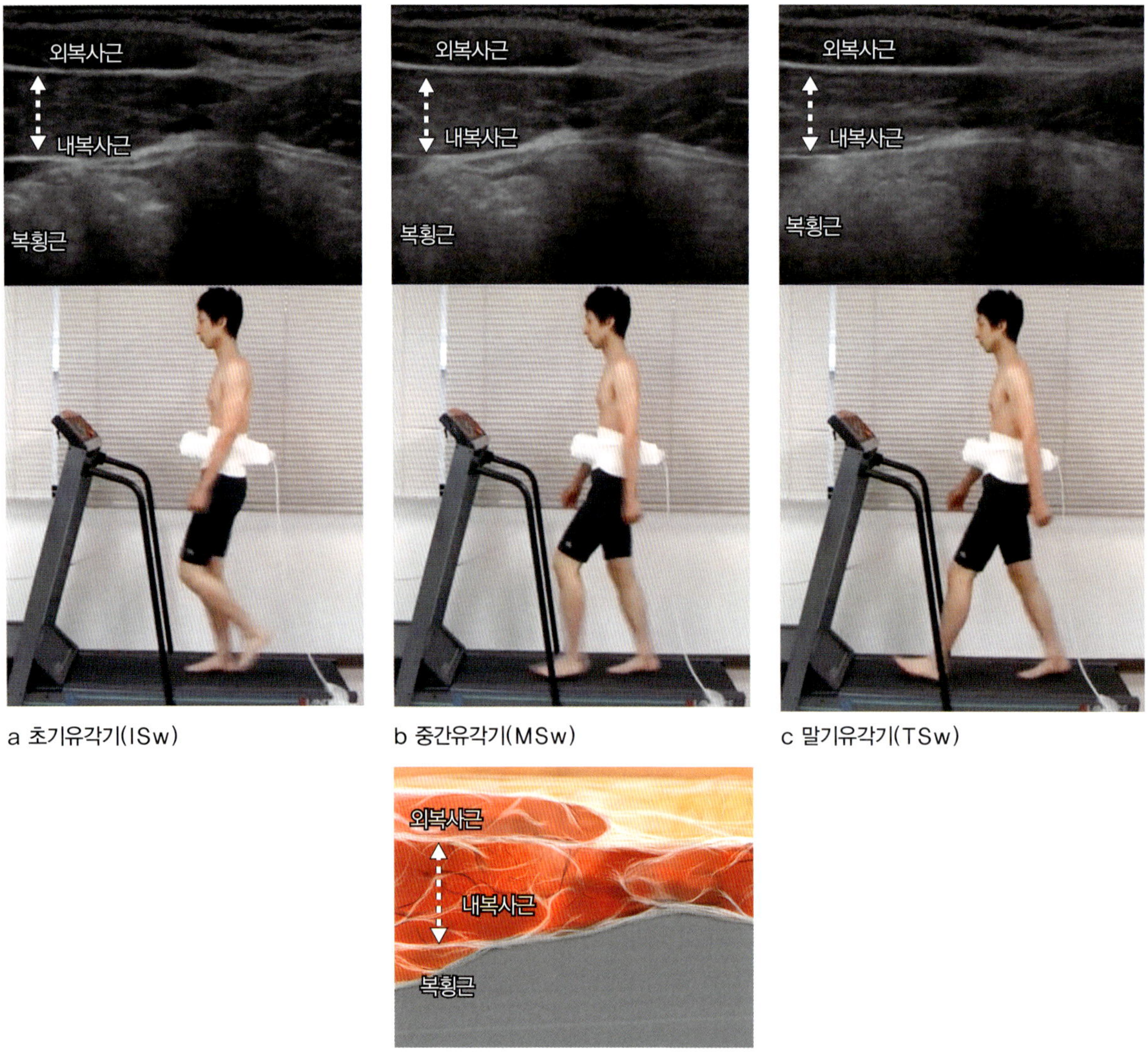

a 초기유각기(ISw)　b 중간유각기(MSw)　c 말기유각기(TSw)

▶ 그림 9-10 보행의 유각기와 측복근군(단축 영상)

초음파 영상과 보행 동작이 동시에 일어나게 하였다. 프로브는 배꼽 상부의 오른쪽 복측부 고정.

초음파 해부로 알 수 있는 것

· 정상 보행 중에 나타나는 측복근군의 활동을 초음파 영상으로 관찰하였다[6]. 그 결과, 입각기 · 유각기 모두 측복근군의 움직임에 큰 변화는 확인되지 않았다(● 표 9-2, ▶ 그림 9-9, 9-10). 즉, 정상 보행에서 측복근군의 움직임에 큰 변화는 필요하지 않은 것을 알 수 있다

➔ 패신저 (passenger)

➔ 로코모터 (rocomotor)

상반신과 골반을 passenger, 골반과 하반신을 rocomotor라고 칭하고, 보행에서 passenger의 기본적 역할은 자세를 유지하는 데 그친다는 분석이 있다[7]. rocomotor가 안정되어 있으면 passenger의 근활동도 적어진다.

편마비 환자의 **파행**에서는 직접 passenger(체간부)에 대해 물리치료를 실시하는 것이 아니라 rocomotor(골반과 하반신)의 안정성을 확보하는 것이 중요하다.

✎ 용어해설

파행(claudication)
여러 요인에 의해 생기는 보상적 보행 동작. 뇌졸중 후의 회전보행(circumduction gait) 경직보행(spastic gait), 파키슨병에 의한 고착보행(frozen gait) 등이 대표적이다.

3. 마비되지 않은 쪽을 지지하는 쪽으로 한 운동요법

1) 한쪽 다리 브리지운동

편마비 환자에 대한 한쪽 다리 브리지(bridge)운동은 **bridge-tentacle**로 소개되어, 임상에서 널리 응용되고 있다[8]. 브리지는 '가교'를 의미하고, tentacle은 '현수교'를 의미한다. 즉, 대둔근 · 배부근군이 가교와 같이 아래에서 신체를 지지하고, 체간굴근군이나 대퇴사두근이 현수교와 같이 위에서 신체를 지지하는 동작을 가리킨다. 일반적인 브리지 운동과는 다르며, 체간굴근군의 근활동이 필요하다. 그 때문에 편마비 환자에 대해서 마비된 쪽의 대둔근 · 배부근군 및 측복근군의 근활동을 높이는 것을 목적으로 마비된 쪽을 지지하는 쪽으로 한 bridge-tentacle이 선택된다.

➔ 브리지-텐타클 (bridge-tentacle)

그러나 초음파 영상에서 측복근군의 움직임을 확인하면 지지하는 쪽보다 거상하는 쪽이 확실히 근육의 움직이 크게 변한다. 즉, 편마비 환자가 체간굴근군의 운동요법을 실시하는 경우에는 마비되지 않은 쪽을 지지하는 쪽으로 한 bridge-tentacle이 더 효과적인 것을 확인할 수 있었다(▶ 그림 9-11)[9].

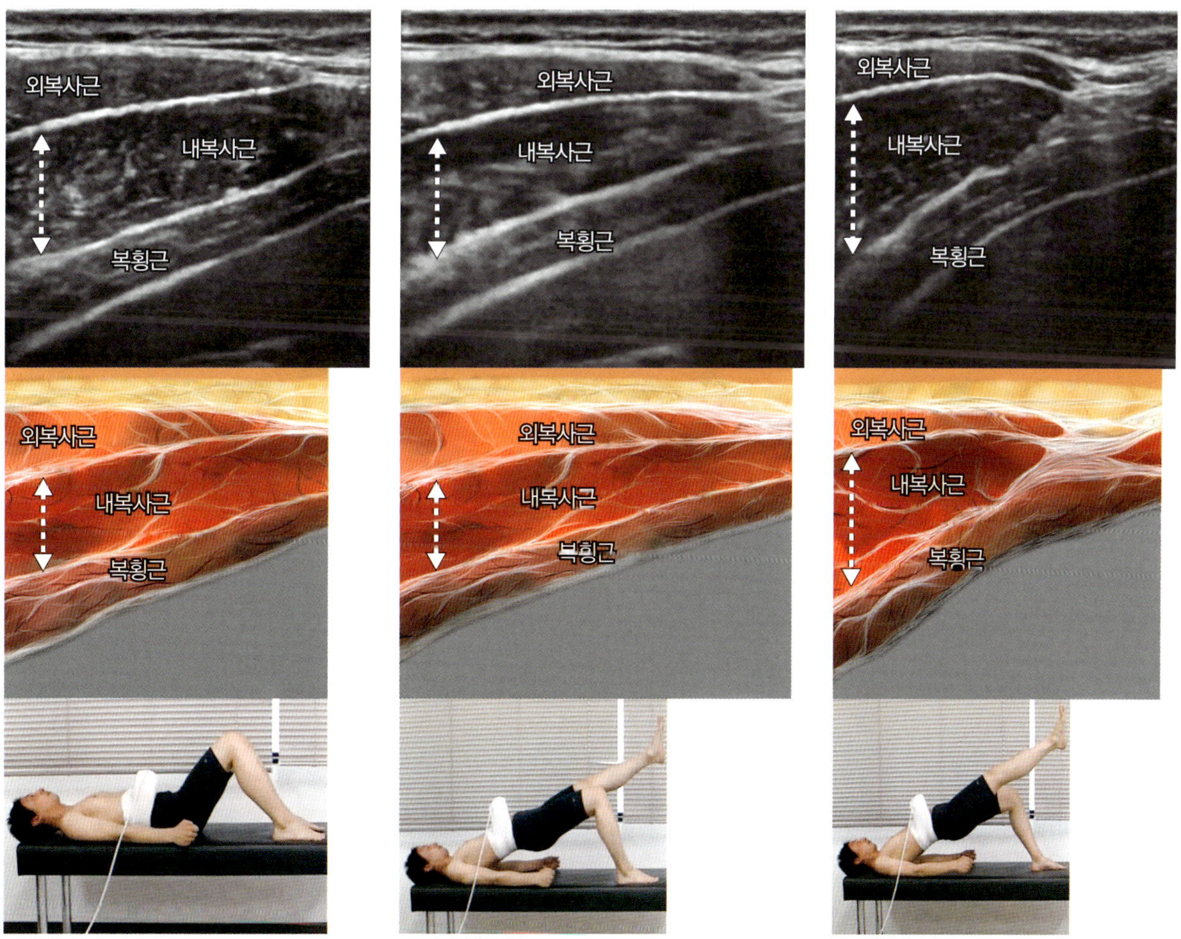

▶ 그림 9-11 **한쪽 다리 브리지운동과 측복근군(단축 영상)**

초음파 영상과 브리지 동작을 동시에 일어나게 하였다. 프로브는 배꼽 상부의 오른쪽 복측부 고정.
한쪽 다리 브리지운동에서 '지지하는 쪽'보다 '거상하는 쪽'이 내복사근의 활동성이 높은 것을 확인할 수 있었다.

한쪽 다리 브리지운동에서 수축 촉진 방법

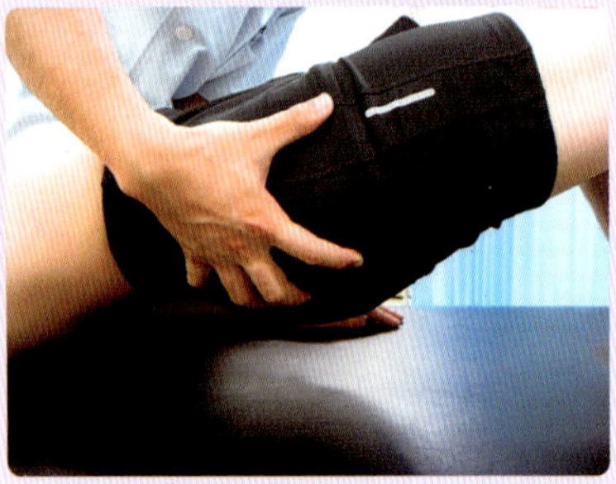

마비되지 않은 쪽을 지지하는 쪽으로 하여 마비된 쪽을 거상하는 한쪽 다리 브리지 운동을 지도한다(▶ 그림 9-11 참조). 내복사근은 골반과 하위 늑골을 연결하기 위해 골반 조절에 중점을 둔다.
환자에게는 '거상한 하지는 가급적 체간과 수평이 되도록' 지도한다. 도움이 필요한 경우에는 골반을 양손으로 확실하게 꽉 쥐고 골반 조절을 의식하게 한다.

[참고문헌]

1) Hsieh CL, Sheu CF, Hsueh IP, et al : Trunk control as an early predictor of comprehensive activities of daily living function in stroke patients. Stroke 33 : 2626-2630, 2002
2) Grew ND : Intraabdominal pressure response to loads applied to the torso in normal subjects. Spine (Phila Pa 1976) 5 : 149-154, 1980
3) 坂本親宣：作業関連性腰痛の予防に関するアプローチ―セラピストの立場から．日本腰痛学会雑誌 12：39-43，2006
4) Kawamura K, et al: Gender Differences in the Thickness of Deep Trunk Muscles Using Ultrasonography in Upright Standing. WCPT-AWP & ACPT Congress 2013にて発表
5) 潮見泰藏：脳卒中に対する標準的理学療法介入―何を考え，どう進めるか？ pp2-9，文光堂，2007
6) 三津橋佳奈，工藤慎太郎，前沢智美，他：正常歩行時の側腹筋群の動態―超音波画像診断装置を用いて．第49回日本理学療法学術大会(2014)にて発表
7) Götz-Neumann K(著)，月城慶一，山本澄子，他(訳)：観察による歩行分析．pp22-39，医学書院，2010
8) Davies PM(著)，冨田昌夫(監訳)，額谷一夫(訳)：Right in the Middle(ライトインザミドル)―成人片麻痺の選択的な体幹活動．pp18-23，シュプリンガー・フェアラーク東京，1991
9) 前沢智美，工藤慎太郎，三津橋佳奈，他：片脚ブリッジ時における挙上側・支持側の内腹斜筋・腹横筋の観察―超音波画像診断装置を用いて．第29回東海北陸理学療法学術大会(2013)にて発表

고관절 골관절염

Osteoarthritis of the hip

10

증례

30세, 여성. 학생 시절부터 운동을 하면 고관절에 통증이 있어 정형외과를 방문했더니 관골구 형성이상(acetabular dysplasia)이라는 진단을 받았다. 당시 근력 트레이닝을 하면서 증상이 심할 때는 운동을 쉬었기 때문에 일상생활에 지장은 없었다.

최근 보험회사 영업으로 걸어다니거나 계속 서 있는 일이 많아지면서 고관절과 허리의 통증이 종종 나타났다. 또한 동료에게도 걸음걸이가 이상하다는 지적을 받아 정형외과를 찾아갔는데 **고관절 골관절염**이라는 진단을 받았다. 약물요법을 실시하고 안정을 취했더니 증상은 경감되었지만, 보행 시 통증이 남아 물리치료를 시작하였다.

→ 고관절 골관절염 (osteoarthritis of the hip)

보행 관찰로 트렌델렌버그 보행이 확인되어 고관절의 가동범위와 근력이 전체적으로 저하되었음을 확인하였다. 특히 가동범위는 고관절의 신전/내전/내 · 외회전이 강하게 제한되었고, 근력은 고관절의 외전/굴곡/신전/외회전이 저하되어 있었다. 고관절의 가동범위와 근력을 개선시키기 위해 트레이닝을 실시하였다. 특히 트렌델렌버그 보행을 개선하기 위해 Ⅰ고관절외전근의 근력 강화와 스트레칭을 중점적으로 실시하였다. 그 후, 튜브를 사용하여 일어서는 동작을 하도록 지도하자 통증은 원만히 경감되었다.

그러나 환자로부터 빠르게 걸으려 하면 잘 걸을 수 없다는 하소연을 들었다. 다시 보행 관찰을 통해 말기입각기(terminal stance)에서 고관절의 신전이 감소하였고 골반의 전방 경사가 증가하였음을 확인하였다. 따라서 Ⅱ고관절의 굴곡, 외회전에 대한 근력 강화를 추가적으로 시행하였다. 2주 후, 보행 중의 보폭과 보행 속도도 개선되어 정기적으로 보행 지도 등을 실시하여 경과를 관찰하기로 하였다.

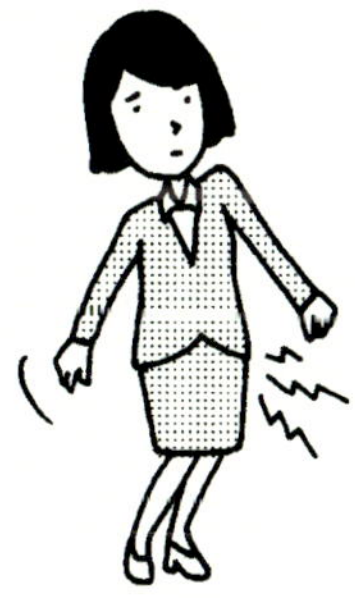

Ⅰ 왜, 고관절외전근의 근력 강화로 보행이 개선되었는가?

1. 고관절 골관절염일 때 고관절외전근의 형태와 기능
2. 중둔근 · 소둔근을 초음파로 관찰해 보자!
3. 중둔근 · 소둔근의 운동요법

Ⅱ 왜, 장요근과 심층에 위치한 6개 외회전근의 근력 강화로 보행이 개선되었는가?

1. 보행 중에 나타나는 고관절굴근의 근활동
2. 장요근과 심층에 위치한 6개 외회전근을 초음파로 관찰해 보자!
3. 장요근과 심층에 위치한 6개 외회전근의 운동요법

I 왜, 고관절외전근의 근력 강화로 보행이 개선되었는가?

1. 고관절 골관절염일 때 고관절외전근의 형태와 기능

1) 고관절 골관절염의 분류

● 병인에 따른 분류

고관절 골관절염은 그 병인이 특별히 없는 일차성과 어떠한 질환이나 외상 등과 같은 병인이 명확한 이차성으로 분류된다. 일본에서는 선천성 고관절 탈구나 관골구 형성이상 등과 같은 병인이 확실한 **이차성 골관절염**이 많다. **관골구 형성이상**이란 고관절을 구성하는 관골의 관골구가 충분히 형성되지 않아 적합성이 불량인 상태를 말한다(▶ 그림 10-1). 그러므로 고관절 운동 시 관절면에 가해지는 응력이 증가하고 관절의 변형이 진행된다.

➔ 관골구 형성이상 (acetabular dysplasia)

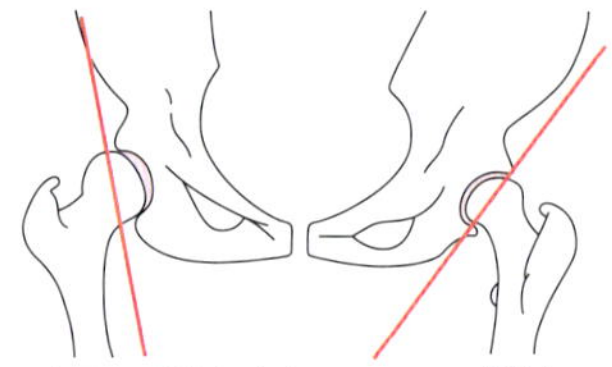

▶ 그림 10-1
관골구 형성이상의 고관절

● 진행에 따른 분류

고관절 골관절염은 진행의 정도에 따라 **초기 골관절염**, **전 골관절염**, **진행기 골관절염**, **말기 골관절염**으로 나뉜다.

유병 기간이 길고 진행성 질환이기 때문에, 운동요법으로 동작을 개선하여 통증의 경감과 변형의 예방을 기대할 수 있다.

2) 보행 동작에 영향

고관절 골관절염 환자의 보행 동작을 보면, 골반의 수평 자세를 유지하기 어려운 경우가 있다. 이는 흔드는 다리 쪽의 골반이 하강하면 디디는 다리 쪽 고관절의 보상범위가 저하하고 고관절 응력이 강해지기 때문이다. 이것이 **트렌델렌버그 보행**이다(▶ 그림 10-2a).

➔ 트렌델렌버그 보행 (Trendelenburg gait)

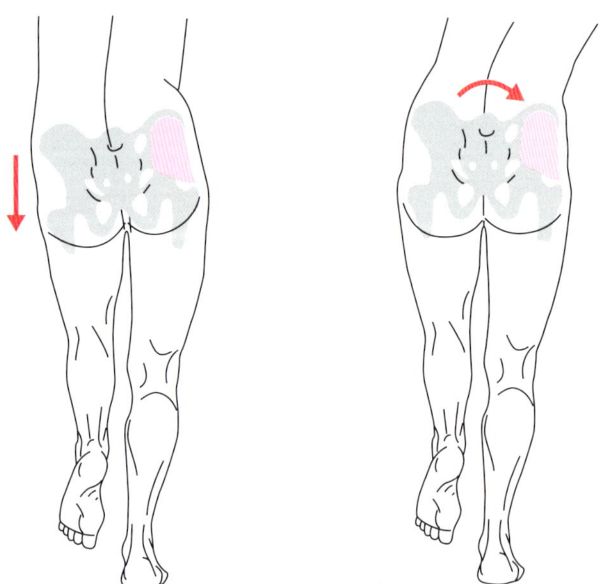

▶ 그림 10-2 트렌델렌버그 보행과 뒤시엔느 보행

a: 트렌델렌버그 보행. 중둔근의 근력 저하로 흔드는 머리 쪽으로 골반이 기운다.

b: 뒤시엔느 보행. 중둔근의 근력 저하를 보상하듯 디디는 다리 쪽으로 체간을 기울인다.

한편, 보행 중 통증을 감소시키기 위해 골반을 디디는 다리 쪽으로 크게 기울이는 경우가 있다는 보고가 있다[1, 2]. 이는 디디는 다리 쪽 골두의 보상범위를 올리려는 보상 동작으로 이해할 수 있다. 이것이 **뒤시엔느 보행**이다(▶ 그림 10-2b)

→ 뒤시엔느 보행 (Duchenne gait)

3) 중둔근의 기능

골반의 전방 경사가 증가하면 고관절의 외전 모멘트(moment)가 발휘될 때 대둔근의 역할이 증가한다고 한다[3]. 골반운동이 정상 보행에서 벗어나면 고관절의 주위근에 대한 역학적 반응이 변한다. 그 때문에 고관절 골관절염에서는 골반의 측방 경사를 제어하는 것이 중요하다.

→ 중둔근 (gluteus medius muscle)

특히 중요한 것이 **중둔근**이다. 고관절 골관절염의 중둔근은 위축되어 있어 경체각(neck-shaft angle)이 변화하고 고관절의 모멘트 팔(moment arm)과 근육 길이가 짧아지며, 발휘되기 쉬운 각도는 외전위로 이행한다[4]. 이 근력 저하를 보상하듯 말기 골관절염의 증례를 보면, 보행하거나 계단을 오르내릴 때 중둔근의 근활동이 활발해진다고 한다[5].

또한 중둔근은 조직학적으로 **type 1 섬유**가 많고[6], 자세 유지 등에서 지근섬유(slow muscle fiber)로 기능한다. 고관절 골관절염에서는 **type 2 섬유** 우위의 위축이 일어나는 경우도 보고되었는데[6] 이 현상은 근전도학적으로도 증명되었다[7, 8]. 특히, **wavelet 변환**을 사용하여 보행 중 중둔근의 근전도에서 주파수 분석을 실시한 결과[9, 10], 고관절 골관절염 환자의 경우 발꿈치딛기(heel contact) 직후 건강한 사람에게서 보이는 속근섬유의 급격한 활동 상승이 관찰되지 않았다고 한다.

즉, 고관절 골관절염에 대한 중둔근의 근력을 강화하려면 입각기 초기에 중둔근 속근섬유의 활동성을 높이는 운동을 해야 한다. 최근에는 수술 후 부분적인 부하 보행 시 의식적으로 발 뒤꿈치를 접지하게 하여, 건강한 사람 정도는 아니지만 중둔근 속근섬유의 활동을 활발하게 할 수 있다고 한다[11].

✎ 용어해설

Type1 섬유
지근(적색근)섬유. 수축속도는 느리지만, 지구력이 강하다.

Type2 섬유
속근(백색근)섬유. 수축속도는 빠르지만, 지구력이 약하다.

✎ 용어해설

Wavelet 변환
주파수 분석 중 하나. 자주 사용되는 고속 푸리에 변환(fast Fourier transformation)은 변환하는 과정에서 시간축을 잃는다. Wavelet 변환은 시간축을 유지하면서 계산할 수 있어 동작 중 주파수 분석에 적합하다.

2. 중둔근 · 소둔근을 초음파로 관찰해 보자!

● **중둔근**

기 시 : 장골익(전둔근선과 후둔근선 사이)
종 지 : 대전자
신경지배 : 상둔신경
작 용 : 고관절 외전
전부: 고관절 굴곡 · 내회전 작용을 한다
후부: 고관절 신전 · 외회전 작용을 한다

● **소둔근**

기 시 : 장골익(전둔근선과 하둔근선 사이)
종 지 : 대전자 전방
신경지배 : 상둔신경
작 용 : 고관절 외전(고관절 굴곡 · 내회전 작용을 한다)

● **중둔근 · 소둔근의 주행**

중둔근의 기시부 대부분은 대둔근에 덮여 있어 체표면에서 관찰할 수 없다. 중둔근의 전방 부분만 체표(면)에서 촉지할 수 있다(▶ 그림 10-3). 중둔근은 표층에서 관찰하면 전방과 후방, 또는 전방 · 중앙 · 후방의 2~3 근속으로 분류된다. 그러나 심층에서 관찰하면 그 경계는 뚜렷하지 않다. 또한 중둔근은 둔근막에서도 기시하고, 근복 중앙에 위치하는 종지건을 표층 · 심층에서 끼워 넣듯 비스듬히 주행한다(▶ 그림 10-4). 중둔근의 심층에 위치하는 소둔근과의 사이에서 후방 부분에는 상둔신경과 상둔동 · 정맥이 주행하여 경계가 뚜렷하다. 따라서 본서에서는 중둔근을 표층 · 심층으로 분류한다.

● **고관절 운동 시 나타나는 움직임**

중둔근은 고관절의 외전운동으로 후방에 모이듯 수축한다.

소둔근은 고관절의 내회전운동으로 전방에 활주하듯 수축한다.

● **보행 시 나타나는 움직임**

보행 중 중둔근의 움직임을 관찰하였다. 지금까지 고관절 외전에 작용하는 중둔근은 골반을 수평 자세로 유지하기 위해 등척성수축을 한다고 여겨져 왔다.

그러나 초기닿기에서 말기입각기를 향해 중둔근의 근속은 줄어들었다. 이는 중둔근이 **구심성수축을** 하는 것으로, 보행 중 고관절의 신전운동을 실시하고 있기 때문이다(▶ 그림 10-5).

● **보행속도와 중둔근의 관계**

보행속도를 증가시키자 고관절의 신전 각도와 보폭이 증가하고, 중둔근의 근섬유속 길이가 급격한 변화를 보였다. 초기닿기에서 말기입각기까지 나타나는 근섬유속 길이의 변화량과 고관절의 신전 각도는 상관계수 0.71로 양의 상관관계를 보였다. 즉, 고관절의

✎ 용어해설

구심성수축(concentric contraction)
근의 길이가 짧아지면서 장력을 발휘하는 수축 유형.

원심성수축(eccentric contraction)
근의 길이가 길어지면서 장력을 발휘하는 수축 유형.

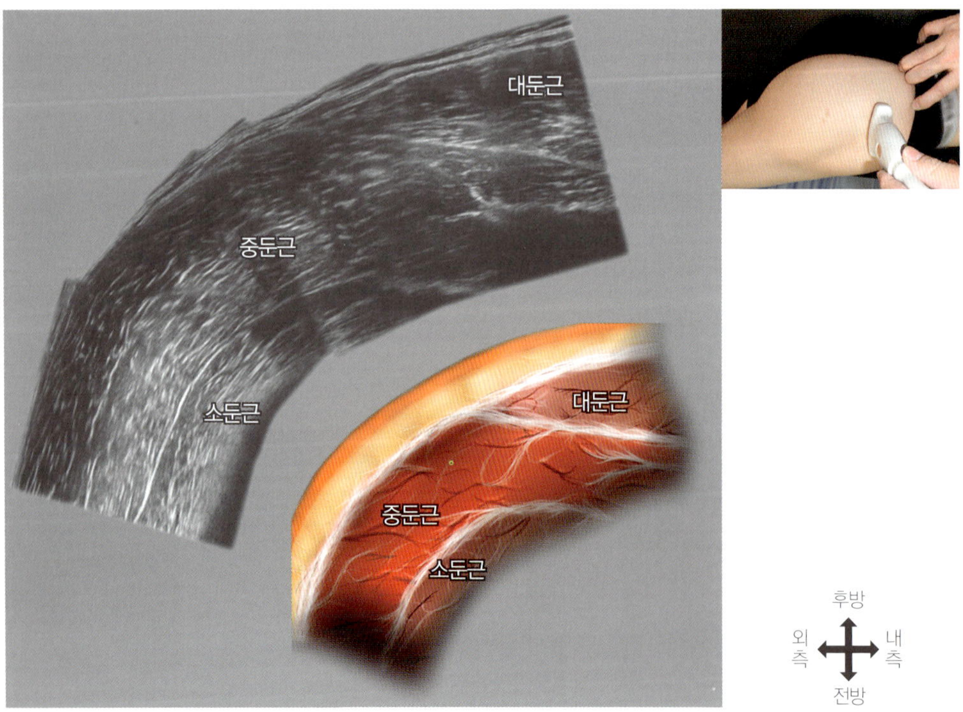

▶ 그림 10-3 둔부 외측의 파노라마 영상(단축 영상)

후방 부분에서는 대둔근의 심층에 중둔근이 위치하고, 전방 부분은 중둔근이 표층에 위치한다. 중둔근의 심층에는 소둔근이 위치한다.

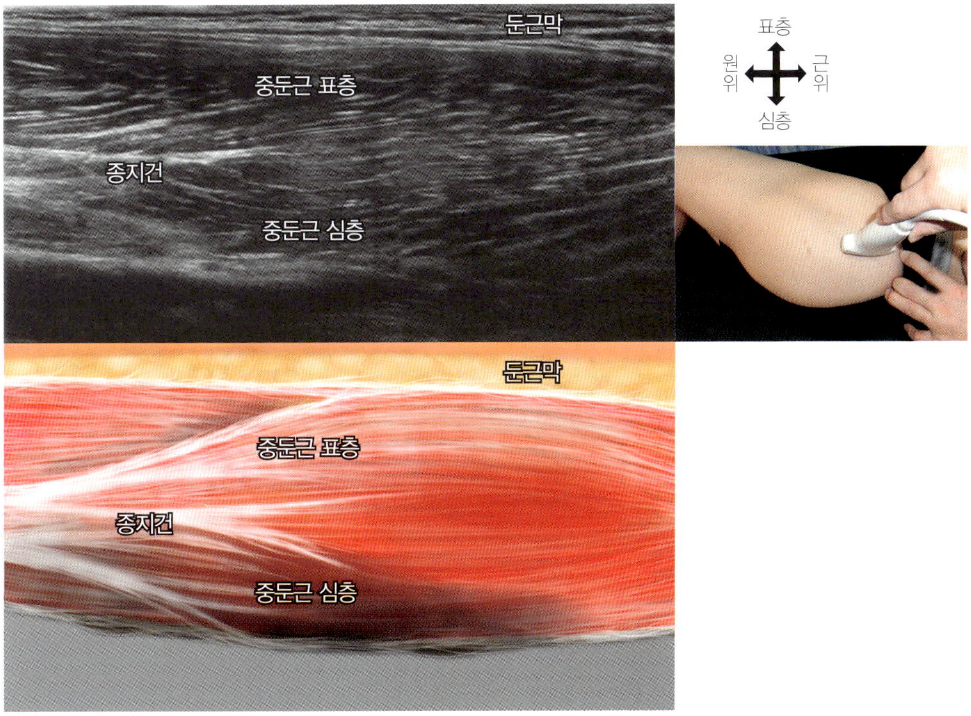

▶ 그림 10-4 **중둔근의 파노라마 영상(장축 영상)**

중둔근은 근복 중앙에 종지건이 존재하고, 종지건을 향해 둔근막에서 기시하는 표층 근복과 장골익에서 기시하는 심층 근복으로 구성된다.

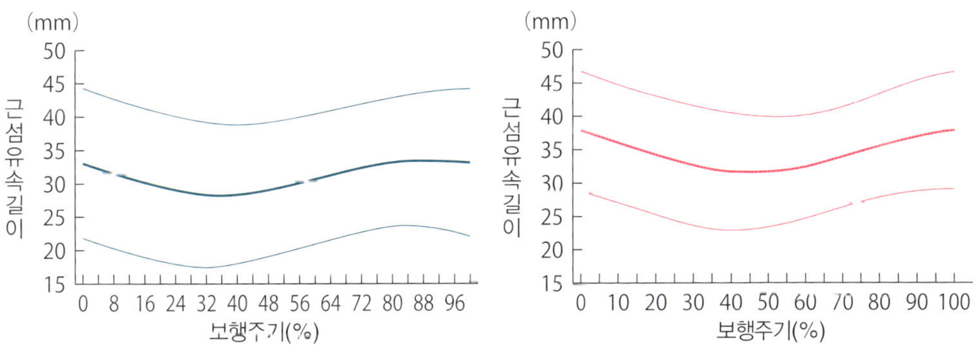

a 보통 속도(4km/h)　　b 속보(6km/h)

▶ 그림 10-5 **보행 시 중둔근의 활동**

신전 각도가 증가하는 예를 보면 중둔근의 단축량이 커져 있었다. 이때, 고관절에는 고관절굴근으로부터 음의 관절모멘트파워가 작용한다(**원심성수축**을 실시한다).

즉, 중둔근의 수축으로 둔근막과 종지건의 긴장이 높아지며 건의 강한 탄성력을 이용하여 고관절의 신전 각도를 증가시킨다고 볼 수 있으므로 앞으로 더욱 더 검토해야 한다.

초음파 해부로 알 수 있는 것

- 중둔근은 고관절의 외전운동과 함께 후방으로 활주한다
- 소둔근은 고관절의 내회전운동과 함께 전방으로 활주한다
- 중둔근은 입각기의 고관절 신전운동과 함께 구심성수축을 하고 있다

3. 중둔근 · 소둔근의 운동요법

고관절 골관절염에서는 중둔근의 근력이 저하하기 때문에 근력을 강화시키는 것이 중요하다. 한편, 중둔근의 근육 길이는 줄어들고 고관절의 내전 가동범위가 강하게 제한되어 있는 경우가 있다. 이러한 경우에는 고관절외전근을 스트레칭해야 한다.

1) 중둔근의 직접적인 스트레칭과 수축 촉진 방법

중둔근은 능동운동으로 외전하면서 후방으로 활주한다. 그러므로 중둔근의 근복을 전방으로 움직이면서 고관절을 내전시키면 중둔근을 직접 스트레칭할 수 있다.

또한 중둔근의 수축을 촉진하기 위해서는, 고관절의 외전운동에 따른 근복의 후방 이동을 촉진하여 보다 쉽게 수축시킬 수 있다.

중둔근의 수축 촉진 방법

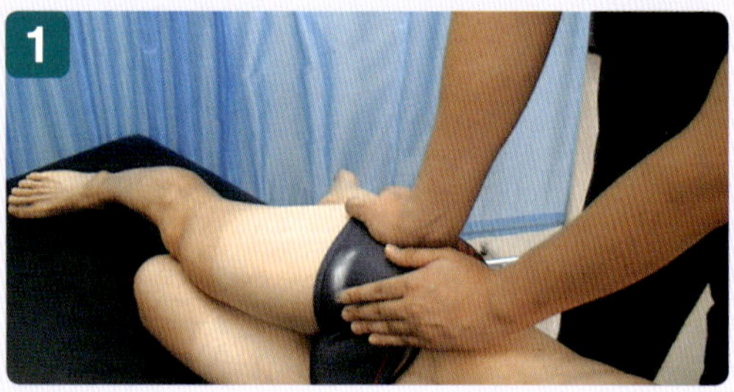

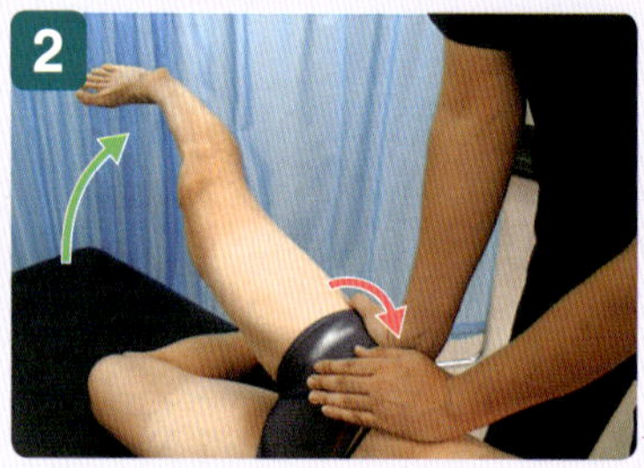

1 시작 자세.

2 고관절의 외전운동에 따른 중둔근의 후방 이동을 맨손으로 유도한다.

→ : 치료사가 힘을 가하는 방향

→ : 환자가 움직이는 방향

2) 소둔근의 수축 촉진 방법

고관절의 외전운동을 실시하면 중둔근이 강하게 수축되기 때문에, 소둔근은 능동운동으로 고관절의 내회전운동을 한다. 이때, 중둔근의 심층에 위치하는 소둔근을 중둔근과 함께 전방으로 이동시켜 수축시킬 수 있다.

소둔근의 수축 촉진 방법

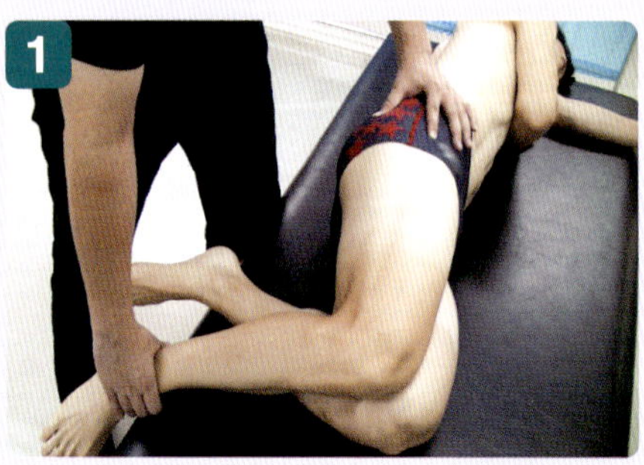

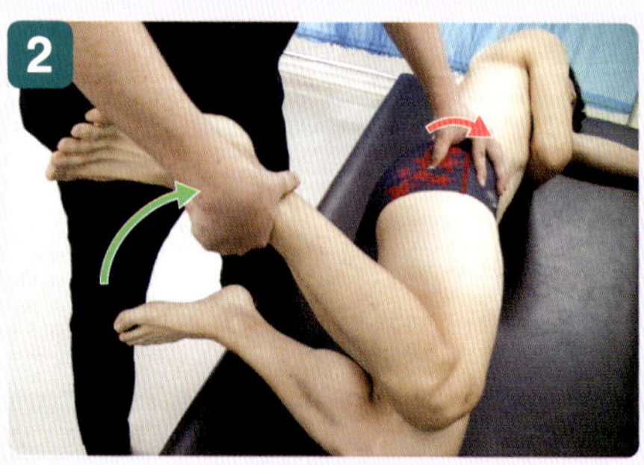

1 시작 자세.

2 고관절의 내회전운동에 따른 소둔근의 전방 이동을 맨손으로 유도한다.

3) 스텝 과제

보행 중 말기입각기(terminal stance, TSt)의 고관절운동을 재현하기 위해 스텝 과제를 실시하였다.

스텝 과제

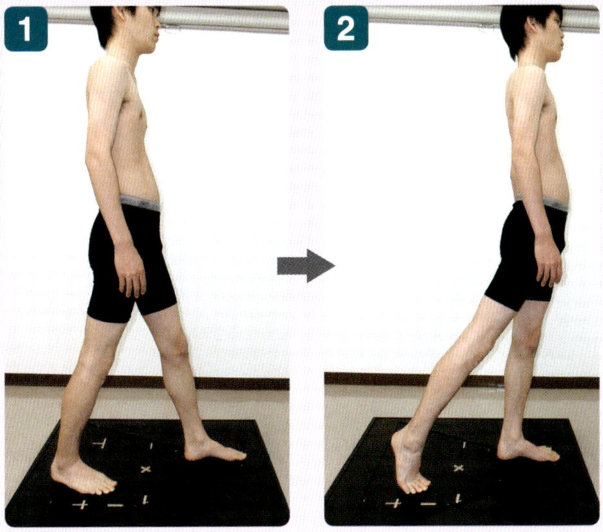

반대쪽(왼발)을 한 걸음 앞으로 내민 자세에서 대상이 되는 쪽(오른발)으로 걷어차며 왼발 바로 위에 골반이 올 때까지 이동시킨다. 이 운동을 할 때 우측관절운동은 보행 중의 말기입각기(TSt)와 유사하였다.

II 왜, 장요근과 심층에 위치한 6개 외회전근의 근력 강화로 보행이 개선되었는가?

1. 보행 중에 나타나는 고관절굴근의 근활동

1) 고관절 신전운동의 제한

고관절 골관절염의 대표적인 이상 보행에 트렌델렌버그 보행과 뒤시엔느 보행이 있다. 그러나 임상 현장에서 그에 대한접근만으로 보행이 개선되는 경우는 드물다.

인공 고관절 치환술에 이르는 고관절 골관절염 환자는 입각기에 고관절의 굴곡 각도가 증가하고, 말기입각기(TSt)에 고관절의 신전이 감소한다고 한다[12]. 초기 · 전 골관절염 환자에게서도 같은 현상을 볼 수 있다는 보고도 있다[13].

즉 트렌델렌버그 보행이나 뒤시엔느 보행이 출현하면서 아니면 그보다 이전에 보행 중에 나타나는 고관절의 신전운동은 제한된다고 볼 수 있다. 특히 말기입각기(TSt)에 고관절의 신전은 전방으로 나아가려는 추진력을 발생시키기 때문에 신전이 제한되면 보행에 지장을 주게 된다.

2) 정상 보행의 운동역학

정상 보행에서 고관절은 20° 신전한다. 지면반발력 벡터는 고관절의 후방을 통과하기 때문에 고관절에 외부 신전 모멘트가 작용한다. 거기에 대항하듯 고관절굴근에 의해 내

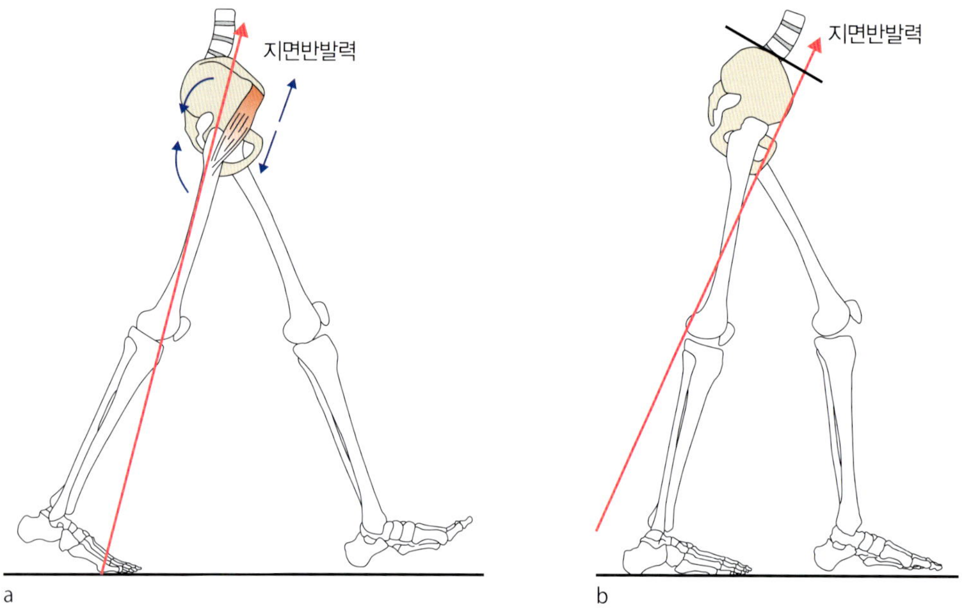

▶ 그림 10-6 **정상 보행과 보상성 보행**

a: 정상 보행의 말기입각기(TSt)

b: 보상성 보행. 골반이 전방 경사되어 있다.

부 굴곡 모멘트가 생성된다. 운동 방향은 신전이므로 고관절굴근은 신장된다. 즉, 고관절굴근의 **원심성수축**으로 말기입각기(TSt)에 이를 수 있다(▶ 그림 10-6).

3) 보상성 보행의 운동역학

관골구 형성이상 등으로 불안정한 고관절을 보상하는 보행에서는 골반을 전방 경사하여 고관절의 안정성을 높인다(▶ 그림 10-6). 그러나 그에 따라 고관절의 굴곡 각도가 증가하면 말기입각기(TSt)의 지면반발력 벡터가 고관절의 전방을 통과하여 내부 고관절의 신전 모멘트가 작용한다. 따라서 고관절굴근의 원심성수축을 대신하여 말기입각기(TSt)의 동력원으로 고관절신근의 구심성수축이 요구된다. 그러나 고관절 골관절염의 진행에 따라 고관절신근의 활동량이 저하될 수도 있고 대둔근의 근력도 저하하기 때문에, 충분히 근력을 발휘하지 못하고 전방으로 나아가려는 추진력은 저하된다. 이것을 보상하기 위해 더욱 더 골반을 전방 경사시켜 고관절의 신전 모멘트를 증가시킨다.

또한 유각기에서는 고관절굴근의 구심성수축으로 하지를 흔들며 나아간다. 그러나 고관절의 굴곡 근력이 골반의 전방 경사로 발휘되기 어려운 상태가 되어 에너지 효율이 낮은 보행이 되고 만다(▶ 그림 10-7).

4) 고관절의 동적 안정성 향상

이처럼 말기입각기(TSt)에서의 보상성 보행은 고관절의 안정성이 낮으면 나타난다. 그러므로 말기입각기(TSt)에서 고관절의 신전을 발생시키기 위해서는 고관절신근을 강화하거나 고관절의 신전 각도를 확보하면서 고관절의 동적 안정성을 향상시키는 것이 중요하다.

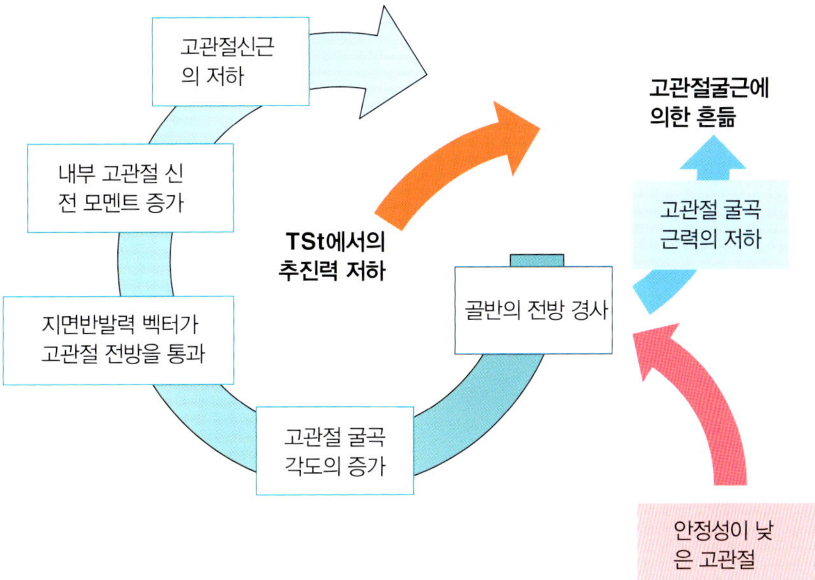

▶ 그림 10-7 **고관절 골관절염에 의한 이상 보행의 악순환**

안정성이 낮은 고관절인 경우에는 안정성을 높이기 위해 골반을 전방 경사시켜 고관절 굴곡 각도를 증가시킨다. 이로 인해 보행 시의 지면반발력 벡터가 고관절 전방을 통과하여, 내부 고관절 신전 모멘트가 증가하고 고관절신근의 약화를 보상한다. 따라서 말기입각기(TSt)에 추진력이 저하하므로 고관절굴근이 보상적으로 하지를 흔든다.

고관절의 동적 안정성을 높이는 근육은 그 주행에서 **장요근**과 **심층에 위치한 6개 외회전근**이라고 볼 수 있다. 따라서 본 증례에서 이 근육들의 근력을 강화시키는 트레이닝을 실시하자 보폭이 증가하였고 보행속도도 개선되었다.

➜ 장요근 (iliopsoas muscle)

➜ 심층에 위치한 6개 외회전근 (six deep lateral rotators muscle)

2. 장요근과 심층에 위치한 6개 외회전근을 초음파로 관찰해 보자!

1) 장요근의 초음파 해부

● **대요근**

기 시 : 천두: 제12흉추~제4요추의 척추체와 주간원판
심두: 제12늑골과 제1~5요추늑골돌기

종 지 : 소전자

신경지배 : 요신경총

작 용 : 고관절 굴곡, 외회전

● **장골근**

기 시 : 장골와

종 지 : 소전자

신경지배 : 대퇴신경

작 용 : 고관절 굴곡, 외회전

● 장요근의 주행

장요근은 **대요근**과 **장골근** 두 근육을 총칭한다. 대요근의 전방에 **소요근**이 존재하는 경우가 있는데, 그러한 경우에는 세 근육을 총칭한다. 대요근은 요추와 대퇴골을 직접 연결하는 유일한 근육이다.

대요근과 장골근은 함께 서혜인대 심층의 근열공(근육칸)을 통과하고 대퇴골두의 전방을 지나 후방을 향해 돌아 들어가 소전자에 부착된다(▶ 그림 10-8). 서혜인대를 넘어서부터 소전자를 향해 후방으로 돌아 들어가기까지의 부위는 체표에서부터 촉진할 수 있다. 이때 만질 수 있는 근복은 대부분이 장골근이다. 또한 이 부위의 바로 내측에는 대퇴동맥 · 정맥이 주행하고 있으므로 이 혈관을 지표로 촉진하면 알기 쉽다(▶ 그림 10-9).

➔ 대요근 (psoas major muscle)

➔ 장골근 (iliacus muscle)

➔ 소요근 (psoas minor muscle)

● 고관절 굴곡 시 일어나는 움직임

서혜인대 원위부의 장요근은 고관절 굴곡운동으로 대퇴골두를 배측으로 밀면서 약간 외측으로 흘러가듯 수축한다. 이는 장요근이 대퇴골두의 안정화에 작용하기 때문이다. 또한 이 부위에서는 장골근이 차지하는 비율이 높고, 장골근이 외측을 향해 잡아당기듯이 수축하는 것에서 기인한 것으로 볼 수 있다.

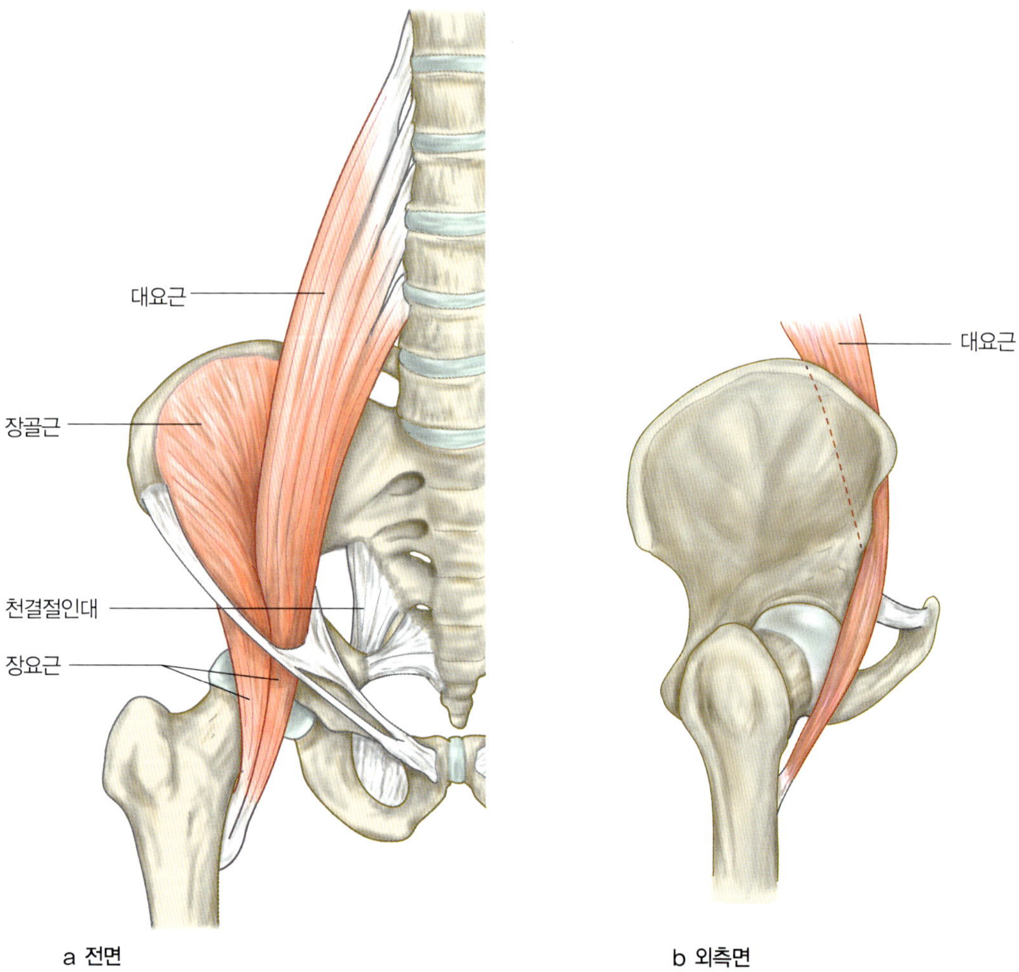

▶ 그림 10-8 장요근의 주행

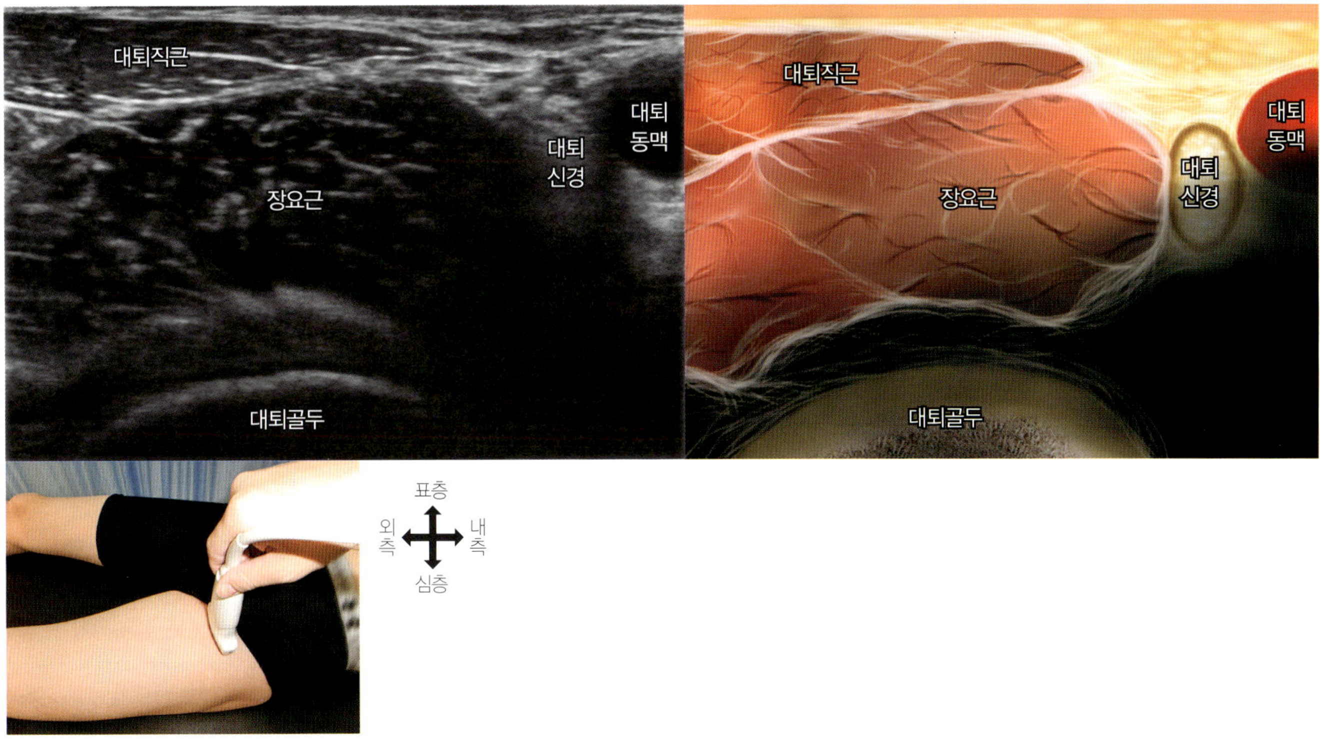

▶ 그림 10-9 **장요근의 단축 영상**

장요근은 근열공(근육칸)을 대퇴신경과 함께 통과한다. 또한 표층에는 대퇴직근이 위치한다.

초음파 해부로 알 수 있는 것

· 장요근은 서혜인대의 원위부, 대퇴 · 동정맥의 외측에서 촉진할 수 있다

· 장요근은 고관절의 굴곡운동으로 굴곡 초기에 대퇴골두를 배측으로 밀어 넣으며 외측으로 이동한다

2) 심층에 위치한 6개 외회전근의 초음파 해부

기 시 : 이상근: 천골 전면
대퇴방형근: 좌골결절 외면
상쌍자근: 좌골극
하쌍자근: 좌골결절 상부
내폐쇄근: 폐쇄막 내면
외폐쇄근: 폐쇄막 외면

종 지 : 이상근: 대전자 후근위단
대퇴방형근: 대전자의 원위부와 전자간릉
상쌍자근: 내폐쇄근의 건
하쌍자근: 내폐쇄근의 건
내폐쇄근: 전자와
외폐쇄근: 전자와

신경지배 : 외폐쇄근만 폐쇄신경 지배. 그 외의 근육은 천골신경 지배

작 용 : 고관절 외회전(이상근은 고관절 외전, 외폐쇄근과 대퇴방형근은 고관절 내전)

● 심층에 위치한 6개 외회전근의 주행과 작용

심층에 위치한 6개 외회전근은 대둔근의 심층에 있는 이상근, 대퇴방형근, 상 · 하쌍자근, 내 · 외폐쇄근의 여섯 근육을 가리킨다(▶ 그림 10-10).

심층에 위치한 6개 외회전근 중 가장 근위를 차지하는 근육이 **이상근**이며, 고관절의 내전/외전 운동축 상방을 통과하기 때문에 외전 작용을 한다.

외폐쇄근은 유일하게 폐쇄신경의 지배를 받고, 내전근 중 하나이다.

대퇴방형근은 내전/외전 운동축의 하방을 통과하기 때문에 내전 작용을 한다.

내폐쇄근의 근위에는 **상쌍자근**, 원위에는 **하쌍자근**이 존재한다. 이 세 근육은 독립된 근이라기보다 지배신경의 관점으로 보면 같이 종지하는 삼두근이라고 한다[14]. 그리고 근육 내 지배신경의 분포를 상세하게 조사한 것에 따르면, 두 쌍자근은 내폐쇄근의 일부로 볼 수 있다고 한다[15].

➔ 이상근 (piriformis muscle)

➔ 대퇴방형근 (quadratus femoris muscle)

➔ 상 · 하쌍자근 (superior/inferior gemellus muscle)

➔ 내 · 외폐쇄근 (obturator externus/internus muscle)

● 고관절 외회전 시 일어나는 움직임

대둔근의 심층에 대전자에 부착된 근속이 있다. 이 근속은 고관절이 외회전하면서 대전자 후방을 향한 회전운동을 이끌듯이 수축한다. 심층에 위치한 6개 외회전근은 고관

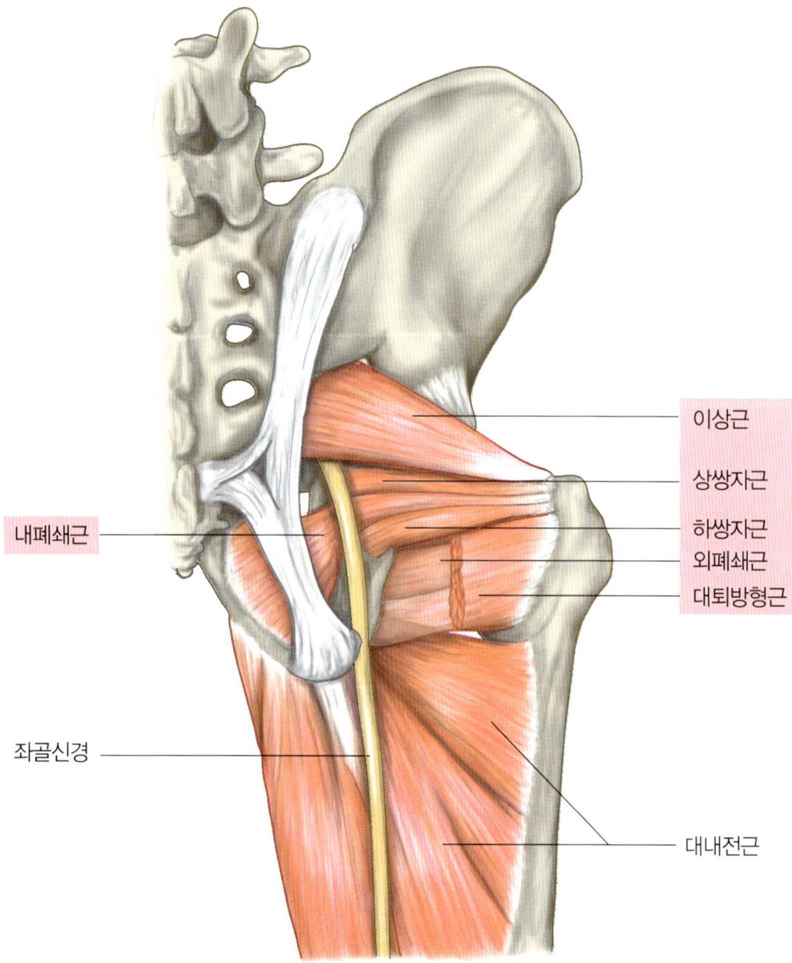

▶ 그림 10-10 심층에 위치한 6개 외회전근

▒이 심층에 위치한 6개 외회전근이다.

절의 외회전근 중에서도 가장 심층을 차지하고 고관절운동 시에는 항상 대퇴골두를 관골구로 끌어당겨 안정시키는 작용을 한다고 한다. 그 때문에 이 근속이 심층에 위치한 6개 외회전근이라 여겨진다.

초음파 해부로 알 수 있는 것

· 심층에 위치한 6개 외회전근은 고관절의 외회전으로 대전자를 후방으로 회전하듯이 수축한다

3. 장요근과 심층에 위치한 6개 외회전근의 운동요법

1) 장요근

장요근은 고관절 전면을 통과하며 고관절의 굴곡운동 초기에 대퇴골두를 후방으로 밀어 넣고 구심 자세로 하는 기능을 한다. 또한 고관절의 굴곡운동 시 근위로 저항을 가하면 장요근의 활동성이 높아진다고 한다.

그러므로 장요근의 운동요법은 고관절의 굴곡운동을 근위에 저항을 기한 상태에서 실시하는 것이 유효하다. 그동안 장요근은 외측에 활주하듯이 수축하기 때문에 대퇴골두의 표층에서 만져지는 근복을 외측으로 움직이면서 굴곡운동을 유도하는 것이 좋다.

또한 신장하는 동안에는 반대쪽의 고관절을 굴곡 자세로 유지하여 골반을 후방 경사하고, 요추를 굴곡 자세로 하여 보다 더 신전시킬 수 있다. 또한 이 자세에서 반대쪽의 고관절이 굴곡된 경우에는 **토마스 테스트**에서 양성이 나오고, 장요근의 단축을 의심한다.

✎ 용어해설

토마스 테스트(Thomas test)

누운 자세에서 검사하지 않는 쪽의 고관절을 최대로 굴곡한다. 이에 따라 골반이 후방경사 자세가 되기 때문에, 골반을 전방 경사시키는 장요근이 단축되어 있으면 검사하는 쪽의 대퇴가 침대 위로 들린다. 이 현상이 관찰되면 토마스 테스트는 양성이다.

이런 증상에도 사용한다!

사춘기에 발생하는 요추의 척추분리증이나 슬개건염(jumper's knee)의 증례에서도 장요근의 연축과 단축이 관찰된다.

이러한 증례에서 고관절의 신진 가동범위에 제한을 확인하는 경우에는 장요근의 수축 촉진 방법이 유효할 수 있다.

장요근의 수축 촉진 방법

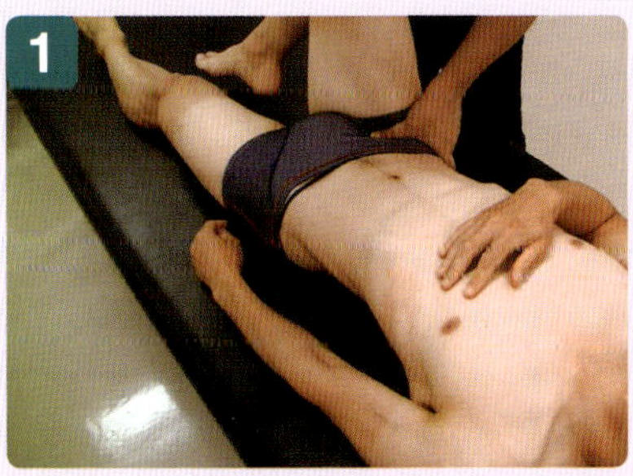

1 대퇴골두의 바로 위에서 장요근의 둥그스름한 부분을 만진다.

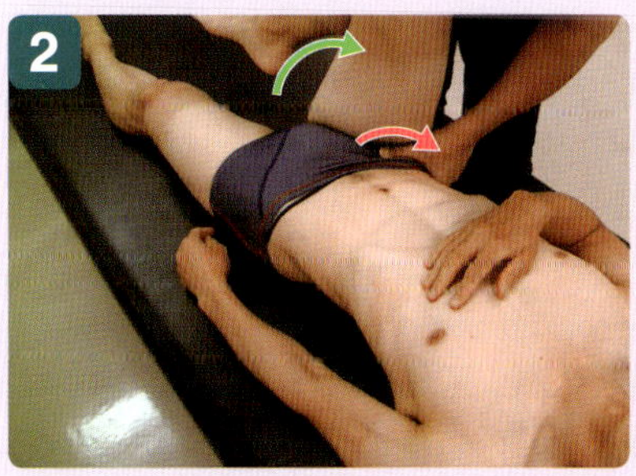

2 고관절의 굴곡운동과 함께 장요근의 근복 외측으로 이동하도록 유도한다.

2) 심층에 위치한 6개 외회전근

심층에 위치한 6개 외회전근은 고관절에 근접해 있고, 그 주행에서 고관절을 구심 자세로 유지하는 작용이 있다고 여겨진다.

이상근은 고관절의 신전 자세에서는 외회전 작용을 하지만, 90° 굴곡 자세에서는 내회전 작용으로 전환된다고 한다[17]. 그 외의 근육들은 고관절의 자세에 상관없이 외회전 작용을 한다.

내폐쇄근은 고관절 신전 자세 부근에서, 대퇴방형근은 30° 정도의 굴곡 자세에서, 그리고 외폐쇄근은 고관절 50° 굴곡 자세 부근에서 모멘트 팔(moment arm)이 가장 길다. 따라서 심층에 위치한 6개 외회전근 중에서 개별 근육 활동을 높이고 싶은 경우, 고관절의 굴곡 각도를 변화시키는 것이 좋다.

어떤 경우에도 대전자가 후방으로 돌아 들어가는 운동에 저항을 계속 가하는 도수 조작이 특히 중요하다.

평가 포인트

고관절의 기능이 저하된 증례의 대부분은 심층에 위치한 6개 외회전근의 근력이 저하되어 있다. 그러나 평가 방법이 확립되어 있지 않다. 심층에 위치한 6개 외회전근의 수축을 촉진한 후 고관절의 기능을 평가하는 것으로 심층에 위치한 6개 외회전근의 기능을 임상 현장에서 평가하고 있다.

심층에 위치한 6개 외회전근의 수축 촉진 방법

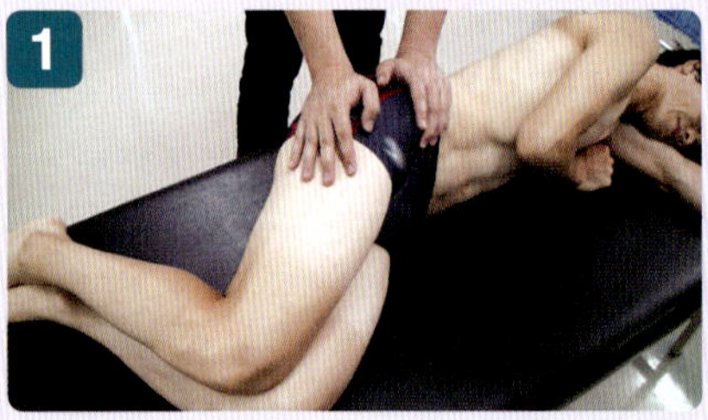

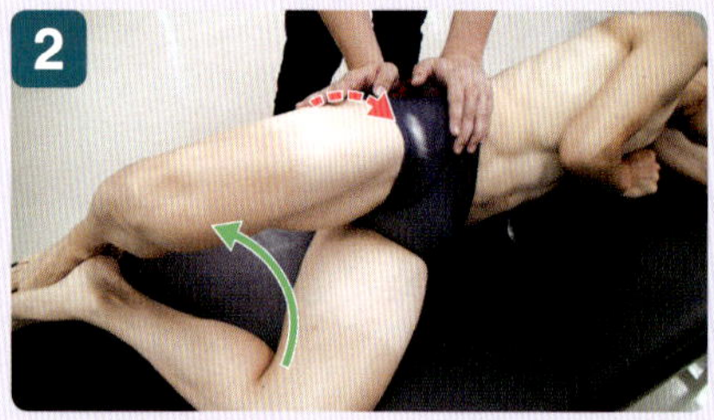

1 시작 자세.

2 고관절의 외회전운동에 따라 대전자가 후방으로 이동하는 것에 저항을 가하여 심층에 위치한 6개 외회전근의 수축을 촉진한다. 특히 대전자가 후방으로 회전하는 운동에 계속해서 저항을 가하도록 한다.

[참고문헌]

1) Wadsworth JB, Smidt GL, Johnston RC：Gait characteristics of subjects with hip disease. Phys Ther 52：829−839, 1972

2) Murray MP, Brewer BJ, Zuege RC：Kinesiologic measurements of functional performance before and after McKee−Farrar total hip replacement. A study of thirty patients with rheumatoid arthritis, osteoarthritis, or avascular necrosis of the femoral head. J Bone Joint Surg Am 54：237−256, 1972

3) 姫野信吉：剛体バネモデルによる股関節周囲筋群の収縮力推定について．リハビリテーション医学 28：1050，1991

4) Liu R, Wen X, Tong Z, et al：Changes of gluteus medius muscle in the adult patients with unilateral developmental dysplasia of the hip. BMC Musculoskelet Disord 13：101, 2012

5) Dwyer MK, Stafford K, Mattacola CG, et al：Comparison of gluteus medius muscle activity during functional tasks in individuals with and without osteoarthritis of the hip joint. Clin Biomech (Bristol, Avon) 28：757−761, 2013

6) Sĭrca A, Susec−Michieli M：Selective type II fibre muscular atrophy in patients with osteoarthritis of the hip. J Neurol Sci 44：149−159, 1980

7) 加藤 浩，神宮司誠也，河野一郎，他：変形性股関節症患者における中殿筋の組織学的特徴．国立大学理学療法士学会誌23：59−61，2001．

8) 石田和人，野々垣嘉男，谷田武喜，他：変形性股関節症における股関節外転筋の筋電図周波数特性．

理学療法学25：450－455，1998
9) 加藤　浩，藤野英次郎，上島隆秀，他：歩行解析における股関節中殿筋の質的評価の試み―wavelet変換による動的周波数解析．理学療法学26：179－186，1999
10) 加藤　浩，神宮司誠也，高杉紳一郎，他：股関節疾患患者における股関節中臀筋の組織学的・筋電図学的特徴　筋線維タイプと筋電図パワースペクトルとの関係．理学療法学29：178－184，2002
11) 加藤　浩：術後股関節疾患患者に対する踵接地を意識させた歩行訓練が股関節外転筋活動に及ぼす影響―表面筋電図による積分筋電図及びwavelet周波数解析．理学療法科学27：479－483，2012
12) Hurwitz DE, Hulet CH, Andriacchi TP, et al：Gait compensations in patients with osteoarthritis of the hip and their relationship to pain and passive hip motion. J Orthop Res 15：629－635, 1997
13) Watelain E, Dujardin F, Babier F, et al：Pelvic and lower limb compensatory actions of subjects in an early stage of hip osteoarthritis. Arch Phys Med Rehabil 82：1705－1711, 2001
14) Shinohara H：Gemelli and obturator internus muscles：different heads of one muscle? Anat Rec 243：145－150, 1995
15) Honma S, Jun Y, Horiguchi M：The human gemelli muscles and their nerve supplies. Kaibogaku Zasshi 73：329－335, 1998
16) 近藤　仁，山北和幸，畑川猛彦，他：抵抗位置の違いが関節運動に与える影響―股関節屈曲筋力からみた近位抵抗の有効性．Journal of Athletic Rehabilitation 3：95－100，2002
17) Delp SL, Hess WE, Hungerford DS, et al：Variation of rotation moment arms with hip flexion. J Biomech 32：493－501, 1999

햄스트링의 근육좌상 11

Muscular strain of hamstring muscle

증례

40세, 남성. 회사원으로, 10년 전부터 취미로 조기야구를 하였다. 어느 날, 연습 중 1루를 향해 달릴 때 대퇴 후면에서 통증을 느끼게 되었다. 그 후, 야구를 그만두었다. 하루종일 책상 업무를 하는 일이 많고 출퇴근은 자동차를 이용하며 일상생활에서 특별히 문제 되지 않아 병원을 가지 않았다. 하지만, 다시 조기야구를 시작하면서 통증을 느끼게 되어 정형외과를 찾았다. **대퇴이두근의 근육좌상**이라고 진단받고 물리치료를 시작하였다.

→ 근육 좌상 (muscular strain)

고관절 굴곡 자세에서 슬관절의 신전운동을 수동적으로 실시하면 다시 대퇴 후면에서 통증이 나타났으며 고관절을 굴곡 외회전 자세를 취하면 통증이 증강하였다. Ⅰ 대퇴이두근의 스트레칭을 실시하면서 통증은 점점 소실했다.

그리고 조기야구를 다시 시작하자 런닝 시에 대퇴 후면의 통증이 재발했다. 고관절의 신전운동과 슬관절 굴곡운동의 **MMT**는 레벨 4였고 특히 슬관절 굴곡 저항운동 시 골반 전경이 강해져 대퇴 후면에서 통증을 호소하였다. 대둔근의 수축을 촉진한 후에 다시 MMT를 실시하자 골반의 전경이 나타나지 않았으며 대퇴 후면의 통증도 경감하였다. 거기서, Ⅱ 대둔근 · 대퇴이두근 근력 강화와 스트레칭을 1주일간 지도하자 대퇴 후면의 통증은 소실하였고 그 후, 증상의 재발없이 조기야구도 가능하게 되었다.

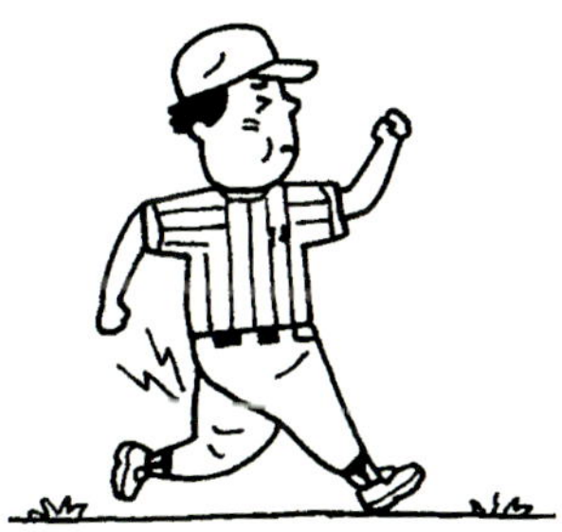

검사 포인트

MMT(manual muscle test)

근육좌상 증례에 MMT를 실시할 때, 맨손 저항량에 주의해야 한다. 처음에는 자동보조 나중에는 자동운동으로 신중하게 통증을 확인하며 가능하다면 저항운동까지 실시한다. 특히 통증이 강한 시기 등에는 신중하게 실시하며 또한, 환자가 너무 빠른 시기에 복귀하는 것을 막기 위해 통증의 변화를 따라가면서 증상의 개선 정도를 환자에게 피드백하는 것이 중요하다.

I 왜, 햄스트링의 스트레칭이 중요한가?

1. 햄스트링의 근육좌상과 근건 접합부의 관계
2. 햄스트링의 근육좌상의 구조와 물리치료
3. 대퇴이두근을 초음파로 관찰해 보자!
4. 대퇴이두근의 운동요법

II 왜, 대둔근의 근력 강화로 대퇴 후면의 통증이 소실되었는가?

1. 달리기 동작 중 대둔근 · 햄스트링의 근육 활동
2. 대둔근을 초음파로 관찰해 보자!
3. 대둔근의 운동요법

I 왜, 햄스트링의 스트레칭이 중요한가?

1. 햄스트링의 근육좌상과 근건 접합부의 관계

근육좌상이란 달리기와 점프와 같은 스포츠 동작 중 근막이나 근섬유의 일부가 손상되어 갑자기 통증을 느끼고 경기를 계속할 수 없게 되는 상태라고 정의할 수 있다[1].

완전히 파열된 것을 **근 파열**이라고 부르며 중증도가 다르다. 또한, 럭비와 같은 접촉하는 스포츠와 같은 거친 운동으로 발생하는 **근육 타박상**은 타박으로 생기므로 발생기전이 다르다.

➔ 근 파열 (muscle rupture)
➔ 근육 타박상 (muscle contusion)

1) 근육좌상의 발생기전

근육좌상은 스포츠 선수뿐만이 아니라 스포츠를 즐겨하는 사람들에게서도 많이 발생한다. 달리기나 공을 강하게 걷어 차는 동작으로 **햄스트링**(특히 **대퇴이두근**)이나 **대퇴직근**, **하퇴삼두근**과 같은 이관절근에서 자주 발생하는데 손상 기전이 되는 동작 중 근육의 **원심성수축**(⇒ 120쪽 참조)에서 강하게 나타난다. 근육은 신전되면서 강력한 장력을 발휘하게 되는데 이때, 근육에 더욱 강한 신전력이 가해지면 근육좌상이 발생한다고 여겨진다.

스포츠에 복귀할 수 있을 때 까지의 기간은 증상 정도에 따라 다르며 몇 일~몇 주간으로 복귀 할 수 있는 경우도 있지만 장기간을 필요로 하는 경우도 있다. 또한, 복귀했어도 재발을 반복하며 스포츠 참여 활동 저하를 초래하는 경우도 많다.

➔ 햄스트링 (hamstring muscle)
➔ 대퇴이두근 (biceps femoris muscle)
➔ 대퇴직근 (rectus femoris muscle)
➔ 하퇴삼두근 (triceps surae muscle)
➔ 원심성수축 (eccentric contraction)

2) 근육좌상의 분류

근육좌상을 손상부위에 따라 3가지 타입으로 분류할 수 있다(● 표 11-1)[2].

Type 1, 근건 접합부의 손상이 없고 근막이나 근섬유 일부에 손상이 있는 경우 통증소실을 기준으로 경기에 복귀할 수 있다.

Type 2, 근건 접합부에서 손상을 확인하고 통증 소실을 기준으로 경기에 복귀하면 재발하는 경우가 많기 때문에 MRI로 근건 접합부의 수복을 확인한 후, 복귀할 필요가 있다고 여겨진다.

Type 3, 건 파열이나 부착부의 박리손상이 확인된 경우로 수술이 필요하며 경기 복귀까지 긴 시간을 필요로 한다.

즉, 근육좌상에 대한 운동요법을 실시한 후 근건 접합부의 손상 유무를 확인해야 한다.

● 표 11-1 근육좌상의 타입 분류

	손상부위	치료법	복귀시간
Type 1	근실질	보존요법	1~2주
Type 2	근건 접합부	보존요법	4주~3개월
Type 3	건단열 또는 부착부 박리손상	수술	4~6개월

(참고문헌[2]을 참고로 작성)

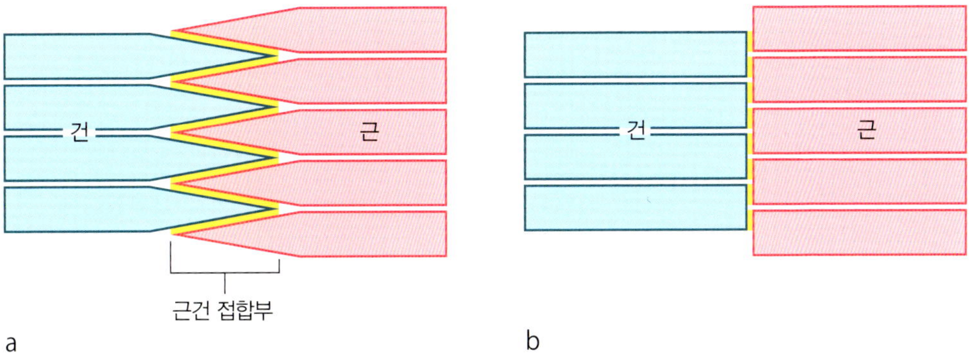

▶ 그림11-1 **근건 접합부의 구조**

a와 같이 근세포인 지상돌기에 건의 콜라겐 섬유가 들어가 있는 것이 b보다도 근육과 건의 접합부의 면적(노란색부분)이 증가하여 강한 장력을 견딜 수 있는 구조로 이루어져 있다.

3) 근건 접합부의 구조와 기능

➜ 근건 접합부 (muscle tendon junction)

근육은 건이 되어 뼈에 부착한다. **근건 접합부**란, 근육과 건이 이어지는 부분을 말하며 근세포인 지상돌기에 건의 콜라겐 섬유가 들어가 있다(▶ 그림 11-1). 이러한 구조로 이루어져 있는 경우에는 접촉 면적이 증가하고 접합이 강해지면서 근육은 건에 강한 힘을 가할 수 있게 된다[3].

● 수복과정의 차이

근육과 건에서의 조직 수복과정은 서로 다르며 근건 접합부 전체의 수복은 복잡하며 알기 어렵다. 근육은 손상 후 바로 재생이 시작되어 2~3일에 재생섬유(regenerated fiber)가 형성되며 1주일 후에는 손상 전 근섬유의 직경의 약 1/2까지 증대하고 1개월 이내에는 재생한다[4]. 한편, 건은 혈행이 적고 손상 후 수 일간의 염증기, 수 주간의 증식기, 수 개월 간의 성숙기를 거쳐 몇 년이 지나야 건강했을 때의 기능적 강도에 가까워진다[5].

즉, 근섬유의 수복이 완료되어 통증이 경감한 시점에서 경기에 복귀해도 근건 접합부의 역학적 강도는 충분하지 않기 때문에 통증과 어긋나는 느낌이 잔존하며 재발한다고 볼 수 있다. 그 때문에 type 2의 근건 접합부의 손상에서는 MRI로 수복을 확인한 후 경기 복귀가 필요하다.

2. 햄스트링의 근육좌상 구조와 물리치료

근육의 수복을 운동요법으로 직접 촉진하는 것은 불가능하기 때문에 혈류를 개선시키는 물리요법 등이 선택된다. 하지만, 수복이 진행되는 단계에서는 발증 원인을 제거하는 것을 염두에 두고 운동요법이 전개되어야 한다.

1) 달리기 동작과 근육좌상

슬관절은 런닝 중에 유각기와 입각기에서 굴곡 · 신전운동을 두 번 반복한다.

유각기에서는 고관절 굴곡운동 및 슬관절 신전운동으로 전방으로 뻗은 다리에 햄스트링 브레이크를 거는 것과 같은 원심성수축이 이루어진다(▶ 그림 11-2). 이때 부하가 강하면 햄스트링에 근육좌상이 나타나기 쉬워진다.

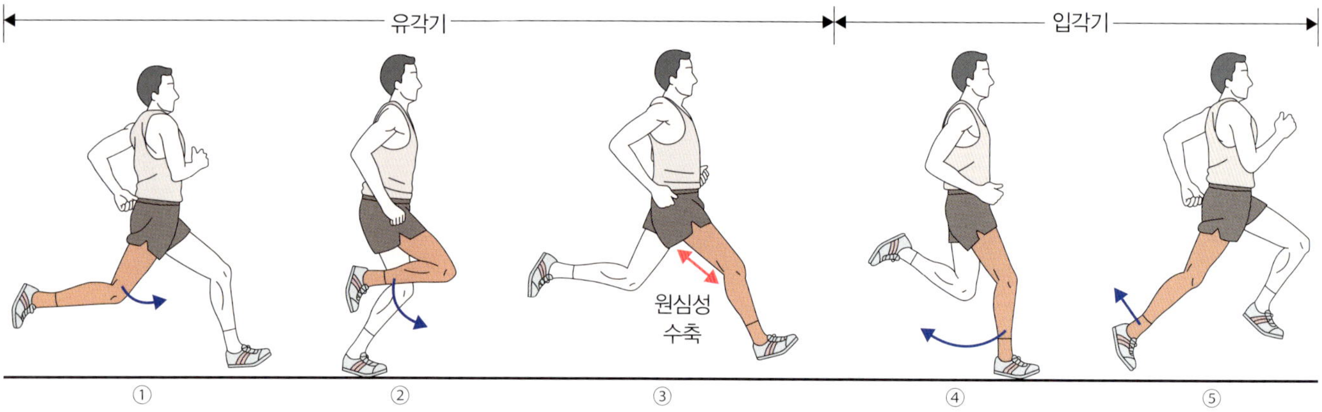

▶ 그림11-2 **달리기 동작**

또한 입각기에서 급격한 방향전환으로 스텝을 밟거나 멈출 때 슬관절이 신전 자세가 되면서 고관절에 강제로 굴곡이 나타나 부상을 입는 경우가 많다[6].

본 증례에서는 달리기 중 아픈 다리를 접지하는 순간 통증을 자각한 것으로 유각기에서 나타난 근육좌상이라고 볼 수 있다.

2) 대퇴이두근의 과긴장

본 증례는 진찰의 직접적인 동기가 되는 통증을 자각하기 전부터 대퇴 후면의 통증을 호소하였으며 일상생활에서도 대퇴이두근의 긴장이 증가되었다라는 것을 알 수 있다.

이관절근인 대퇴이두근장두는 스트레칭하기 쉽지만, **단관절근**인 대퇴이두근단두는 스트레칭하기 어렵고 유연성이 충분하지 않을 가능성이 있다. 이와 같은 상태에서는 중간유각기~말기유각기의 부드러운 슬관절 신전운동이 방해되는 것뿐만 아니라 하퇴 내회전이 방해되며 하퇴 내회전작용을 갖는 반막상근과 슬와근이 수축부전에 빠져 대퇴이두 수축에서의 의존도를 더욱 높이게 된다.

> **용어해설**
>
> **단관절근**
> 1개의 관절을 지나 부착하고 1개의 관절에 작용한다.
>
> **이관절근**
> 2개 이상의 관절을 지나 부착하고, 지난 관절에 작용한다. 일반적으로 이관절근은 단관절근보다 표층에 위치한다.

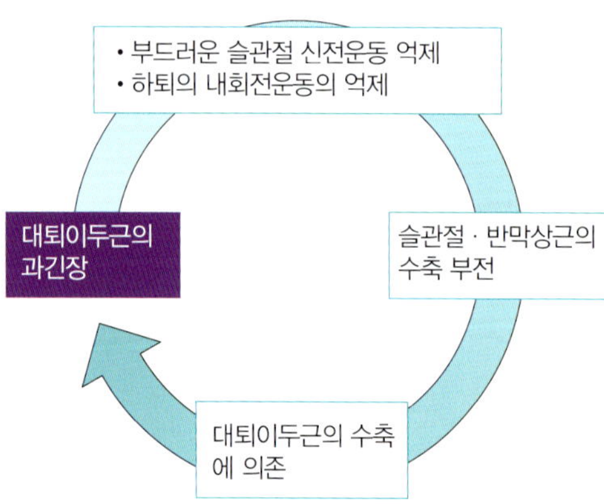

▶ 그림11-3 **대퇴이두근의 과긴장 발생 사이클**

대퇴이두근의 과긴장은 슬관절 신전운동과 하퇴 내회전운동을 억제하고 내회전근인 슬와근과 반막상근이 수축부전에 빠지게 된다. 이 상태에서 무릎 굴곡을 실시하면 대퇴이두근 수축에 의존하게 되어 대퇴이두근의 긴장을 더욱 높이게 된다.

5일간 근육 경련을 발생시키는 강한 전기자극을 준 쥐의 근육에서는 어떤 손상도 발생하지 않았지만, 당기는 강도가 60%로 저하했다. 그리고 전기현미경으로 근 필라멘트나 세포기관에서의 손상을 확인했다[7]. 즉, ▶ 그림 11-3과 같은 악순환 속에서 런닝을 반복하면 햄스트링의 근육좌상이 발생한다고 볼 수 있다.

운동요법에서는 대퇴이두근의 긴장을 줄여 신전성을 획득하는 것이 하나의 목표이다.

3. 대퇴이두근을 초음파로 관찰해 보자!

● 장두

기　　시 : 좌골결절
종　　지 : 비골두
신경지배 : 좌골신경(경골신경 성분)
작　　용 : 슬관절 굴곡, 하퇴 외회전, 고관절 신전

● 단두

기　　시 : 대퇴골조선 외측순
종　　지 : 비골두
신경지배 : 좌골신경(총비골신경 성분)
작　　용 : 슬관절 굴곡, 하퇴 외회전

● 대퇴이두근의 주행

대퇴이두근은 장두와 단두라는 2개의 근두를 가지고 있다.

장두는 좌골결절에서 반건상근과 함께 공동건으로 기시해 대퇴 후면을 외측으로 향해서 비스듬히 주행한다. 반건상근과 대퇴이두근 장두는 공동건을 내외측으로 끼워 넣듯이 존재하기 때문에 얼핏보면 근건 접합부는 좌골결절 부근에만 존재한다고 오해하기 쉽다(▶ 그림 11-4). 하지만, 공동건이 대퇴 중앙부근까지 존재하는 경우도 있는데 이

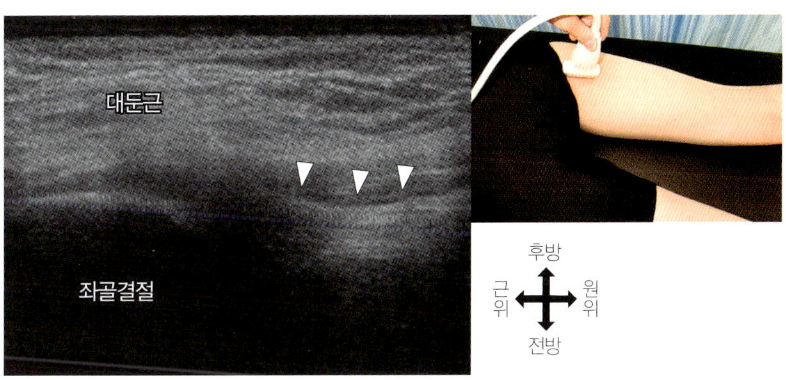

▶ 그림11-4 **햄스트링의 부착부(장축 영상)**

대둔근의 심층에 좌골결절이 위치하며 원위부에서 선 모양의 고에코(화살표 머리)를 확인할 수 있다.
이것이 햄스트링의 부착부이다.

때에는 근건 접합부가 대퇴 중앙까지 위치하기도 한다. **종지건**은 대퇴이두근의 원위 표층을 감싸듯이 존재하고 있다. 즉, 대퇴이두근 장두의 근섬유는 심층 내측에 위치한 기시건에서 표층 외측에 위치하는 종지건으로 향해 주행하는 **반우상근**을 가리킨다(▶ 그림 11-5).

또한 장두의 근복은 이 종지건의 근위에 머물며, 원위에 존재하는 것은 단두의 근복이 된다(▶ 그림 11-6). 즉, 원위부에서 확인할 수 있는 대퇴이두근 근복은 단두의 근복이다.

▶ 그림11-5 **반우상근**

반우상근이란 새의 날개 부분의 형태를 한 근육이다. 좁은 공간에 많은 근섬유를 받아 들일 수 있다.

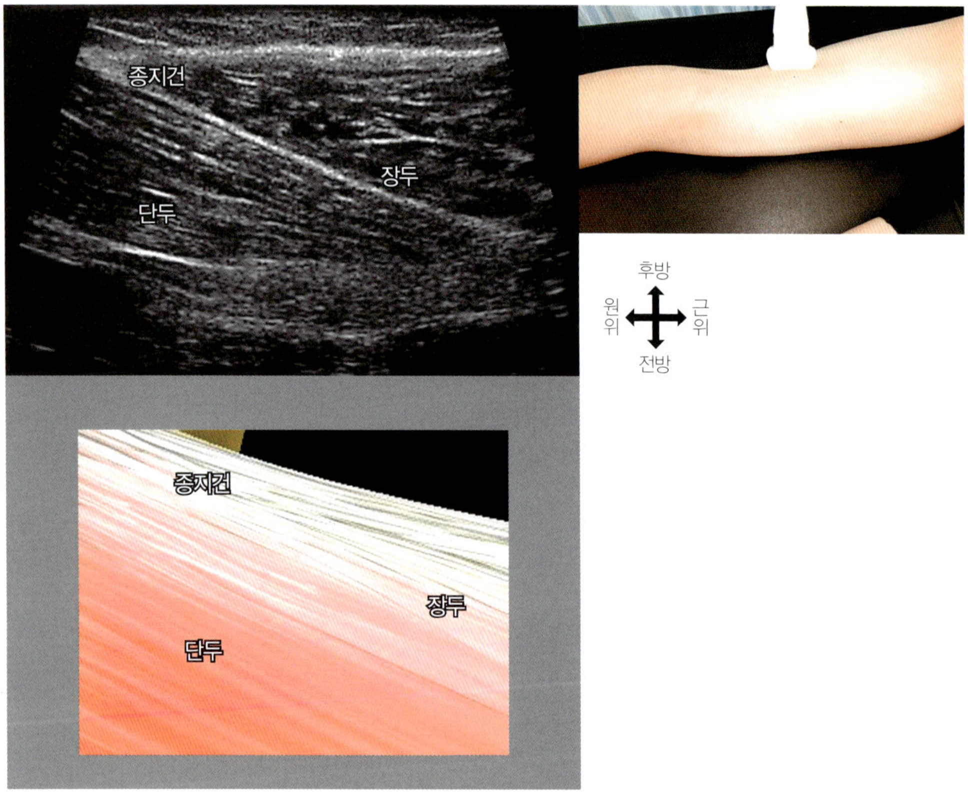

▶ 그림11-6 **대퇴이두근 원위부의 장축 영상**

대퇴이두근단두는 표층에 위치하는 장두와 종지건을 향해 원위 표층으로 사주한다.

초음파 해부에서 알 수 있는 것

· 슬관절 굴곡 시 대퇴이두근장두는 일단 근복 자체가 외측으로 이동한 후, 후내측으로 이동하면서 회전한다(▶ 그림 11-7)

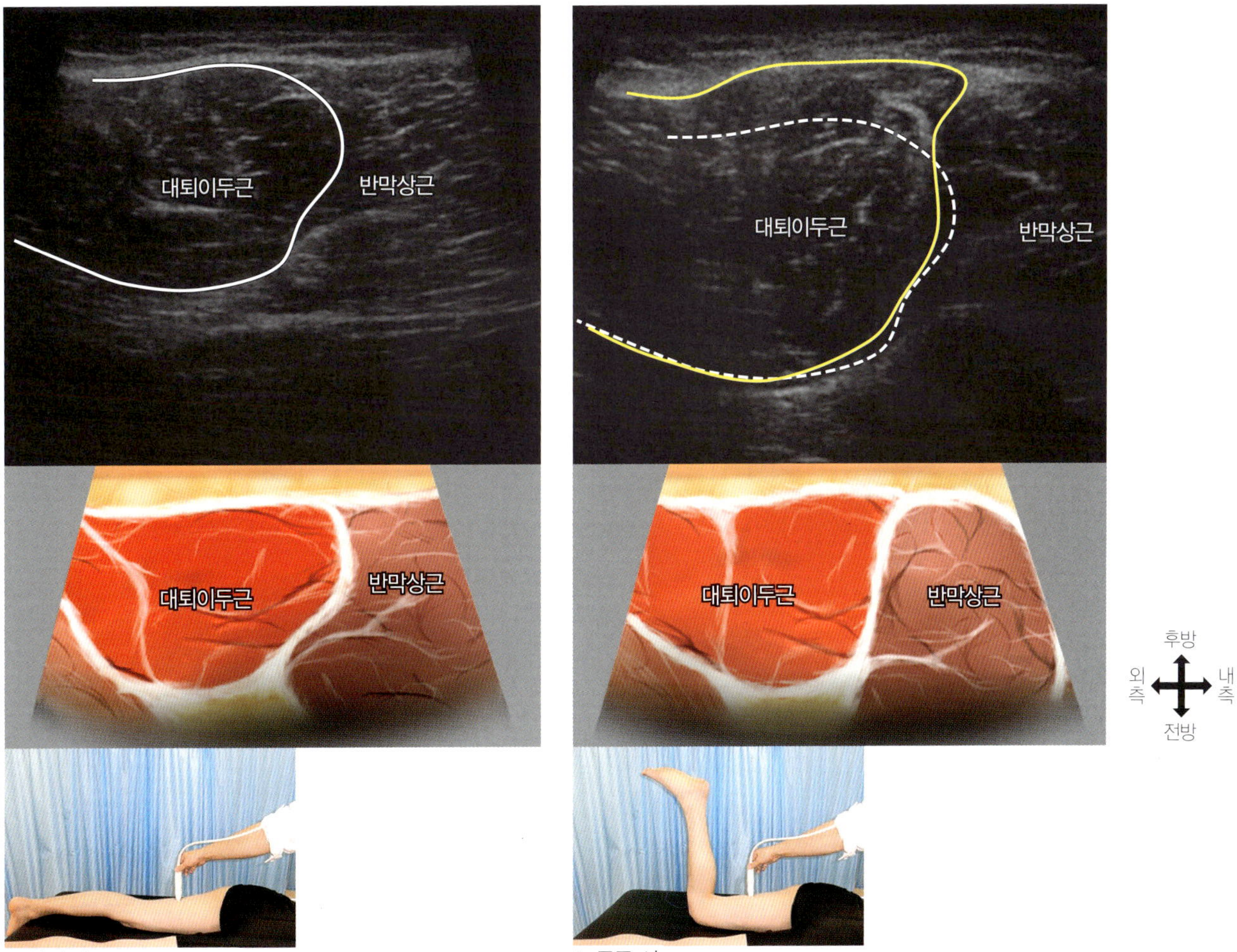

a 안정 시 b 굴곡 시

▶ 그림11-7 **슬관절 굴곡 시 대퇴이두근(단축 영상)**

대퇴 원위 1/3의 단축 영상.
대퇴이두근이 슬관절의 굴곡으로 인해 수축하고 후방으로 팽륜하는 것을 알 수 있다. 슬관절 굴곡 초기에 일단 외측에서 이동한 후, 후내측으로 이동하면서 팽륜하는 움직임(노란색 선)을 관찰할 수 있다

4. 대퇴이두근의 운동요법

1) 장두

고관절 굴곡운동 및 슬관절 신전운동을 실시하면 장두를 포함한 햄스트링 전체의 스트레칭을 할 수 있다. 이 때, 고관절 외회전 자세에서 실시하면 장두가 좀더 신장될 수 있다. 게다가 초음파 해부로 슬관절 굴곡할 때 장두는 내측으로 이동하면서 회전하는 것을 알 수 있기 때문에 근복을 내측으로 이동하도록 조작하면 좀더 강한 신전감을 줄 수 있다.

2) 단두

단두는 단관절근으로 신장감을 느끼기 어려운 근육 중 하나이며 단두를 스트레칭하기 위해서는 슬관절을 신전하고 하퇴를 내회전시켜야 한다. 이 자세라면 대퇴이두근 단두의 근복을 직접 신전할 수 있으며 대퇴이두근의 종지건이 외측으로 이동되는데 이것은 대퇴이두근장두의 신전감을 줄이기 위해서 필요하다.

대퇴이두근 신전 방법

→ : 치료사가 힘을 가하는 방향

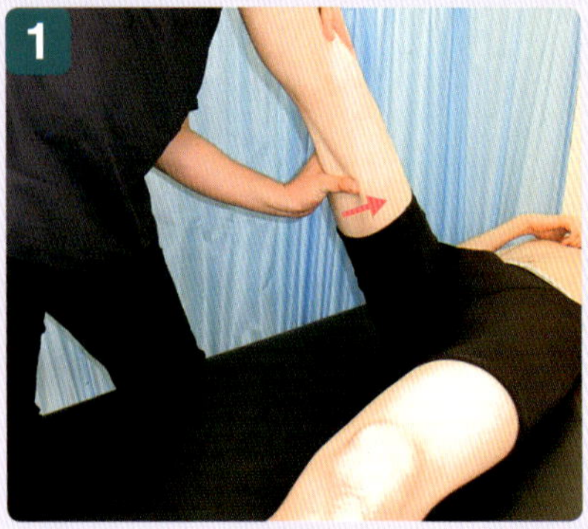

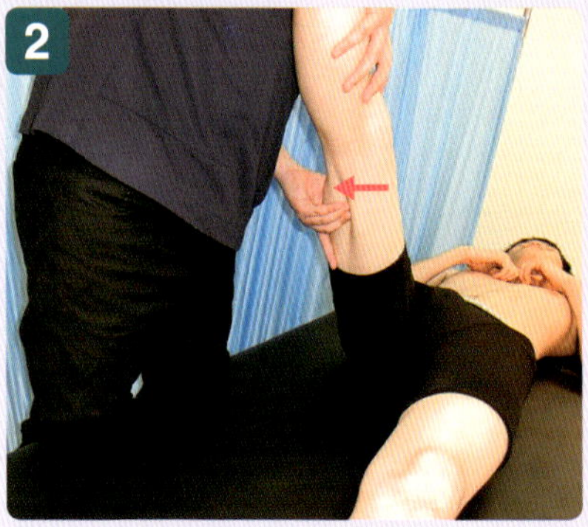

1 장두의 스트레칭하면 슬굴곡과 함께 내측으로 이동하고 스트레칭과 함께 근복을 내측으로 압박하면 보다 더 신전된다.

2 단두의 스트레칭과 함께 장두의 근복을 외측으로 압박한다. 이것으로 장두의 신전감을 감약시키고 단두를 좀더 신전할 수 있다.

II 왜, 대둔근의 근력 강화로 대퇴 후면의 통증이 소실되었는가?

1. 달리기 동작 중 대둔근・햄스트링의 근육 활동

대퇴이두근의 근육좌상 후 경기에 복귀할 때 대퇴 후면에서 통증이나 어긋나는 느낌이 생기는 경우가 자주 나타나는데, 그 원인을 런닝 시의 근육 활동에서 생각해보자.

대퇴이두근장두는 런닝 유각기 후반과 입각기에서 두 번 강하게 활동한다. 유각기 후반의 강한 활동은 앞서 말했듯이 내딛은 다리를 제동하기 위해 생긴다. 한편, 입각기에서는 고관절 굴곡 및 슬관절 신전 자세에서 접지하고 난 후 중력에 저항해 중심을 끌어올린다. 이 때, 고관절에는 강한 신전 모멘트(moment)가 작용한다. 이 신전 모멘트를 만들기 위해서 고관절 신전군인 **대둔근**과 **햄스트링**의 강한 근육 활동이 필요하다.

➔ 대둔근 (gluteus maximus muscle)

대둔근의 근력저하 또는 수축 부전이 있을 경우, 고관절 신전에 필요한 모멘트를 대퇴이두근을 비롯한 햄스트링의 활동으로 보충하게 되는데, 이로 인해 햄스트링의 과긴장을 초래하게 된다. 그 때문에 본 증례에서 대둔근의 근력 강화를 실시하면 햄스트링의 부하가 감소하고 어긋나는 느낌이 소실하는 것이다.

2. 대둔근을 초음파로 관찰해 보자!

기　　시: 천골 후면 측방, 장골익 후둔근선의 후방, 흉요근막과 천결절인대
종　　지: 둔근조면 · 장경인대
신경지배: 하둔신경
작　　용: 고관절 신전과 외회전. 특히 상부근속은 고관절 외전, 하부근속은 고관절 내전으로 작용한다.

● 대둔근의 주행과 기능

넓은 기시를 가지는 대둔근은 고관절의 내전/외전운동축의 상방에 위치하는 상부근속과 운동축에 위치하는 중부근속, 하방에 위치하는 하부근속으로 나눌 수 있다(▶ 그림 11-8). 대둔근 전체는 고관절 굴곡/신전운동축의 후방에 위치하므로 고관절 신전운동에 작용을 하지만 상부근속은 더욱 고관절 외전, 하부근속은 고관절 내전에 작용한다.

또한, 대둔근 근속의 위쪽 3/4은 장경인대에 부착하기 때문에 대둔근의 수축으로 장경인대의 긴장 또한 높아진다.

대둔근은 이족보행을 실시하는 사람에게서 발견할 수 있는 매우 발달한 근육 중 하나로 대둔근의 근력이 저하하면 골반의 정확한 정렬(alignment)을 유지하기 어려워진다.

● 고관절 운동 시 움직임

대둔근의 상부근속은 고관절 신전 외전과 함께 내측으로 끌어당기듯이 이동한다. 중부근속은 고관절 신전과 함께 외측으로 이동한다. 하부근은 고관절 신전 내전과 함께 상방으로 이동하고 대둔근 전체로 관찰하면 상부와 중부 사이로 모여들 듯이 수축하는 걸로 보인다.

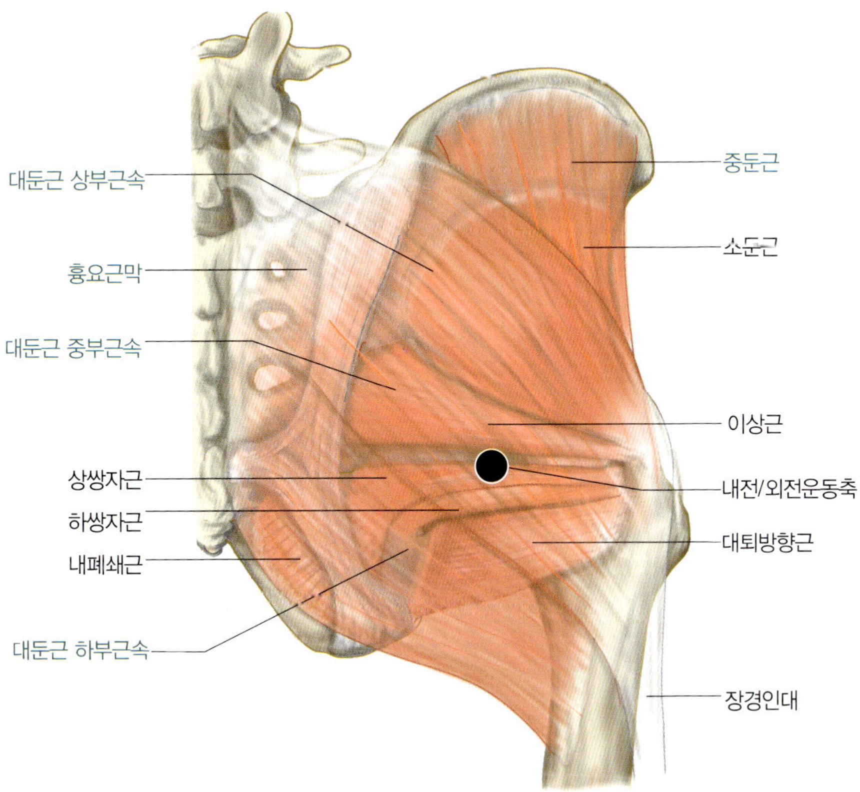

▶ 그림11-8 **대둔근과 그 주위의 근육**
파란색 글씨가 천층, 그 외가 심층 근육이다.

초음파 해부로 알 수 있는 것

- 대둔근 상부근속은 고관절 신전 외전운동과 함께 내측으로 이동한다
- 대둔근 중부근속은 고관절 신전운동과 함께 외측으로 이동한다
- 대둔근 하부근속은 고관절 신전 내전운동과 함께 상방으로 이동한다

3. 대둔근의 운동요법

대둔근은 고관절 신전작용을 하기 때문에 고관절 신전운동을 실시하면서 수축한다. 특히 상부근속은 고관절 신전 외전운동, 하부근속은 고관절 신전 내전운동을 실시하여 수축을 좀 더 강조할 수 있다. 수축과 함께 상부근속은 내측, 하부근속은 상방으로 이동하기 때문에 물리적으로 이 위치로 근복을 조작하고 고관절 신전 자세를 유지하면 대둔근의 수축을 더욱 촉진할 수 있다.

대둔근 상부근속의 수축 촉진 방법

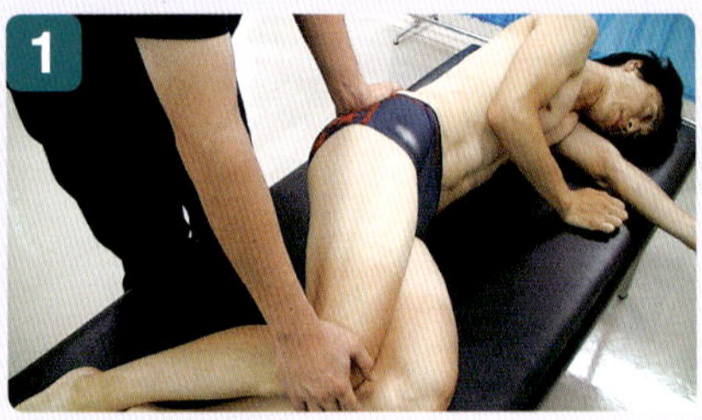

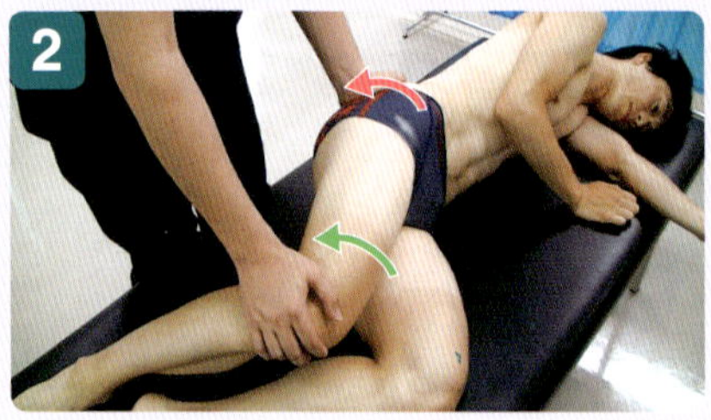

→ : 환자가 움직이는 방향

1 시작 자세.

2 대둔근의 상부근속은 고관절 신전 외전운동과 함께 내측으로 이동한다. 이를 위해, 고관절 외전운동과 대둔근의 상부근속을 내측으로 활주시킨다.

대둔근 하부근속의 수축 촉진 방법

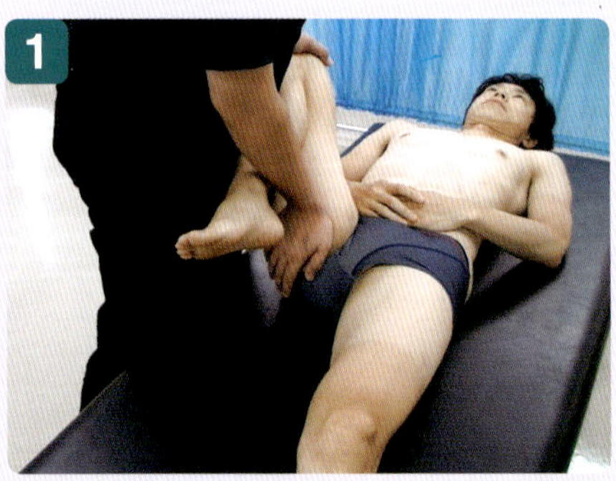

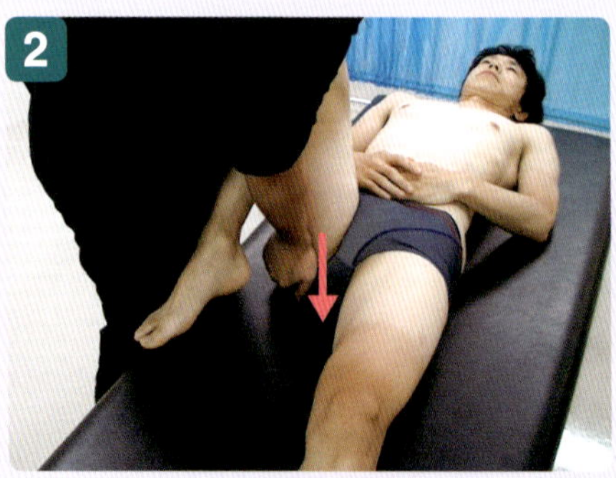

1 고관절 굴곡 외전 자세에서 고관절 신전 내전운동을 실시한다.

2 대둔근 하부근속을 상방으로 유도한다.

[참고문헌]

1) 奥脇　透：スポーツによる肉離れ―スポーツ選手における肉離れの治療について．臨床スポーツ医学 11：30−34，1994
2) 奥脇　透：トップアスリートにおける肉離れの実態．日本臨床スポーツ医学会誌17：497−505，2009
3) 福永哲夫(編)：筋の科学辞典―構造・機能・運動．p67，朝倉書店，2002
4) 埜中征哉：筋科学のスポーツ医学への応用―筋損傷から修復のしくみ．臨床スポーツ医学8：779−783，1991
5) Lin TW, Cardenas L, Soslowsky LJ：Biomechanics of tendon injury and repair. J Biomech 37：865−877, 2004
6) 奥脇　透：スポーツ外傷と下肢運動連鎖―肉離れと下肢運動連鎖．臨床スポーツ医学30：229−234，2013
7) McCully KK, Faulkner JA：Injury to skeltal muscle fibers of mice following lengthening contractions. J Appl Physiol 59：119−126, 1985

슬개대퇴 관절증

Patello-femoral arthrosis

12

증례

16세, 여성. 농구부이며 3개월 전부터 연습 중, 특히 수비 자세를 하거나 착지 시 오른쪽 무릎 외측부에서의 통증을 자각했다. 최근에는 연습 때가 아니어도 계단을 오르내릴 때에도 통증을 자각하게 되어 정형외과를 찾았다. **오른쪽 슬개대퇴 관절증**이라고 진단 받아 물리치료를 시작하였다.

Ⅰ 계단을 오르내릴 때 오른쪽 슬개골 상외측에서 통증이 확인되고 같은 부위에서 압통을 확인하였다. 스쿼트 자세나 점프 후 착지에서도 통증이 나타나게 되었다. 슬개골은 상방으로 편위하여 하내측으로 유도하자 통증이 경감하였다. 외측광근의 이완을 실시하자 계단 오르내릴 때의 통증이 경감하였다.

1주일 후 계단을 오르내릴 때와 스쿼트 동작 시 통증은 경감했지만 경기 중에 통증을 자각하게 되었다. 재평가를 실시하자 하퇴 외회전이 증강했고 Q-angle(⇒ **153쪽 참조**)은 오른쪽 20°, 왼쪽 13°이었다. 하퇴의 내회전 가동범위가 제한되었고 경골 근위 내측연에서 통증이 나타나 Ⅱ 슬와근의 이완을 실시하였다. 하퇴 외회전을 증강시키지 않도록 동작 지도를 실시한 결과 통증이 소실하였다.

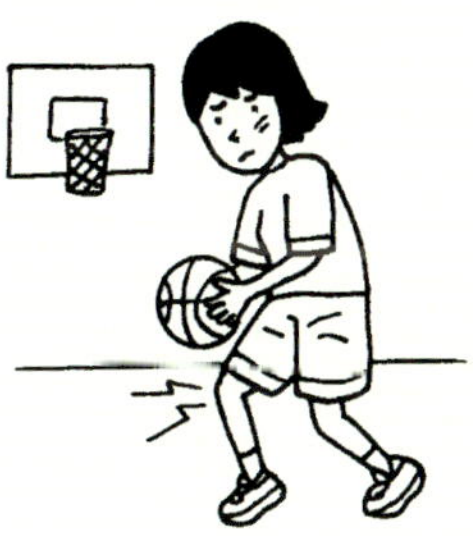

질환 메모

슬개대퇴 관절증
(patello-femoral arthrosis)

슬개골이 상외측으로 치우쳐지면서 슬개대퇴 관절 연골의 마모나 관절 열극의 협소화가 생겨 계단을 오르내릴 때나 일어서는 동작에서 통증이 나타난다.

Ⅰ 왜, 슬개골 상외측에 통증이 나타났는가?

1. 슬개대퇴 관절과 대퇴사두근의 관계
2. 외측광근 · 중간광근을 초음파로 관찰해 보자!
3. 외측광근의 운동요법

Ⅱ 왜, 슬개근의 이완으로 통증이 소실하였는가?

1. 하퇴 내회전 제한과 슬개대퇴 관절증의 관계
2. 슬와근을 초음파로 관찰해 보자!
3. 슬와근의 운동요법

I 왜, 슬개골 상외측에 통증이 나타났는가?

1. 슬개대퇴 관절과 대퇴사두근의 관계

1) 슬관절의 구조

슬관절은 대퇴 경골 관절과 슬개대퇴 관절로 구성되어 있는 복합관절이다. **슬개대퇴 관절**은 슬개골과 대퇴골의 슬개 관절면부터 시작된다.

슬개골은 인체에서 가장 큰 **종자골**로 대퇴사두근의 장력을 경골로 전달한다. **대퇴사두근**은 이관절근인 **대퇴직근**과 **외측광근** · **중간광근** · **내측광근**인 3개의 광근군이며 슬개골을 통해 **경골조면**에 종지한다(▶ 그림 12-1). **대퇴골**은 생리적으로 외반한다.

→ 슬개대퇴 관절 (patello-femoral joint)

→ 슬개골 (patella)

→ 종자골 (sesamoid bone)

→ 대퇴사두근 (quadriceps femoris muscle)

→ 대퇴직근 (rectus femoris muscle)

→ 외측광근 (vastus lateralis muscle, VL)

→ 중간광근 (vastus intermedius muscle, VI)

→ 내측광근 (vastus medialis muscle, VM)

→ 경골조면 (tibial tuberosity)

→ 대퇴골 (femur)

→ 슬개면 (patellar surface)

2) 슬개골의 활차 기능과 대퇴사두근의 기능

만약 대퇴사두근이 슬개골을 통하지 않고 경골에 종지하면 경골에 대한 외반 벡터를 갖게 되기 때문에 대퇴사두근의 장력이 효율적인 경골 신전으로 변환되지 않는다. 슬개골이 활차로서 벡터 방향을 변환하면 효율적으로 대퇴사두근의 신전작용을 경골로 전달할 수 있다(▶ 그림 12-2).

슬개골이 활차 기능을 발휘하기 위해서는 슬개골을 대퇴골에 고정해야 하기 때문에 슬개골의 관절면은 볼록하게 되어 있지만 대퇴골의 **슬개면**은 오목한 면으로 되어 있어 적합성이 높다. 이러한 적합성은 대퇴사두근의 장력이 발생하면 더욱 높아지게 된다. 특히 족부가 바닥에 고정된 상태에서 슬관절 굴곡 자세가 되면 대퇴사두근의 강한 장력이 가해지면서 슬개골이 대퇴골로 밀려 올라가는 작용이 커진다(▶ 그림 12-3).

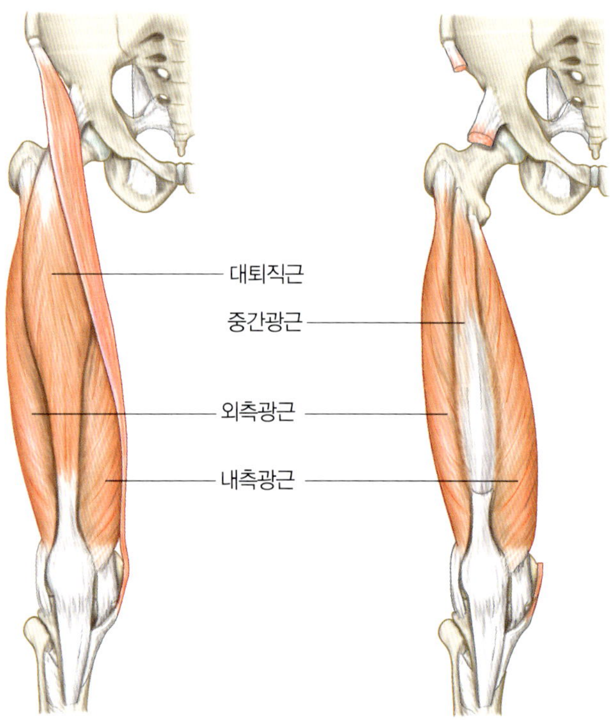

▶ 그림 12-1 대퇴사두근

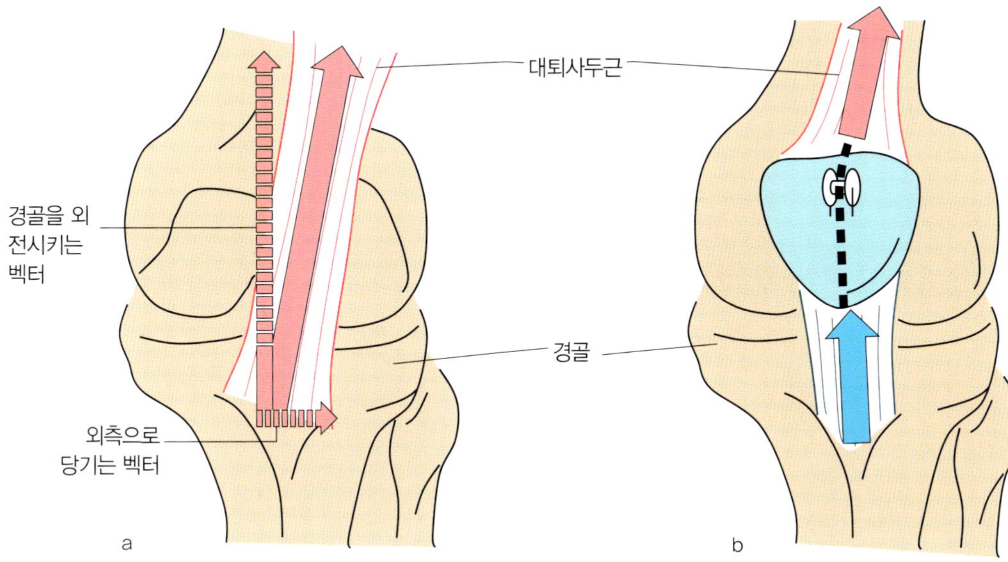

▶ 그림 12-2 **슬개골의 활차 기능**

a: 슬개골이 없는 경우의 슬개건 주행. 경골을 신전시키는 벡터 이외에 경골을 외측으로 당기는 벡터가 발생한다.

b: 슬개골이 있는 경우의 슬개건 주행. 슬개건이 하퇴 장축으로 평행하게 주행하면 경골을 신전하는 벡터가 된다.

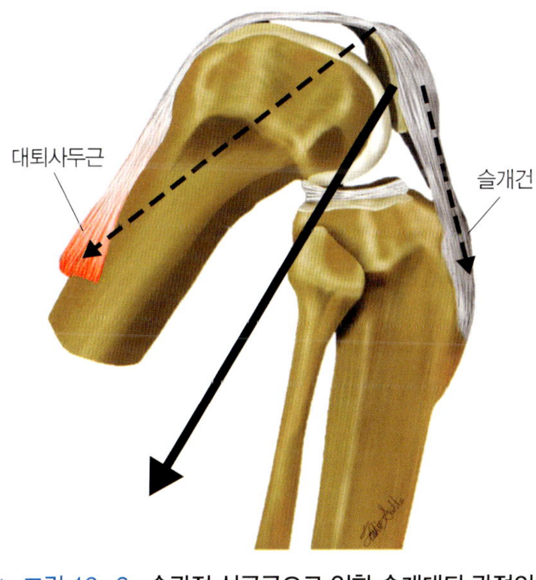

▶ 그림 12-3 **슬관절 심굴곡으로 인한 슬개대퇴 관절의 압축**

슬관절 심굴곡에서는 슬개건과 대퇴사두근에서 발생하는 장력 벡터의 합력이 커지기 때문에 심굴곡 자세에서는 슬개골을 관절면으로 압축하는 응력이 증강한다.

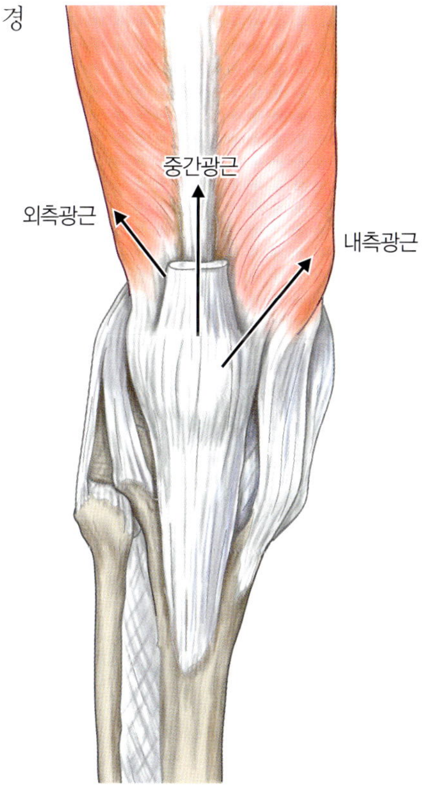

▶ 그림 12-4 **광근군의 견인 방향**

즉, 대퇴사두근은 슬개대퇴 관절의 안정성을 높이는 기능을 가지고 있다. 이 기능은 내측으로 견인하는 내측광근, 상방으로 견인하는 중간광근, 외측으로 견인하는 외측광근의 균형으로 이루어진다(▶ 그림 12-4).

3) 일어서는 동작에서 대퇴사두근의 수축

웅크리고 앉거나 스쿼트 등으로 슬관절이 깊게 굴곡된 자세에서 일어나는 동작은 내측광근보다 외측광근이나 중간광근이 과잉 수축된다. 이 때문에 슬개대퇴 관절 외측부에서 압축력이 강해지며 통증이 나타난다. 이러한 증례에서는 외측광근이나 중간광근에서 압통이 나타나는 경우가 많고 슬개골을 하내측으로 유도하면 통증이 경감하기도 한다.

2. 외측광근 • 중간광근을 초음파로 관찰해 보자!

기　시: 외측광근: 대퇴골조선 외측순
　　　　중간광근: 대퇴골 골간 전면과 내 · 외측면
종　지: 슬개골을 통해서 경골조면
신경지배: 대퇴신경
작　용: 슬관절 신전, 외측광근만 하퇴 외회전

● 외측광근의 주행

외측광근은 이름 그대로 대퇴의 외측면을 넓게 감싸는 근육으로 대퇴골조선 외측순에서 기시해 후면에서 전면으로 넓게 감싸고 있다.

근속은 슬개골의 근위에서 슬개골로 향하는 종지건으로 향해서 비껴서 지나가며 원위부의 섬유속은 건이 되어 슬개골저의 외측에 부착한다. 또한, 외측 근간중격에서 기시하는 일부 섬유(**외측 사선 광근**)는 얇은 건막으로 되어 있어 외측슬개지대나 장경인대에서 합류한다[1].

➔ 외측 사선 광근 (vastus lateralis oblique fiber)

외측광근의 근속이 대퇴골의 장축에 대해 만들어지는 각도는 내측광근의 각도보다 예각이므로 내측광근과 비교했을 때 굴곡 자세에서 근력이 발휘되기 쉽다.

● 중간광근의 주행

중간광근은 대퇴골 골간부의 전면 및 내 · 외측면에서 기시하며 대퇴사두근 중에서 가장 심층에 위치한 근이다. 하지만, 외측광근과 중간광근 사이에는 명확한 건막이나 근막

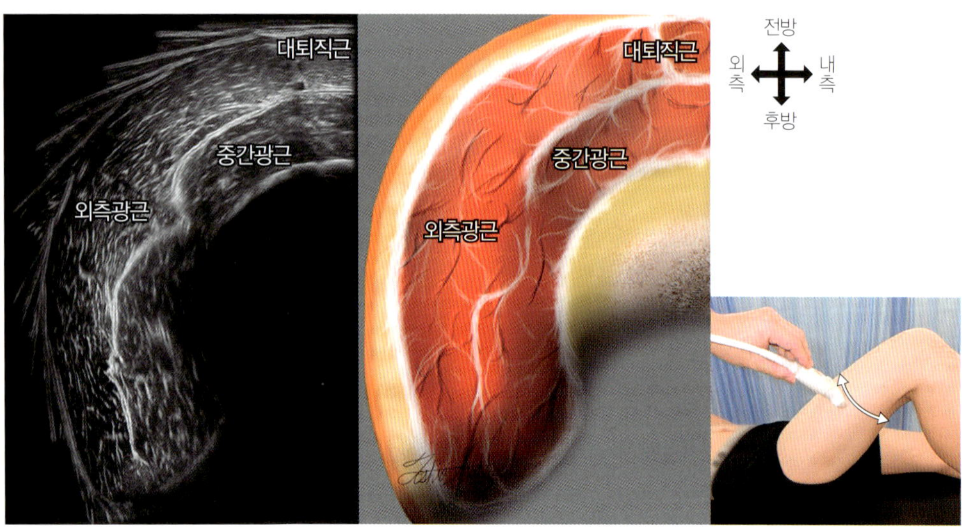

▶ 그림 12-5 **외측광근의 파노라마 영상(단축 영상)**

외측광근은 후외측에도 위치하고 있다. 특히, 이 그림에서는 중간광근과의 연속성을 확인할 수 있다.

이 존재하지 않는 경우도 많고 두 근육을 확실하게 구별하지 못하는 경우도 있다(▶ 그림 12-5)[2]. 이로 인해 대퇴 외측면의 표층에 존재하는 근육을 외측광근, 심층에 존재하는 근육을 중간광근이라고 하는 경우도 있다.

중간광근의 심층에는 **슬관절근**이 존재하고 슬개상낭에 부착한다. 슬관절내 골절로 인해 슬개상낭의 유착 · 반흔화가 강해지면 명확한 굴곡 제한이 나타나기 때문에 초기부터 슬관절근에 대한 접근법을 알아 두는 것이 중요하다[3]. 하지만 중간광근과 슬관절근의 사이도 외측광근과 중간광근의 관계처럼 확실하게 구별할 수 없는 경우가 많기 때문에 기능적으로는 슬관절근을 중간광근의 일부로 보는 경우도 있다.

➔ 슬관절근 (articularis genu muscle)

● 슬관절 굴곡운동 시 움직임

슬관절 굴곡운동 시 외측광근 움직임을 계측한 결과 외측광근의 외측근간 중격에서 가까운 부분은 굴곡과 함께 후내측으로 활주하는 것을 확실하게 알 수 있었다. 그 정도는 0~90° 굴곡 자세까지 1cm 정도이며 40~50° 부근부터 이동량이 커진다(▶ 그림 12-6)[4].

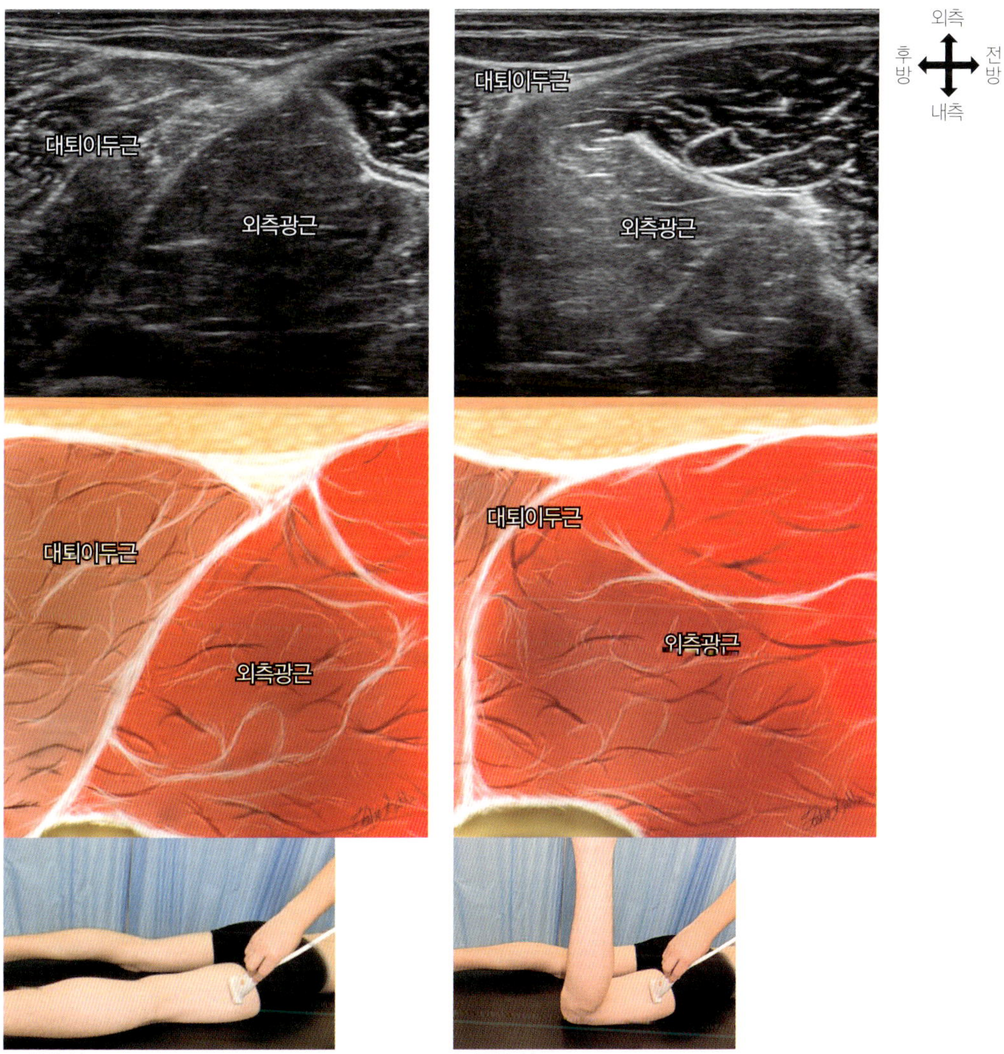

a 신전 시　　b 굴곡 시

▶ 그림 12-6 **슬관절 굴곡 시 외측광근(단축 영상)**

슬관절을 굴곡하여 외측광근의 외측단은 1cm 정도 후내측으로 이동한다. 그 이동량은 30~40° 굴곡 자세부터 변화해 40~50° 부근에서 크게 이동한다.

BREAK TIME

슬개대퇴 관절의 tracking

정상 슬관절 굴곡/신전운동(**개방성 운동사슬**)에서 슬개대퇴 관절에는 장축 위의 운동 즉, 슬개골이 굴곡운동과 함께 하강하고 신전운동과 함께 상승하는 것을 알 수 있다. 또한, 이 운동과 함께 전각면 상회전(frontal plane rotation)과 관상면 상회전(coronary plane rotation)이 발생한다. Frontal plane rotation은, 완전 신전 자세에서 굴곡 130°까지로 평균 6.2° 외회전 한다. Coronary plane rotation은 완전 신전 자세에서 굴곡 115°까지로 평균 11.4° 내회전한다[5]. 이 회전운동이 발생하지 않는 경우 슬개대퇴 관절의 통증이 발생한다고 여기는 경우가 많다.

계단을 오르내릴 때 슬개대퇴 관절운동(**폐쇄성 운동사슬**)을 해석하면 다음과 같다[6]. 계단을 오를 때의 무릎굴곡에서 신전운동까지 슬개골은 대퇴골에 대해 40mm 정도 위쪽으로 이동하지만, frontal plane rotation은 1° 전후, coronary plane rotation은 2° 정도가 된다. 또한, frontal plane rotation과 coronary plane rotation은 슬관절 30° 굴곡 자세 전후가 최대치이다.

즉, 슬개골의 개방성 운동사슬와 폐쇄성 운동사슬 tracking은 다르며 폐쇄성 운동사슬에서는 슬개대퇴 관절에서 보다 높은 안전성이 요구된다.

	개방성 운동사슬	폐쇄성 운동사슬
frontal plane rotation	6.2°	1°
coronary plane rotation	11.4°	2°

(Suzuki T, at al: in vivo patellar tracking and patellofemoral cartilage contacts during dynamic stair ascending. J Biomech 45:2432–2437. 2012)

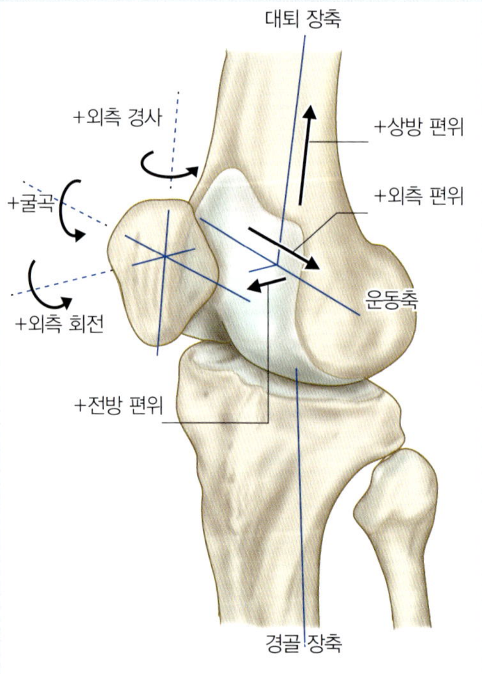

✎ 용어해설

개방성 운동사슬(open kinetic chain, OKC)

사지의 말초가 상면이나 좌면에 고정되어 있지 않는 운동. 말초부가 중추부에 대해 운동한다.

폐쇄성 운동사슬(closed kinetic chain, CKC)

사지의 말초가 상면이나 좌면에 고정되어 있는 상태에서의 운동. 중추부가 말초에 대해서 운동한다.

초음파 해부로 알 수 있는 것

- 외측광근과 중간광근의 경계는 명확하지 않으며 두 근육은 유합하는 경우가 있다
- 외측광근은 굴곡 시 1cm 정도 후내측으로 활주하고 특히, 굴곡 40~50° 부근에서 크게 이동한다

3. 외측광근의 운동요법

1) 외측광근의 이완

외측광근은 기시부인 대퇴골조선 외측순을 향해 슬관절 굴곡으로 활주한다. 외측광근은 슬관절 신전운동으로 작용하기 때문에 슬관절의 자동 굴곡운동으로 인해 **상호억제(reciprocal inhibition)**를 받는다.

외측광근 운동요법에서는 한쪽 손으로 경골을 꽉 움켜쥐고 슬관절 굴곡운동을 실시한다. 슬관절 굴곡운동과 함께 다른 손으로 대퇴부 전외측면에서 대퇴후면을 향해 외측광근의 활주를 촉진하듯이 압박한다.

> 용어해설
>
> **상호억제(reciprocal inhibition)**
>
> 주동작 근육의 수축은 척추 레벨에서 길항근의 α운동뉴런과 억제개재뉴런을 통해 억제를 가하는 것이다. 이로 인해 굴근군의 수축은 신근군의 활동성을 억제한다.

외측광근의 이완

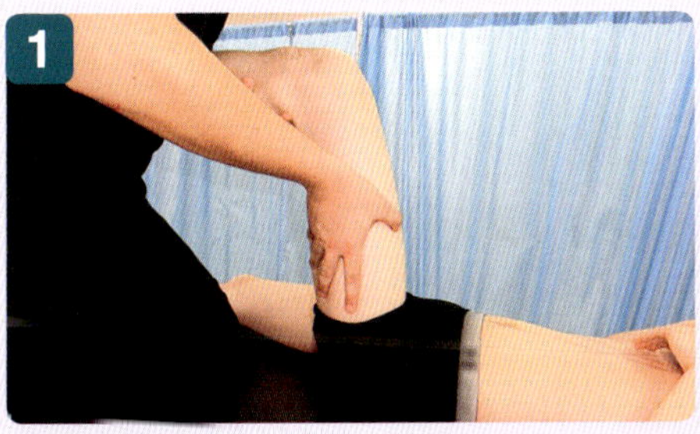

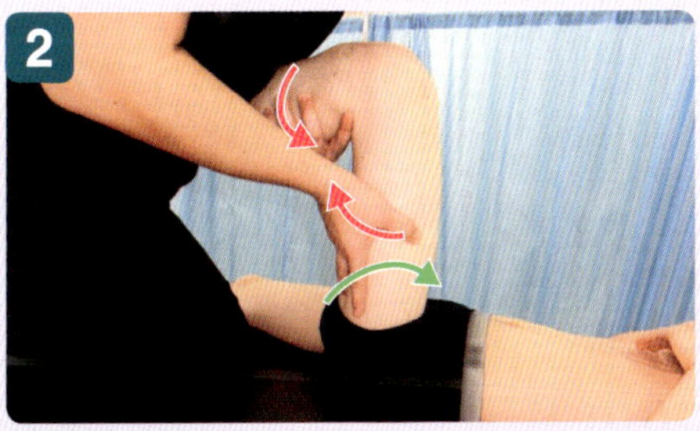

→ : 환자가 움직이는 방향

→ : 치료사가 힘을 가하는 방향

1. 시작 자세.
2. 슬관설 굴곡운동 시 후내측에서의 이동을 강조하듯이 근복의 활주성을 촉진한다.

2) 슬개골에서의 접근

외측광근의 근긴장 항진은 슬관절 굴곡 · 신전운동 시 슬개골의 운동에도 영향을 끼치기 때문에 슬개골의 조작도 중요하다.

슬관절 굴곡 자세에서 외측광근이 신장된 상태를 만든다. 이 자세에서 슬개골은 대퇴골의 슬관절면에 딱 맞게 들어가 안정되어 있으며 바로 이마면 위로 외회전 자세 하여 슬관절을 약간 신전한다. 이 신전운동과 함께 슬개골의 내회전을 유도할 수 있다.

슬개골 주위 조직의 신전 방법

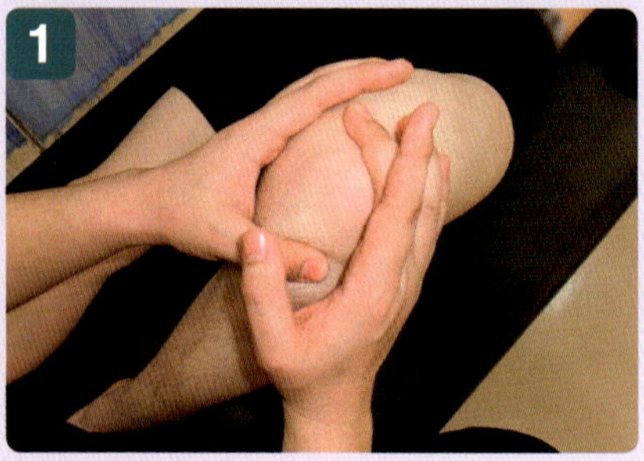

1 시작 자세. 슬개골 주위의 조직은 슬관절 굴곡 자세에서 신전된다.

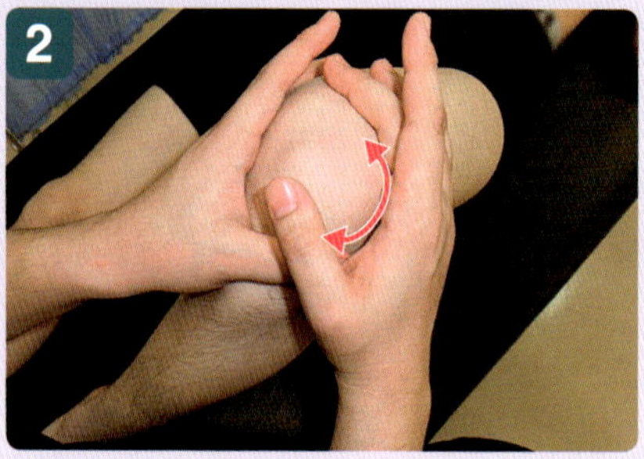

2 슬관절 굴곡 자세에서 슬개골의 frontal plane rotation을 의식하며 슬개골의 가동성을 이끌어낸다.

CLINICAL HINT

장경인대염과 외측광근의 관계

장경인대는 대퇴근막의 최외측부에서 비후한 부위이다. 섬유속은 장골과 경골 Gerdy 결절을 연결하듯이 주행하는 인대로 슬관절의 내반에 제동을 건다. 장골인대는 대퇴골 외측상과의 표층을 주행하기 때문에 달릴 때와 같이 같은 부위에서 부하가 반복되면 마찰력이 발생해 통증이 나타나는 경우가 있는데 이것을 가리켜 **장경인대염**이라고 부른다.

지금까지는 통증부위에 있는 활액낭의 염증(활액낭염)이 본 질환의 병태라고 알고 있었지만, 최근 병리조직학적 소견으로 활액낭이 아닌 지방체가 존재하는 것과 그 지방체의 염증이 병태일 가능성도 나오고 있다.

장경인대에서는 고관절 내전을 강하게 스트레칭하는 경우가 많다. 하지만 대퇴근막 최외측부에 위치한 것을 생각하면 대퇴근막에 감싸인 외측광근의 이완도 중요하다고 볼 수 있다.

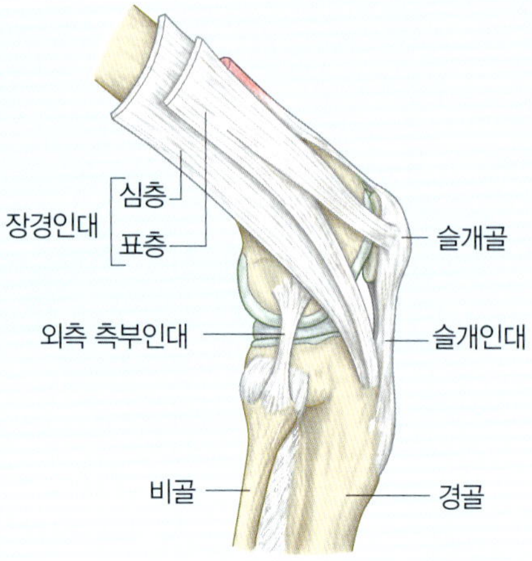

II 왜, 슬개근의 이완으로 통증이 소실하였는가?

1.하퇴 내회전 제한과 슬개대퇴 관절증의 관계

본 증례의 슬개골 상외측의 통증은 외측광근의 이완으로 경감했지만 연습을 재개하고 1주일 정도 지나자 연습 후반에 통증을 자각하였다. 다시 재평가를 실시하자 경골 근위 내측연에서 통증이 나타나고 하퇴 내회전운동이 제한되었다. 통증이 발생하기 쉬운 점프의 착지나 돌진할 때의 접지기에서는 슬관절의 외반과 하퇴의 외회전이 증강했고 서 있는 자세 정렬(alignment)에서도 하퇴는 외회전 자세가 되었다.

1) 하퇴 외회전 자세의 영향

하퇴 외회전 자세가 되면 경골조면이 외측으로 편위하기 때문에 대퇴사두근의 장축(상전장골극~슬개골을 연결하는 장축)과 슬개인대가 만드는 각도(**Q-angle**, ▶ 그림 12-7)가 증가한다. 이 Q-angle의 증가는 앞서 서술한 슬개골의 활차작용에 부담이 증가하는 것을 나타낸다. 즉, 하퇴 외회전 자세 동작에서는 정상 보다 더 슬개대퇴 관절에서의 부담이 증가하게 되며 통증 요인을 규명하기 위해서는 하퇴 외회전 자세의 원인을 생각해야 한다.

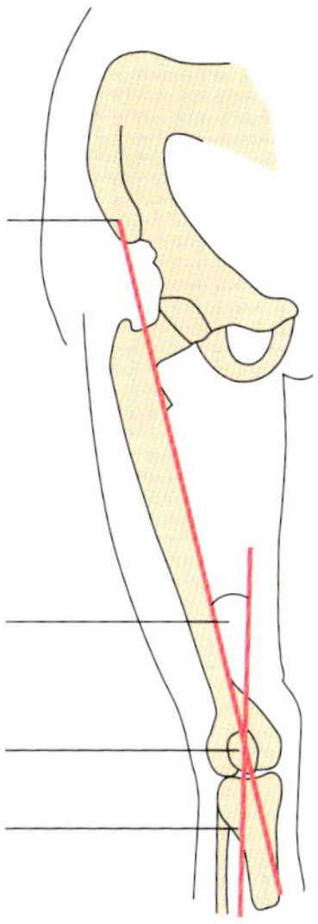

▶ 그림 12-7 Q-angle

2) 하퇴 외회전 자세의 원인

해부학적으로 장경인대를 포함한 외측광근, **후외방 구조물**(PLS)(▶ 그림 12-8)을 구성

➜ 후외방 구조물 (posterolateral structure, PLS)

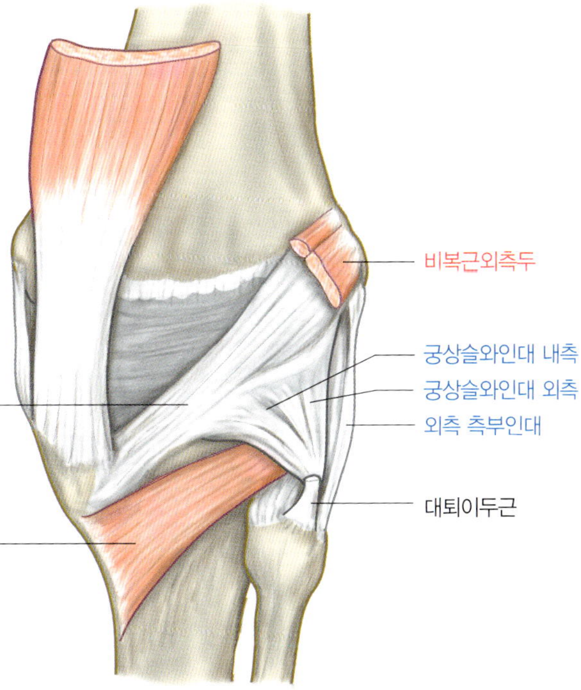

▶ 그림 12-8 **후외방 구조물(PLS)**

PLS의 정적 안정화 기구를 파란색, 동적 안정화 기구를 붉은색으로 표시했다. 정적 안정화 기구에는 short lateral collateral ligament가 존재하는 경우가 있다.

하는 대퇴이두근과 비복근외측두의 단축이나 과긴장은 하퇴를 외전한다. 하지만 본 증례에서는 이미 이 근육들에 대한 접근을 실시했다.

한편, PLS를 구성하는 근육인 **슬와근**이 영향을 끼쳤을 가능성이 있다. PLS를 구성하는 조직은 슬관절 굴곡으로 완화되어 신전운동으로 긴장한다. 슬관절 최종 신전 자세에서 PLS가 긴장하면 경골을 후방으로 당기는 힘이 상대적으로 강해지면서 하퇴가 외회전된다. 이로 인해 PLS를 구성하는 연부조직의 긴장이 증가하여 하퇴는 외회전 자세가 되고 내선제한이 나타난다. 특히 슬관절 굴곡 자세를 반복하는 스포츠에서는 슬관절의 긴장이 높아지기 쉽고 슬완근의 긴장이 증강하면 하퇴의 외회전도 증강하게 된다.

→ 슬와근 (popliteus muscle)

본 증례에서는 슬와근의 이완으로 PLS의 긴장이 저하하고 정상적인 하퇴의 회전운동이 가능해지면 통증이 소실된다고 볼 수 있다.

2. 슬와근을 초음파로 관찰해 보자!

기　시 : 대퇴골 외측상과, 궁상슬와인대 내측부, 외측 반월판 후각, 후외측 관절낭, 비골두
종　지 : 경골 가자미근선 상방
신경지배 : 경골신경
작　용 : 하퇴 내회전, 슬관절 굴곡(신전)

● 슬와근의 주행

슬와근은 비복근의 심층, 가자미근의 근위에 위치하여 체표에서 촉지하기 어렵다. 하지만 경골의 골연을 따라가면 경골 부착부의 최내측부에서 비복근에 감싸여있지 않은 슬와근의 근복을 만질 수 있다(▶ 그림 12-9). 또한, 슬와근의 근복은 삼각형 모양을 하고 있으며 각각 외측 28°, 근위 내측 114°, 원위 내측 38°의 각도와 상변은 8cm, 내측변은 6cm, 하변은 12cm 정도이다[7].

슬와근의 근위 부착부는 6개로 나뉘어 아래와 같이 구성되어 있다(● 표 12-1)[8].

그 중, 주건이 되는 하퇴골 외측상과에 부착하는 섬유는 굴신축의 원위부를 통과(▶ 그림 12-10)하기 때문에 슬관절에 대해서는 신전작용을 한다고 볼 수 있다. 하지만, 많은 참고문헌에서 '슬와근 작용은 굴근'이라고 서술되어 있고 근전도학적 연구에서는 굴곡으로 작용한다는 연구나 굴곡과 신전에도 작용한다는 연구가 있는 것으로 보아 형태학적 사실과 근전도학적 사실은 일치하지 않는다.

최근의 연구에서 스쿼트 중 굴곡 40° 전후에서 일단 깊이 굴곡해 50° 부근까지 신전하는 사이 슬와근은 활동하고 있다고 보고했다[8]. 이 현상을 에코로 검증하고자 실험했다[9].

● 슬와근의 작용

슬와근은 하퇴 내회전에서 작용하여 슬관절 완전 신전 자세로 외전한 하퇴를 내회전시켜 **슬관절의 locking**를 빗겨가게 하는 근육이다. 또한, 슬와근은 외측 반월판의 후절과 결합하고 있어 슬관절 굴곡 시 반월판의 후방 이동에 관여하고 있다고 여겨진다.

✎ 용어해설

슬관절의 locking
슬관절의 최종 신전영역에서 하퇴는 외회전한다(screw home movement). 이 운동으로 내측 · 외측 측부인대가 긴장하기 때문에 슬관절의 안정성이 높아진다(locking). 슬와근은 하퇴 내회전에 작용하기 때문에 슬관절의 안정성을 저하시켜 운동성을 이끌어 낸다.

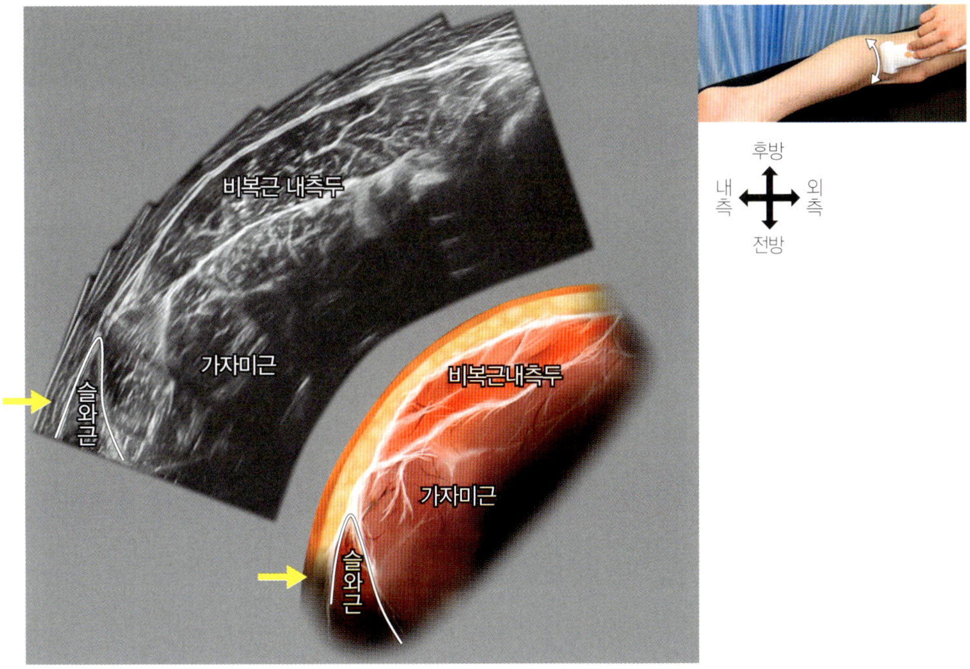

▶ 그림 12-9 슬와근의 촉진 위치를 나타내는 파노라마 영상(단축 영상)

슬와근은 장골 근위단 높이에서 비복근 외측두의 근복보다 전내측부에 있어서 표층에서 만질 수 있다 (화살표).

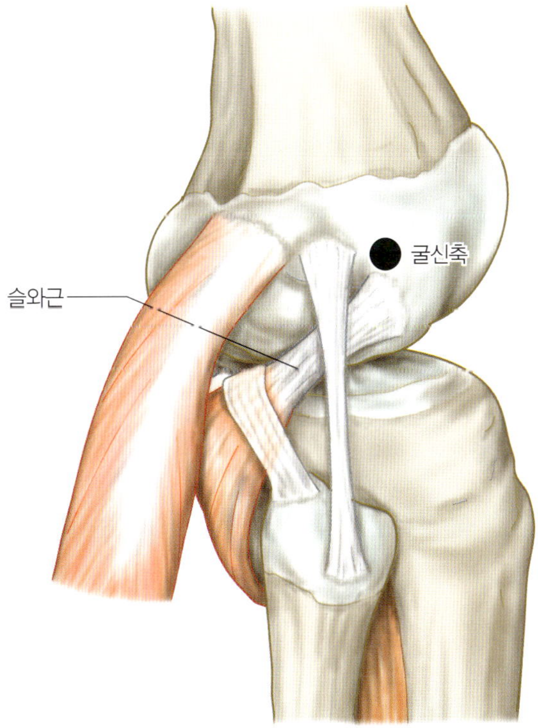

▶ 그림 12-10 슬와근

슬와근은 외측상과 하부에서 종지하고 굴신축의 하방에 있다. 그래서 같은 근육의 수축은 슬관절 신전으로 작용한다고 여겨진다.

● 표 12-1 슬와근 근위 부착부의 구성 요소

구성요소	근위 부착부
① 강한 주건	대퇴골 외측상과
② 최표층 섬유	궁상슬와인대의 내측 섬유속
③ 후면 심층 섬유속	외측 반월판 후각
④ 슬와 터널 구성 섬유의 일부	관절낭 전방으로 발달한 횡주 섬유속을 통해 슬와골 측면
⑤ 하연 섬유	후외측 관절낭
⑥ 하연 표층 섬유속	슬와비골인대(PFL)을 통한 비골두

초음파 해부로 알 수 있는 것

- 슬관절 굴곡/신전운동에서 슬와근의 근복 부품과 활주와 같은 눈에 띄는 소견은 없었다
- 유일하게 슬와근의 내회전운동에서 부품을 관찰할 수 있었다

3. 슬와근의 운동요법

임상에서 슬와근은 근연축(spasm)이 나타나고 근연축의 이완(relaxation)을 실시하는 경우가 많다. 앞서 말했듯이 근전도에서는 굴곡/신전의 어느쪽에서도 근활동이 나타나는 것을 증명할 수 있다. 특히 하퇴의 내회전을 강조하면 근방전이 커지는 것을 나타낸다[8, 9]. 이로 인해 슬와근의 수축을 촉진할 때에는 하퇴의 내회전을 강조하고 슬와근이

슬와근 트레이닝

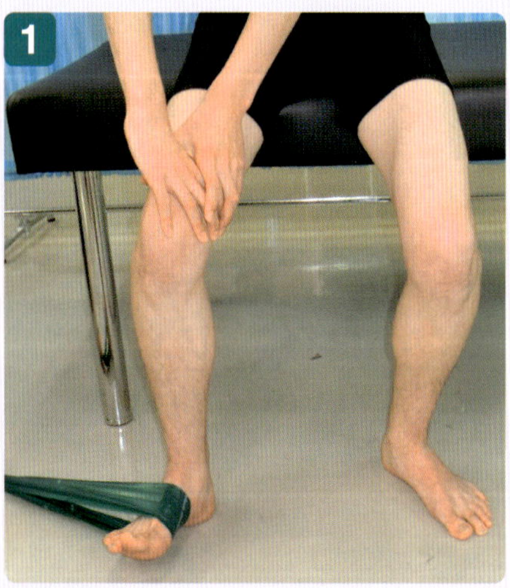

1 시작 자세.

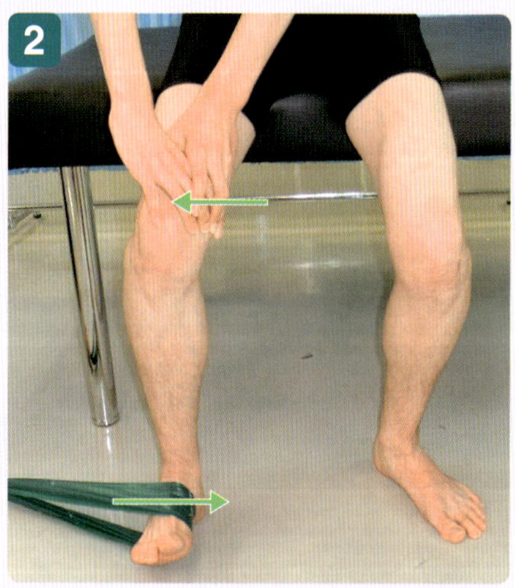

2 슬와근 트레이닝은 하퇴 내회전운동을 강조하는 것으로 가능하다. 이때, 족관절 배굴 자세에서 족관절의 내반의 대상동작이 일어나지 않도록 주의해야 한다.

슬와근의 수축 촉진 방법

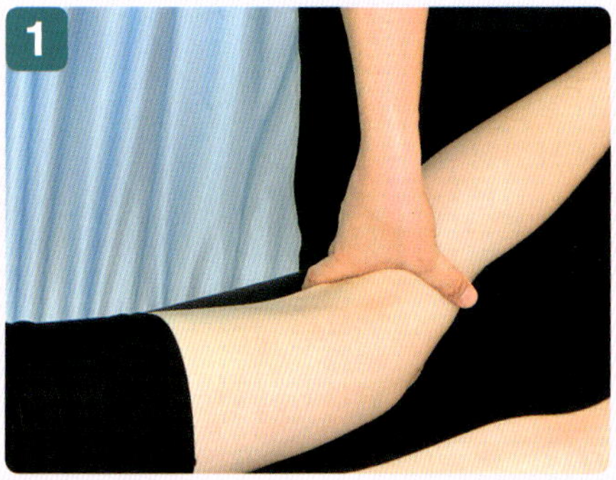

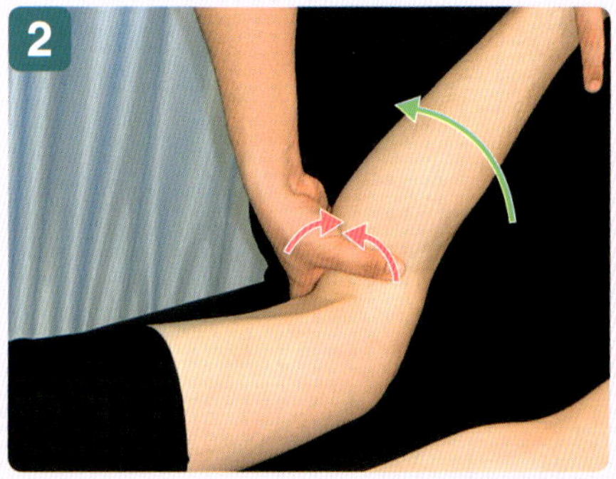

1 시작 자세. 슬와근은 하퇴 내전운동으로 근복이 후방으로 팽륜하고 있다.

2 하퇴 내전운동과 함께 슬완근의 근복이 수축할 수 있도록 근복을 후방으로 이동시킨다.

이런 증상에도 사용할 수 있다!

슬와근은 외측 반월판에 부착하여 슬관절 굴곡 시 외측 반월판의 후방 이동을 유도한다. 이로 인해, 반월판 손상 후 관절가동범위 훈련에서 슬와근의 수축을 촉진하면 유효한 경우가 있다.

수축할 때에는 근복 중앙으로 묶이듯이 수축하기 때문에 근복 중앙을 압박하지 않도록 조작하면 수축을 촉진하기 쉽다

[참고문헌]

1) Bevilaqua-Grossi D, Monteiro-Pedro V, Sousa Gda C, et al : Contribution to the Anatomical Study of The Oblique Portion of the Vastus lateralis Muscle. Braz J morphol Sci 21 : 47-52, 2004
2) Willan PL, Mahon M, Golland JA : Morphological variations of the human vastus lateralis muscle. J Anat 168 : 235-239, 1990
3) 整形外科リハビリテーション学会：顆間隆起骨折に対する運動療法．関節機能解剖学に基づく整形外科運動療法ナビゲーション，下肢・体幹．pp60-63，メジカルビュー，2008
4) 中村　翔，颯田季央，山内仁詩，他：超音波画像診断装置を用いた膝屈曲運動時の外側広筋の動態観察．第29回東海北陸理学療法学術大会(2013)にて発表
5) 富士川恭輔，松本秀男，小林龍生，他：膝関節障害に対する新しい評価法—膝関節のバイオメカニクス．関節外科16：310-319，1997
6) Suzuki T, Hosseini A, Li JS, et al : In vivo patellar tracking and patellofemoral cartilage contacts during dynamic stair ascending. J Biomech 45 : 2432-2437, 2012
7) Hwang K, Lee KM, Han SH, et al : Shape and innervation of popliteus muscle. Anat Cell Biol 43 : 165-168, 2010
8) 三浦真弘，宮本秀幸，紀　瑞成，他：膝窩筋を中心としたヒトposterolateral structuresの臨床解剖学的検討．臨床解剖研究会記録4：10-11，2004
9) Schinhan M, Bijak M, Unger E, et al : Electromyographic study of the popliteus muscle in the dynamic stabilization of the posterolateral corner structures of the knee. Am J Sports Med 39 : 173-179, 2011
10) Stensdotter AK, Dalen T, Holmgren C, et al : Knee angle and force vector-dependent variations in open and closed kinetic chain for M. popliteus activation. J Orthop Res 26 : 217-224, 2008

슬관절 골관절염

Osteoarthritis of the knee

13

증례

60세, 여성. 이전부터 슬관절 골관절염이라고 진단됐으며 5년 정도 매일 아침마다 30분의 산책을 하였다. 3개월 정도 전부터 산책 중 오른쪽 무릎이 아팠지만, 그 후에 별다른 통증을 느끼지 않았다. 하지만 1주일 정도 지나자 산책 중 오른쪽 무릎 내측부에서 통증을 자각하고 정형외과를 찾았다.

X선에서 **대퇴 경골 각도**(FTA)는 오른쪽 180°, 왼쪽 178°로 내측 관절 열극의 협소화와 골극의 증식을 확인하고 **슬관절 골관절염**(Kellgren-Lawrence grading scale: grade 2)으로 보존요법을 실시했다. 초진 때, 산책 중에 나타나는 오른쪽 무릎 내측부의 통증을 호소하였다. 환부의 상태를 확인하자 슬관절 전내측부와 후내측부에서 통증이 나타났으며 **부구감검사** 또한 양성이었다. 보행 관찰을 실시하자 보폭이 좁고 **loading response**에서 lateral thrust(⇒ 161쪽 참조)가 출현하였다. 슬관절에서 굴곡 구축을 확인하고 대퇴사두근의 근력도 저하했기 때문에 I **대퇴사두근 셋팅**(등척성수축운동)을 실시하자 보행 시 슬관절통은 경감하였다.

하지만 아침 산책 후 20분이 지나자 다시 통증이 나타나 재평가를 실시하였다. 20분 정도 보행하면 슬관절 후내측부에서 거위발부를 지나는 압통을 확인하였다. 특히 박근건과 반건상근의 압통이 강하고 loading response에서 같은 부위에 통증이 출현하였다. 여기서 II 박근과 반건상근의 이완을 추가하자 슬관절 통증은 소실하였다.

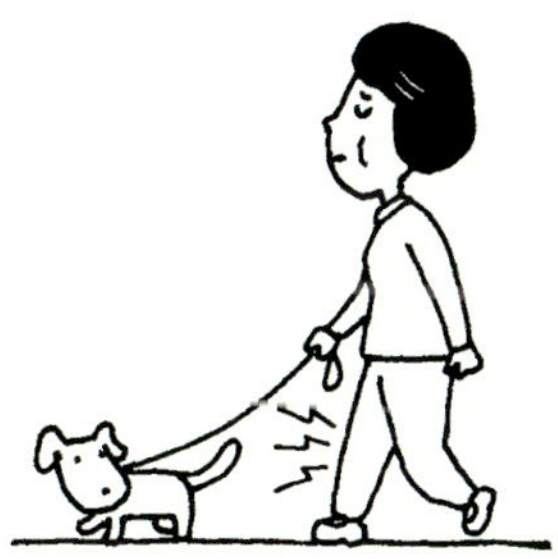

→ 대퇴 경골 각도 (femorotibial angle, FTA)

→ 슬관절 골관절염 (osteoarthritis of the knee)

용어해설

부구감검사 (ballottement test)
슬관절의 관절수종의 유무를 확인하는 검사. 슬개골의 근위 · 원위를 압박했을 때 수종이 있는 경우 슬개골의 심층에 머물면서 슬개골이 떠오르게 되면 양성인 것을 알 수 있다.

Loading response
Initial contact 후, 하중을 받는 단계이다. 이로 인해, 고관절 · 슬관절의 신전 모멘트가 필요하게 되며 족관절에서는 전경골근에서부터 배굴 모멘트가 작용한다.

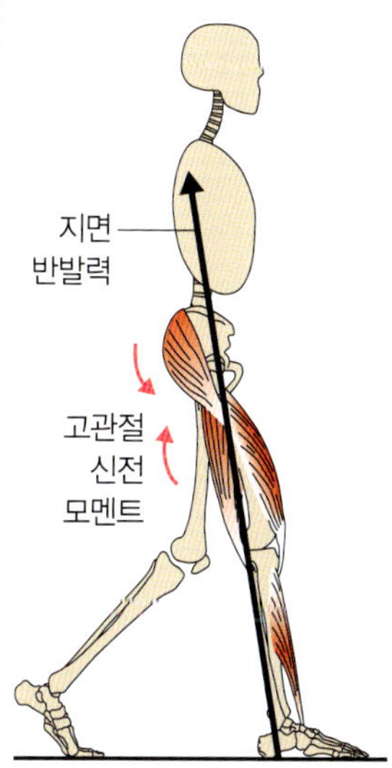

I 왜, 대퇴사두근 셋팅으로 보행 시 통증이 경감하였는가?

1. 슬관절 골관절염에 대한 운동요법
2. 내측광근과 대내전근을 초음파로 관찰해 보자!
3. 내측광근과 대내전근의 운동요법

II 왜, 박근과 반건상근의 이완으로 통증이 소실하였는가?

1. 슬관절 골관절염에 있어서 거위발부 통증의 비율과 원인
2. 거위발 구성근을 초음파로 관찰해 보자!
3. 거위발염에 대한 운동요법

I 왜, 대퇴사두근 셋팅으로 보행 시 통증이 경감하였는가?

1. 슬관절 골관절염에 대한 운동요법

1) 슬관절 골관절염의 통증 요인

슬관절 골관절염은 일상 임상에서 자주 볼 수 있는 질환 중 하나이다. 확실한 원인 질환이나 외상의 병력이 없는 일차성 관절염이 압도적으로 많으며 주된 증상으로는 운동 시의 관절통이며 시기가 지나 안정 시에도 통증이 나타나는 경우도 있다.

통증의 원인은 다음과 같다.

① 슬관절의 염증으로 인한 활막으로의 자극
② 관절수종으로 인한 관절낭의 과긴장
③ 증식한 골극으로 인한 자극
④ 관절 불안정성으로 인한 근과 인대의 과긴장

슬관절 골관절염에서는 동작 시작 시에 통증이 나타나는 경우가 많고(starting pain) 특징적인 절음발이 걸음이 나타나게 된다. 슬관절 골관절염에서는 이상 운동 · 동작의 반복으로 관절 연골에서 역학적 스트레스가 증가하고 관절이 파괴되거나 증식성 변화가 원인이라고 여겨진다. 이로 인해, 슬관절 골관절염에서 물리치료는 이상 운동 · 동작의 개선이 목표다.

2) 이상 보행의 발생 요인

슬관절 골관절염에서 이상 보행은 디딤기 중에 무릎이 외측으로 요동하는 **lateral thrust**가 대표적이다.

● **이상 보행으로 인한 운동 제한**

보존요법의 적응이 되는 슬관절 골관절염의 이상 보행에 대해 검토하였다[1]. 그 결과, Kellgren-Lawrence grading scale(● 표 13-1)[2]의 grade 1에서는 하중으로 인해 최종 신전 영역에서 신전운동이 제한되고 있으며 grade 2에서는 최종영역에서 슬관절 굴곡 신전운동이 각각 제한되어 하중에도 충분히 견디지 못했다.

이로 인해, 슬관절 골관절염에 대한 운동요법에서는 슬관절 신전운동에 작용하는 대퇴사두근, 특히 최종 신전영역에서 강하게 작용하는 **내측광근**의 근력 강화가 중요하다고 여겨진다(▶ 그림 13-1).

➜ 내측광근 (vastus medialis muscle, VM)

● **속근섬유의 위축**

인공 슬관절 전치환술을 실시한 78번의 증례에서 내측광근을 미세하게 떼어내어 조직

● 표 13-1 Kellgren-Lawrence grading scale

grade 0	정상	소견 없음
grade 1	의심	관절열극이 의심스러운 협소화. 골극일 가능성
grade 2	경도	확실한 골극. 관절열극 협소화일 가능성
grade 3	중등도	중등도로 복수의 골극, 명확한 관절열극의 협소화. 중도의 골경화. 골단부 변형일 가능성
grade 4	중도	큰 골극. 확실한 관절열극의 협소화. 극도의 골경화. 명확한 변형

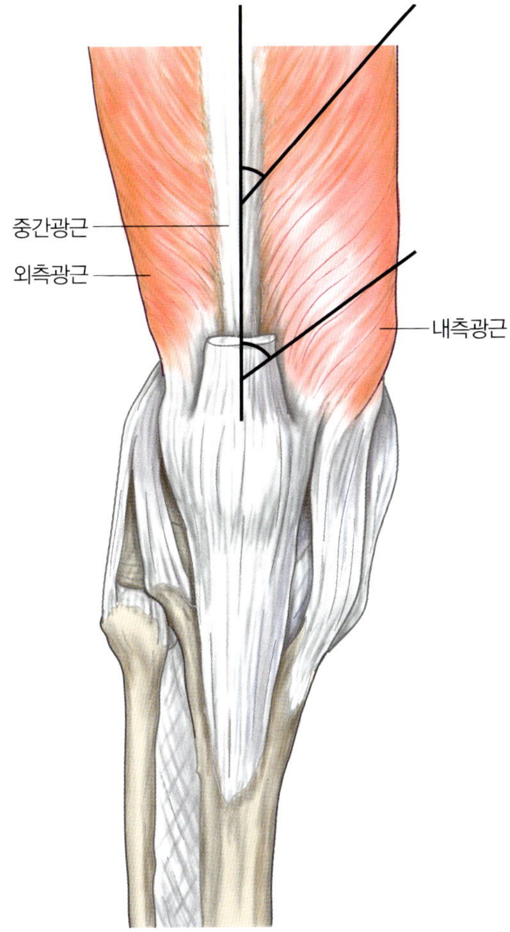

▶ 그림 13-1 **내측광근과 외측광근의 근섬유속 각도의 차이**

내측광근의 근섬유속과 대퇴골 장축이 만드는 각도는 원위로 향하면서 둔각화한다. 이로 인해, 내측광근 원위부의 섬유속은 슬관절의 굴신에서 길이가 크게 변화하지 않고 최종 신전영역에서도 장력을 발휘할 수 있다.

BREAK TIME

Lateral thrust와 퇴행성 슬관절염

Lateral thrust이란, 입각상에서 생기는 **슬관절의 외측동요(밀림)**이다. 이 동요가 증강하면 슬관절 외부 내반 모멘트가 증강하여 슬관절 내측에서의 압축응력이 강해지면 연골 파괴가 나타난다고 볼 수 있다.

한편, 인공 슬관절 전치환술을 실시할 때 임플란트에 압력계를 유치해 수술한 후, 보행 중의 관절내 압축응력을 직접 계측했지만 외부 내반 모멘트 압축응력과의 관계성을 확인하지 못했다[4]. 이 연구는 피험자가 1명인 것부터 일반화하기 어렵지만 충분히 고려해볼 가치가 있는 결과이다.

특히, 외측동요라는 것을 예로 들고 있지만, 실제로는 고관절 외신이 생긴 것뿐인 경우도 있다. 그러므로 보행을 평가할 때 무릎에만 주의하는 것이 아니라 고관절이나 족관절도 충분히 관찰한 후 접근 검토하는 것이 중요하다.

학적으로 관찰했을 때 모든 예에서 **속근섬유**의 위축을 확인하고 32%로 **지근섬유**도 위축되었다[3]. 속근섬유의 위축은 통증으로 움직이지 않아 나타난다고 볼 수 있으며 슬관절 골관절염의 발증과 악화, 신경-근접합부의 위축, 근섬유의 변형과 같은 요인으로 나타난다고 여겨진다.

3) 내측광근의 운동요법

슬관절 골관절염에서는 내측광근 속근섬유의 근력 강화가 중요하다. 하지만 슬관절에서 변형과 운동 시 통증이 발생하게 되면 슬관절을 움직이는 운동은 어렵다. 여기서 등척성 근력 강화 훈련으로 **대퇴사두근 셋팅**이 적절하다.

본 증례에서 보행 중 통증은 하중 시의 슬관절 안정화 기구인 내측광근의 활동성이 저하되어 슬관절에 가해지는 역학적 스트레스가 증가하기 때문에 발생한다고 여겨진다. 그렇기 때문에 내측광근을 노린 대퇴사두근의 셋팅이 유효하다고 볼 수 있다.

✎ 용어해설

대퇴사두근 셋팅

대퇴사두근의 등척성수축을 이용한 근력 증강 훈련을 말한다. 특히, 슬와골에 조작을 가하는 것을 patella setting이라고 부르는 경우도 있지만 본서에서는 대퇴사두근 셋팅이라고 총칭한다.

2. 내측광근과 대내전근을 초음파로 관찰해 보자!

1) 내측광근의 초음파 해부

기 시 :	장두(VML) : 대퇴골조선 내측순 사두(VMO) : 내전근관
종 지 :	슬개골을 통해서 경골조면
신경지배 :	대퇴신경
작 용 :	슬관절 신전

● **내측광근의 주행**

내측광근은 대퇴골조선 내측순에서 기시하는 섬유와 대내전근의 종지건에서 내뻗은 **내전근관**에서 기시하는 섬유가 있는데 전자를 **내측광근 장두**(VML), 후자를 **내측광근 사두**(VMO)라고 부른다. VML과 VMO에는 표 13-2와 같이 여러 설들이 있다[5~9].

● **VML과 VMO**

본서에서는 기능적인 의미와 표면해부학적 시점에서 荒川의 가설(참고문헌[9])을 인용했지만, 형태학적으로 VML과 VMO는 명확하게 구별되지 않는 것을 알아둘 필요가 있지만 아래와 같은 보고도 있다[10].

- VM과 VMO에서는 근섬유 구성이 다르다.
- VML은 지속섬유의 배합이 높다.

→ 내전근관 (adductor canal)

→ 내측광근 장두 (vastus medialis longus, VML)

→ 내측광근 사두 (vastus medialis obliques, VMO)

● 표 13-2 VML과 VMO의 분류에 관한 견해

Hubbard[5]	양쪽은 육안적으로 확실하게 나뉘어지지 않았다
Peeler[6]	단순하게 섬유 주행의 기울기 차이로 분류할 수 있다
Lieb and perry[7]	양쪽은 섬유의 주행이 다르며 VMO는 슬와골에 옆에서 부착한다
Williams[8]	VMO는 대내전근건에서 기시한다
荒川[9]	VMO는 내전근관에서 기시한다

• VMO는 속근섬유의 배합이 높다.

• VML의 지근섬유의 지름은 VMO보다 작고 근육의 심층일수록 지근섬유가 많이 배열되어있다.

즉, 정상 무릎에서 VML에는 지근섬유로서의 기능, VMO에서는 속근섬유로서의 기능이 크다고 볼 수 있다. 이 결과에서 내측광근은 근위부와 원위부에서 근섬유 구성이 다른 것을 알 수 있다. 슬관절 골관절염에서는 원위부에 존재하는 속근섬유의 기능이 저하된 가능성이 있다고 여겨지며 이들을 고려한 운동요법이 기대된다.

2) 대내전근의 초음파 해부

● **제1근속**

기 시 : 치골하지
종 지 : 둔근조면 내측에서 조선내측순 최상부
신경지배 : 폐쇄신경
작 용 : 고관절 신전 및 내전

● **제2근속**

기 시 : 치골하지에서 좌골지
종 지 : 조선내측순 중앙부
신경지배 : 폐쇄신경
작 용 : 고관절 신전 및 내전

● **제3근속**

기 시 : 좌골지부터 좌골결절
종 지 : 조선내측순 하부
신경지배 : 폐쇄신경과 경골신경
작 용 : 고관절 신전 및 내전

● **제4근속**

기 시 : 좌골결절 하내측
종 지 : 내전근결절
신경지배 : 경골신경(때로 폐쇄신경 지배와의 이중신경 지배)
작 용 : 고관절 신전 및 내전

● 대내전근의 주행

대내전근은 복측을 장내전근과 단내전근, 배측을 반건상근과 반막상근, 내측을 박근으로 둘러싸고 있다. 이로 인해, 체표에서 촉지하는 것은 어렵고 원위단부분에서 일부 확

➔ 대내전근 (adductor magnus muscle)

인 할 수 있는 정도다.

또한, 제4근속은 신경지배나 근섬유 주행이 특징이며 제1~3근속과는 다른 기능을 가진다고 볼 수 있다(▶ 그림 13-2).

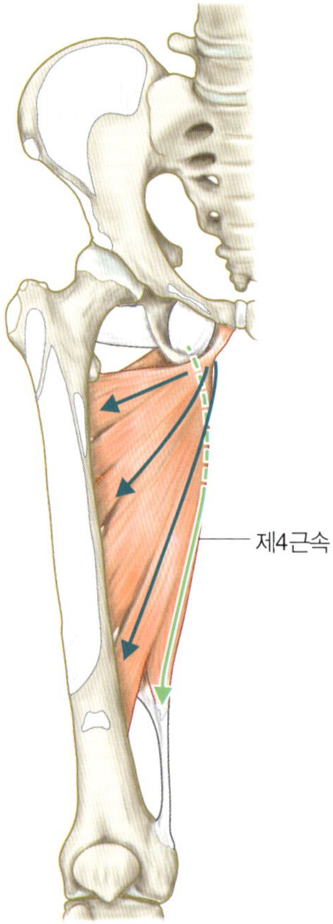

▶ 그림 13-2 **대내전근의 근속 구성과 주행**

대내전근의 근속은 근위에서 4개로 분류할 수 있다. 제1~3근속은 폐쇄신경 지배이지만(파란색 화살표), 제4근속은 좌골신경, 경골신경 성분의 지배로 좌골결절에서 기시해 내전근결절에 종지한다(녹색 화살표). 이로 인해 고관절신경으로서의 기능을 갖고 있다.

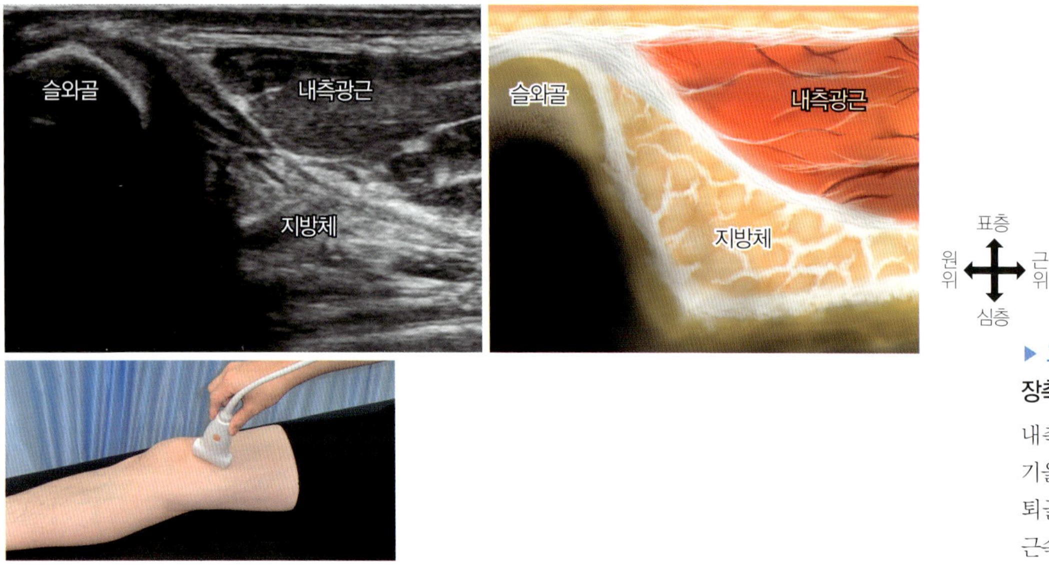

▶ 그림 13-3 **내측광근 사두의 장축 영상**

내측광근은 대퇴골의 장축으로 기울어 있기 때문에 프로브를 대퇴골에서 비스듬하게 기울이면 근속의 주행이 확실해진다.

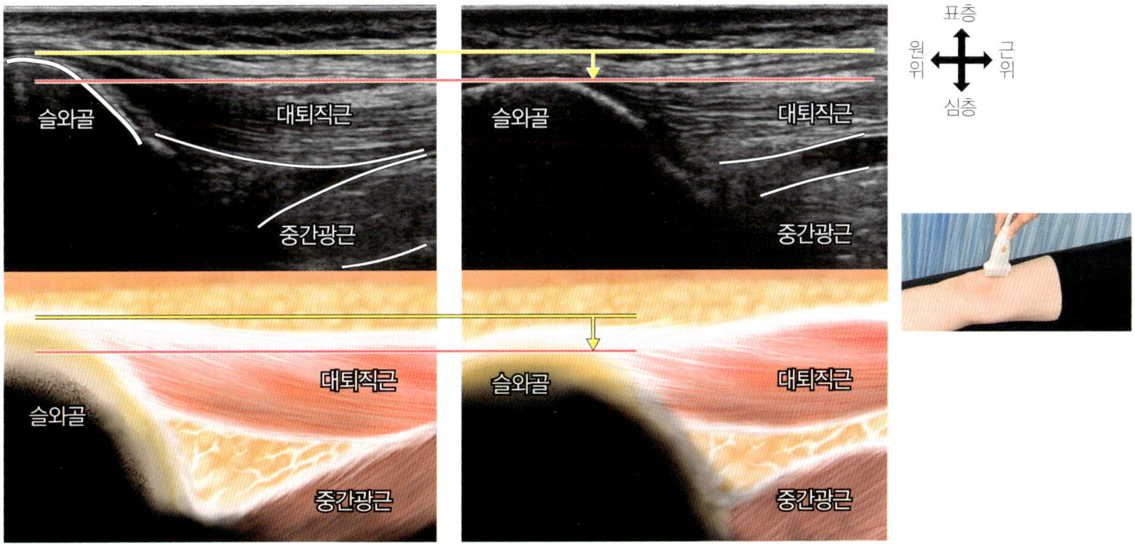

▶ 그림 13-4 **대퇴사두근 셋팅 시의 대퇴직근과 중간광근(장축 영상)**

대퇴사두근 셋팅을 실시하면 슬와골이 근위로 당겨지는 것을 알 수 있다. 초음파 영상에서 확인하면 근위로 당겨지는 것뿐만 아니라 슬와면으로 당겨지듯이 이동하는 것을 확인할 수 있다.

초음파 해부로 알 수 있는 것

- 내측광근은 대퇴골의 장축에서 후내측 전방을 향해 기울어진다(▶ 그림 13-3)
- 대퇴사두근 셋팅을 실시하면 슬와골은 근위 심층으로 편위한다(▶ 그림 13-4)

3. 내측광근과 대내전근의 운동요법

1) 대퇴사두근 셋팅의 고관절 자세

대퇴사두근 셋팅에 대해서는 여러 방법이 연구되고 있다. 고관절을 외전 · 외회전 자세에서 실시하면 좋다는 연구[11, 12], 외전 · 외회전 자세에서 해노 변화가 없다고 하는 연구[13], 고관절에 내전운동을 가하면 효과적이라는 연구[14], 내전운동을 가해도 변화가 없다고 하는 연구[15, 16] 등이 있다.

이 연구들은 내측광근의 일부 섬유가 대내전근의 종지건에서 기시하기 때문에 대내전근의 긴장을 높여 내측광근의 장력을 높이려는 것이라고 여겨지지만 대상자에 따라 효과가 다르다. 즉 정형화된 고관절 자세를 적용하는 것이 아니라 운동 중의 근활동을 확인하고 대상자의 상태에 맞춰 자세를 결정하는 편이 효과적이다.

2) 목적에 따른 대퇴사두근 셋팅

대퇴사두근 셋팅에는 슬관절 신전에 따라 고관절 신전을 가하면 좋다는 연구[14, 17, 18], 하퇴 내회전이 좋다는 연구[16, 19]도 있다. 이러한 연구들을 바탕으로 대퇴사두근 셋팅을 위해서는 고관절 신전과 하퇴 내회전을 물리적으로 유도하는 방법으로 내측광근 수축을 선택할 수 있다는 것을 알 수 있다.

근활동을 높이기 위해서는 선 자세에서의 대퇴사두근 셋팅도 효과적이다.

선택적으로 근의 수축을 유도할 것인가, 근력 강화로서 실시할 것인가와 같은 목적에 맞게 방법을 다르게 바꾸는 것도 중요하다.

대퇴사두근 셋팅

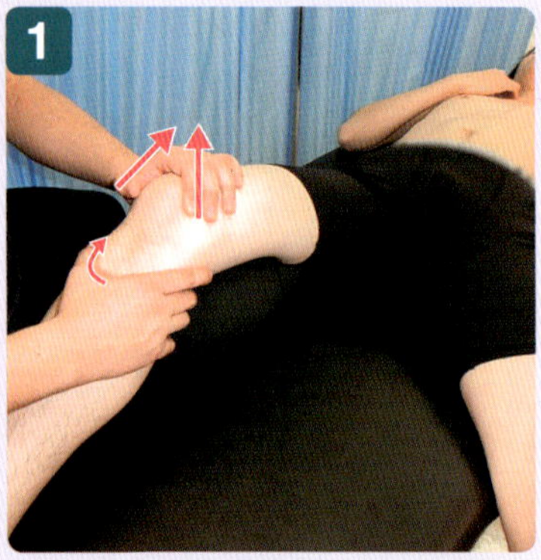

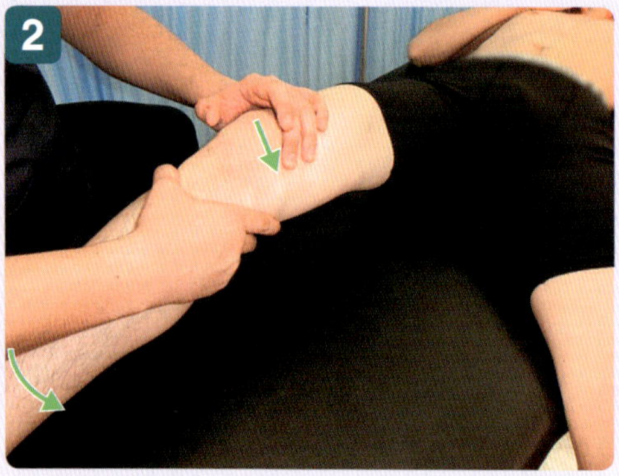

1 슬관절을 경도 굴곡 자세에서 왼손으로 슬와골을 꽉 쥐어 밀어 올리듯이 조작한다. 오른손은 경골을 경도 외회전 자세를 유지하도록 저항을 가한다.

2 그 후, 슬골절 신전운동 시 각각의 저항을 풀며 슬와골 근위 심층으로 끌어당기면 하퇴 내회전 운동을 유도한다.

→ : 치료사가 힘을 가하는 방향

→ : 환자가 움직이는 방향

이런 증상에도 사용한다!

대퇴사두근 셋팅은 하체의 수술이나 외상 후의 운동요법에서 자주 사용된다. 특히 이 방법은 슬와골 주위조직의 유착이 우려되는 인공 슬관절 전치환술(TKA)나 대퇴골과부, 경골과부의 골절 후 관절 경계를 이용한 수술 후에 이루어지는 조기 운동 요법에서도 응용 가능하다.

선 자세에서의 대퇴사두근 셋팅

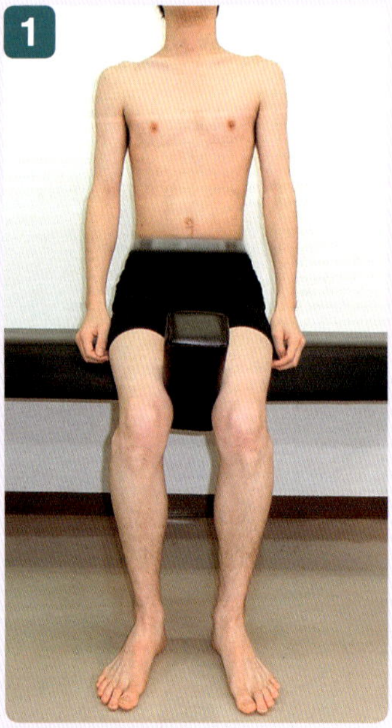

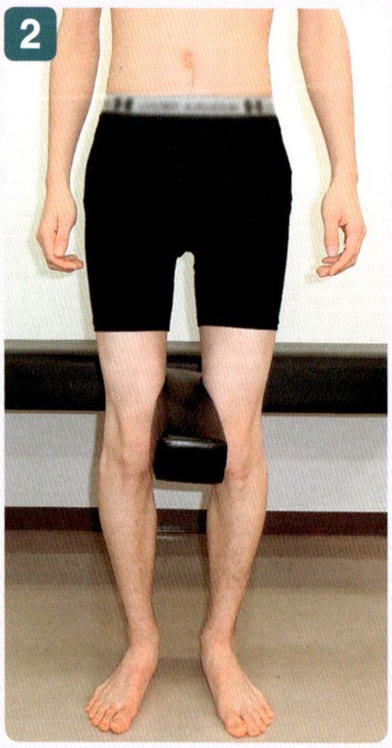

1 선 자세에서의 대퇴사두근 셋팅은 앉은 자세나 누운 자세보다 근활동이 높아진다. 시작 자세. 양 무릎 사이에 배게 등을 끼운다.

2 일어서는 동작을 실시하여 최종영역에서 슬관절을 신전시켜 내전근 긴장을 높이면 내측광근의 수축을 촉진할 수 있다.

이런 증상에도 사용한다!

대퇴사두근 셋팅은 부하량이 낮기 때문에 수술 후의 급성기 등에서 모든 하중을 실을 수 없는 경우에 사용할 수 있다.

하지만 선 자세에서의 대퇴사두근 셋팅은 하중이 가해지는 자세에서 실시하기 때문에 외상이나 수술 후 하중이 허가될 때에 이 방법을 응용할 수 있다.

CLINICAL HINT
Hunter 증후군

복재동맥(saphenous artery) · 정맥(saphenous vein) · 신경(saphenous nerve)은, 내전근관(adductor canal)의 심층에 있는 좁은 터널을 주행하고 있다(아래 그림). 그리고 신경절(ganglion)이나 혈종 등의 질병이 이 신경이나 혈관을 압박하면 복재신경의 지배영역인 슬와골하나 하퇴 내측부에서 방산통을 유발할 수 있는데 이것을 hunter 증후군이라고 한다.

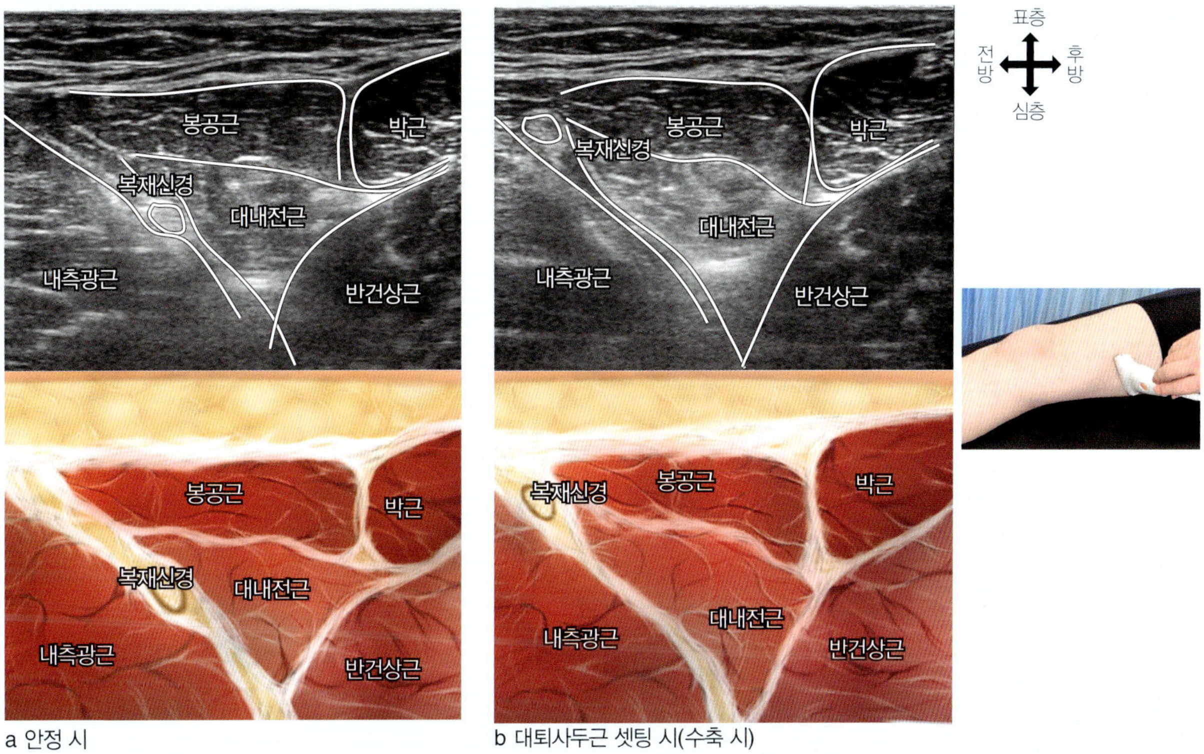

▶ **대퇴사두근 수축 시의 복재신경(단축 영상)**

안정 시(a)에서 대퇴사두근의 수축(b)으로 복재신경은 표층 · 전방으로 활주한다. 즉, 정상인의 hunter 심층에서 커다란 활주성이 보정된다는 것을 이해할 수 있다.

II 왜, 박근과 반건상근의 이완으로 통증이 소실하였는가?

1. 슬관절 골관절염에 있어서 거위발부 통증의 비율과 원인

봉공근, **박근**, **반건상근**의 3근은 모두 경골조면 내측에 종지하며 그 형태가 거위의 발과 닮아 **거위발**이라고 부른다(▶ 그림 13-5). 부착부에서 견인 스트레스로 인해 거위발의 변성은 거위발과 경골 사이의 **거위발주머니**에서 마찰 스트레스가 일어나 역학적 스트레스를 받아 거위발염 또는 거위발주머니염을 유발한다.

슬관절 골관절염에서 대퇴 경골 관절의 내측 관절 연극에서 통증을 느끼는 경우가 많다. 하지만 슬관절 골관절염의 62개의 증례 중 29개의 증례(46.8%)로 거위발주머니염을 합병

→ 봉공근 (sartorius muscle)

→ 박근 (gracilis muscle)

→ 반건상근 (semitendinosus muscle)

→ 거위발 (pes anserinus)

→ 거위발주머니 (anserinus bursa)

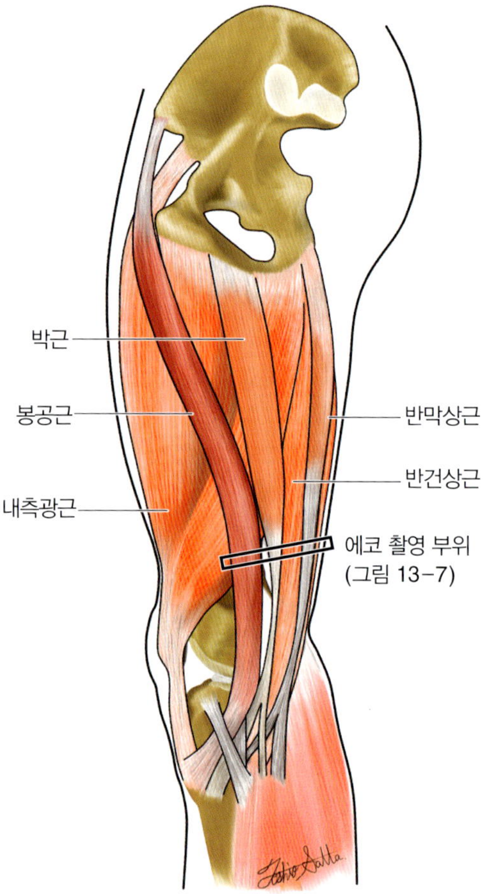

▶ 그림 13-5 거위발의 주행

하고 있다고 보고했다[20]. 슬관절 골관절염 85의 증례 중 거위발에서 압통을 호소하는 경우는 51개(60%), 내측 관절 단극의 압통을 호소하는 경우는 59개(69.4%), 양쪽 압통을 호소하는 경우는 33개(38.8%)로 거위발 압통이 높은 빈도로 나타나는 것을 보고했다[21].

또한 과도한 근수축과 경골의 이상 회전운동 등의 거위발주머니 표면에 대한 직접적인 마찰이나 압박을 거위발 통증의 원인으로 뽑았다[22].

하지만 슬관절 골관절염의 증례에서 왜 거위발 통증이 나타날까?

2. 거위발 구성근을 초음파로 관찰해 보자!

1) 봉공근의 초음파 해부

기 시 : 상전장골극
종 지 : 경골조면 내측
신경지배 : 대퇴신경
작 용 : 고관절 굴곡 · 외전 · 외회전, 슬관절 굴곡, 하퇴 내회전

● **봉공근의 주행**(▶ 그림 13-6)

봉공근은 상전장골극에서 기시하여 대퇴 전면을 비스듬하게 대퇴골 내측상과 뒤를 돌아 편평한 건이 된다. 하지만 근복이 슬관절을 넘어 경골 조면 부근까지 오는 경우도 많

으며 원위 1/2의 근복은 박근과 같이 주행한다.

● 2개의 섬유속

봉공근은 근위부에서는 대퇴근막, 원위부에서는 하퇴근막으로 둘러싸여 있다. 이 근막을 제거하면 장축상으로 주행하는 섬유속(**superficial longitudinal fibrous bundle**)이 존재하고 근위단과 원위단은 하퇴근막으로 합류한다. 봉공근과 봉공근의 심층근막을 제거하면 내측 측부인대의 후상방의 관절낭에서 박근건의 원위단을 넘어 수직으로 하행하고 하퇴근막을 향해서 장축상으로 주행하는 섬유속(**deep longitudinal fibrous bundle**)이 존재한다[23].

2) 박근의 초음파 해부

기　　시 : 치골결합부터 치골하지
종　　지 : 경골조면 내측, 하퇴근막
신경지배 : 폐쇄신경
작　　용 : 고관절 내전, 슬관절 굴곡, 하퇴 내회전

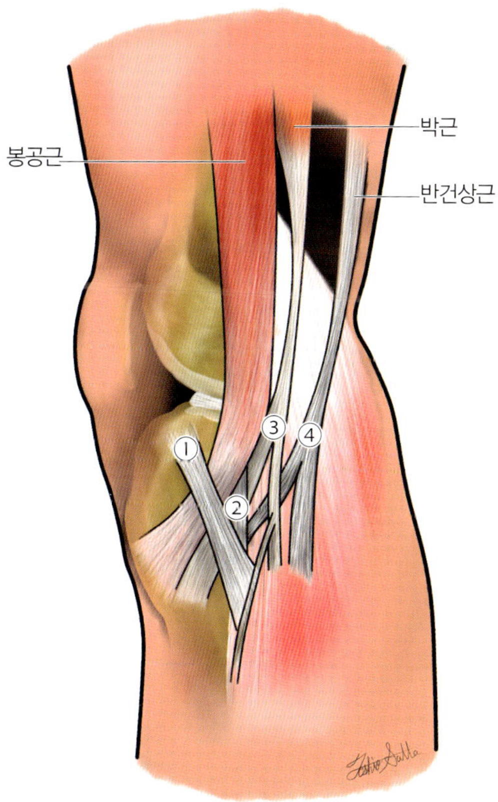

▶ 그림 13-2 거위발의 종지부

① superficial longitudinal fibrous bundle: 봉공근건의 표층을 비스듬하게 주행하는 섬유. 하퇴근막에서 하퇴근막으로.
② deep longitudinal fibrous bundle: 봉공근건의 심층에서 종주하는 섬유. 근막건을 향하며 수직으로 주행한다. 관절낭에서 하퇴근막으로.
③ 박근건: 경골조면 내측으로 향하는 섬유속과 하퇴근막으로 향하는 섬유속으로 나뉜다.
④ 반건상근 건:경골조면 내측으로 향하는 섬유속과 하퇴근막으로 향하는 섬유속으로 나뉜다.

● **박근의 주행**

얇은 건막으로 기시하는 긴 인대 근육이다. 대퇴 내측의 최천층을 하행하고 대퇴골 내측상과 후방에서 가느다란 건이 되며 종지를 향한다.

박근건의 근위부는 내측상과의 후내측면을 하행으로 주행하고 원위부는 전하방으로 주행을 바꾼다. 박근건의 하단은 건막 모양으로 하퇴근막에 합류한다. **복재신경**과 그 분지는 박근건 건막의 표층을 주행한다[23].

➔ 복재신경 (saphenous nerve)

3) 반건상근의 초음파 해부

기　　시 : 좌골결절
종　　지 : 경골조면 내측, 하퇴근막
신경지배 : 경골신경
작　　용 : 고관절 신전 · 내전, 슬관절 굴곡, 하퇴 내회전

● **반건상근의 주행**

반건상근은 좌골결절에서 대퇴이두근과 공통의 건에서 기시하고 대퇴 후면 내측을 하강해 대퇴 원위부에서 건이 된다.

반건상근건의 원위단은 박근건의 건막으로 둘러싸여 있고 반건상근건의 후하방에서 건막이 하나 더 일어나 박근건의 근막과 합류하고 하퇴 근막의 표층과 심층에 각각 합류한다. 반건상근의 건막으로 반막상근건의 표층부분도 합류한다. 반막상근건은 그 외 후사주 섬유속이나 사슬와인대에도 합류한다.

반건상근건은 반근건과 합류하기 전에 건과 유사한 건을 분지한다. 건과 유사한 건은 반건상근건의 근막 심층을 통과하고 하퇴근막으로 합류한다[23].

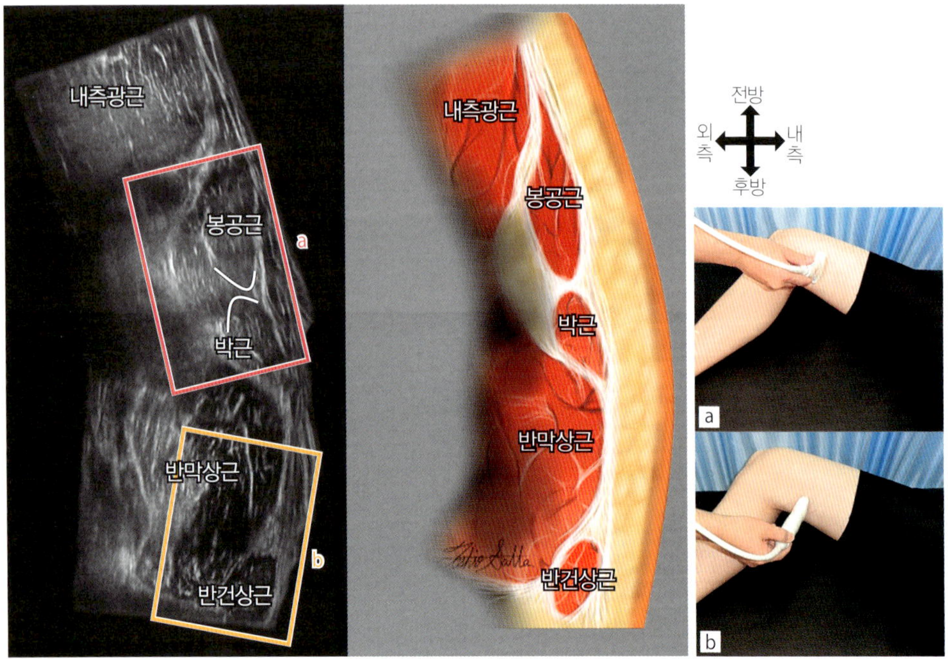

▶ 그림 13-7 대퇴 내측부의 파노라마 영상(단축 영상)

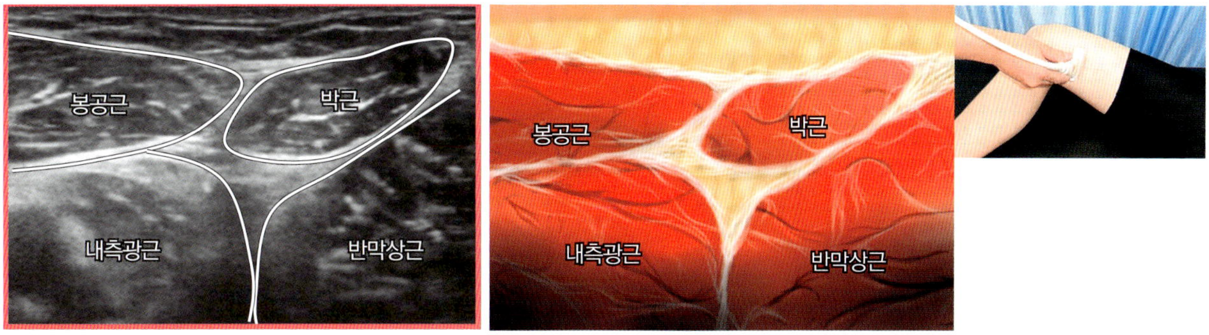

그림 13-7a

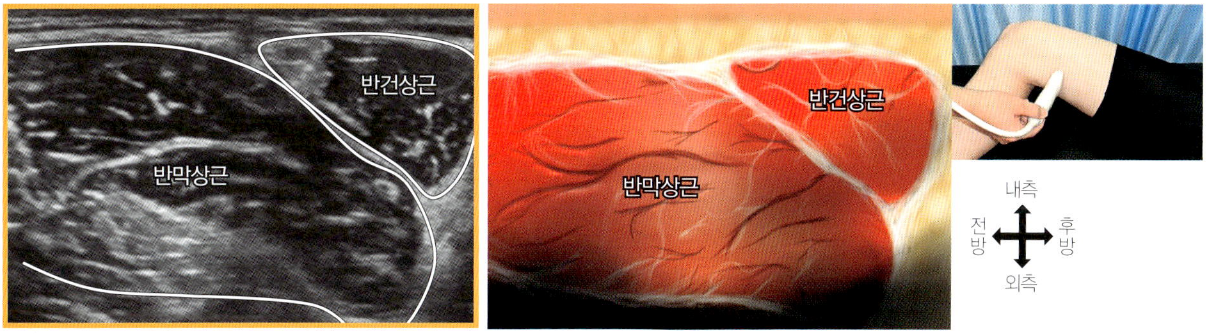

그림 13-7b

▶ **그림 13-8 다리를 벌린 상태에서 슬관절 굴곡 시 거위발 구성근(단축 영상)**

그림 13-7a 단면을 그림 13-7b 단면을 하단에 두었다.
거위발을 구성하는 봉공근, 박근, 반건상근, 반막상근은 다리를 벌리고 슬관절 굴곡운동에서 전내측으로 주행한다.

초음파 해부로 알 수 있는 것

- 봉공근 · 박근 · 반건상근은 다리를 벌린 상태에서의 슬굴곡운동과 함께 전내측으로 이동한다(▶ 그림 13-7, 13-8)

3. 거위발염에 대한 운동요법

거위발염에 대한 운동요법의 목적은 두 가지이다. 하나는 증상이 출현한 거위발 구성근을 이완하는 것. 다른 하나는 동작 시에 생기는 슬관절 내전부의 역학적 스트레스를 줄여 문제가 되는 동작을 개선하는 것이다.

거위발 구성근은 **하퇴근막**에 부착하기 때문에 **비복근**의 근력이 충분하지 못한 경우 거위발 구성근의 과잉된 수축으로 하퇴근막의 긴장이 증강되어 비복근의 근력부족이 나타나게 된다. 거위발에 압통이 생기는 여성 증례에서는 BMI가 높다[21]. 그 이유는 비만으로 하중 부하가 강한 한편, 근력이 충분하지 않아 거위발 구성근이 과잉 수축되어 거위발 부위에 압통이 생기므로 거위발염 증례에서는 **하퇴삼두근**의 근력 평가 · 개선도 중요하다.

어떤 경우라도 치료에서 중요한 포인트가 되지만 하퇴삼두근의 근력 강화는 아킬레스건 손상의 장(⇒ **제14장, 175쪽**), 동작 개선에 관해서는 전문서를 참고하도록 한다. 이 장에서는 거위발 구성근의 이완에 대해서 서술한다.

➔ 하퇴근막
(cruris fascia)

➔ 비복근
(gastrocnemius muscle)

➔ 하퇴삼두근
(triceps muscle of calf)

1) 거위발 구성근(봉공근 · 박근 · 반건상근)의 수축 촉진 방법

초음파 해부로 거위발 구성근이 수축과 함께 전내측으로 이동하는 움직임을 확인할 수 있다. 또한 거위발 구성근의 움직임과 근복의 활주성을 촉진할 수 있다.

봉공근 · 박근의 수축 촉진 방법

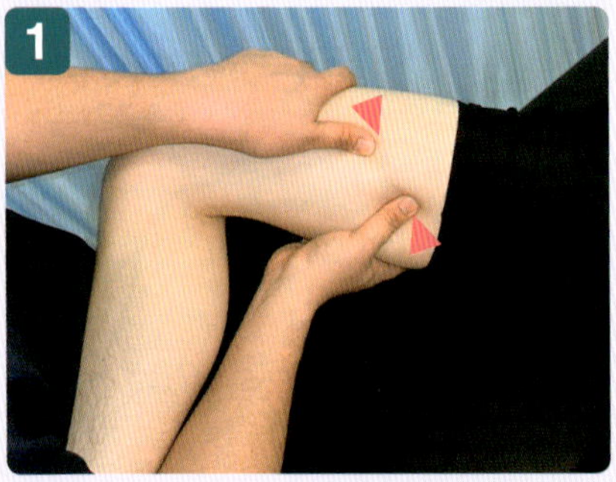

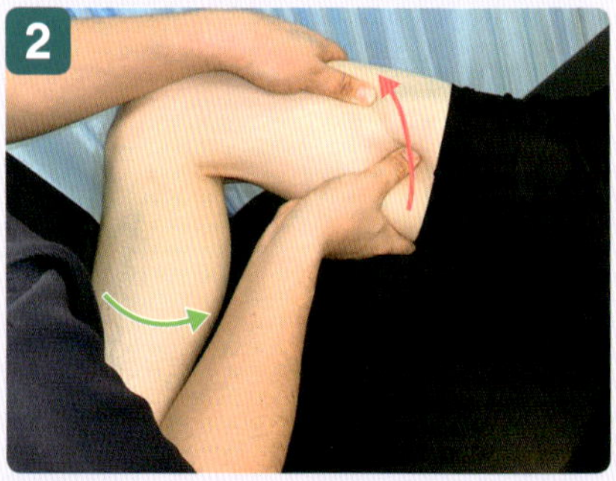

1 환자를 바로 누워서 다리를 벌리고 슬관절 굴곡 자세가 되게 한다. 치료자의 대퇴부나 배게 등으로 대퇴부 배면을 지지하고 내전근군의 긴장을 풀어준다. 대퇴 원위부에서 봉공근과 박근의 근복 내측연을 각각 끼워 넣는다(화살표 머리).

2 이 자세에서 슬관절을 굴곡하면 봉공근 · 박근의 수축과 함께 전내측으로 이동하는 것을 알 수 있다. 이 이동과 함께 근복을 전내측으로 밀어 올리면 봉공근 · 박근이 수축과 함께 전내측으로 이동하는 움직임을 일으킬 수 있다.

반건상근의 수축 촉진 방법

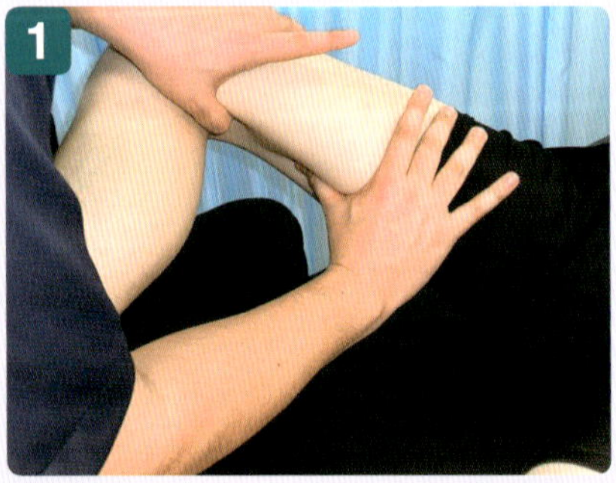

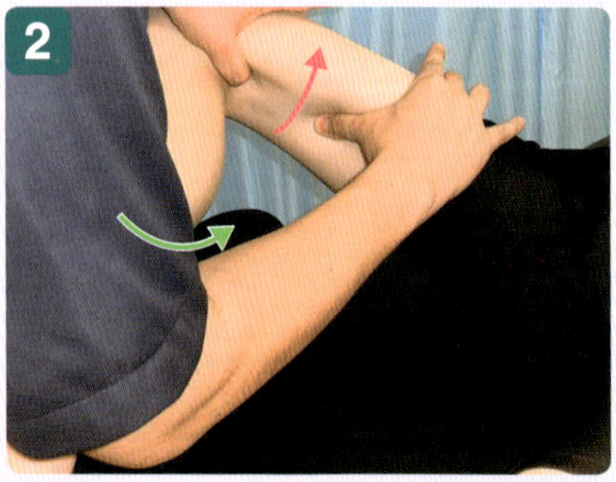

1 환자를 바로 누워서 다리를 벌리고 슬관절 굴곡 자세가 되게한다. 치료자의 대퇴부나 배게로 하퇴 배면을 지지하고 내전근군의 긴장을 풀어준다. 대퇴 원위부에서 반건상근의 근복 외측으로 손가락을 넣는다.

2 슬관절 굴곡과 함께 근복 전내측으로 이동을 유도한다.

[참고문헌]

1) 倉林　準：変形性膝関節症患者における歩行の特徴　Kineticsによる解析．臨床バイオメカニクス 32：413−419，2011

2) 津村　弘：膝関節の疾患—5．関節症と関連疾患．中村利孝，松野丈夫，内田淳正(編)：標準整形外科学，第10版．pp583−588，医学書院，2008

3) Fink B, Egl M, Singer J, et al：Morphologic changes in the vastus medialis muscle in patients with osteoarthritis of the knee. Arthritis Rheum 56：3626−3633, 2007

4) alter JP, D'Lima DD, Colwell CW Jr, et al：Decreased knee adduction moment does not guarantee decreased medial contact force during gait. J Orthop Res 28：1348−1354, 2010

5) Hubbard JK, Sampson HW, Elledge JR：Prevalence and morphology of the vastus medialis oblique muscle in human cadavers. Anat Rec 249：135−142, 1997

6) Peeler J, Cooper J, Porter MM, et al：Structural parameters of the vastus medialis muscle. Clin Anat 18：281−289, 2005

7) Lieb FJ, Perry J：Quadriceps function. An anatomical and mechanical study using amputated limbs. J Bone Joint Surg Am 50：1535−1548, 1968

8) Williams GN, Snyder−Mackler L, Barrance PJ, et al：Quadriceps femoris muscle morphology and function after ACL injury：a differential response in copers versus non−copers. J Biomech 38：685−693, 2005

9) 荒川高光，寺島俊雄，三木明徳：広筋内転筋板から起始する内側広筋．理学療法学39：0138，2012

10) Travnik L, Pernus F, Erzen I：Histochemical and morphometric characteristics of the normal human vastus medialis longus and vastus medialis obliquus muscles. J Anat 187：403−411, 1995

11) 隈元庸夫，伊藤俊一：股関節回旋位の違いが内側広筋筋活動に及ぼす影響—健常者における背臥位patella setting時の筋電図学的検討．北海道理学療法21：42−46，2004

12) 根地嶋　誠，横山茂樹，大城昌平：膝関節伸展位等尺性収縮時の股関節肢位と内側広筋筋活動．理学療法学31：359−363，2004

13) Cerny K：Vastus medialis oblique/vastus lateralis muscle activity ratios for selected exercises in persons with and without patellofemoral pain syndrome. Phys Ther 75：672−683, 1995

14) 羽崎　完，市橋則明，森永敏博，他：内側広筋斜頭の選択的収縮について．京都大学医療技術短期大学部紀要18：76−77，1998

15) Karst GM, Jewett PD：Electromyographic analysis of exercises proposed for differential activation of medial and lateral quadriceps femoris muscle components. Phys Ther 73：286−295；discussion 295, 1993

16) Laprade J, Culham E, Brouwer B：Comparison of five isometric exercises in the recruitment of the vastus medialis oblique in persons with and without patellofemoral pain syndrome. J Orthop Sports Phys Ther 27：197−204, 1998

17) 徳原尚人，宮川孝芳，北浜伸介，他：股関節伸展運動を同期させた大腿四頭筋等尺性運動の筋電図学的検討．神戸大学医学部保健学科紀要18：85−95，2002

18) Yamashita N：EMG activities in mono− and bi−articular thigh muscles in combined hip and knee extension. Eur J Appl Physiol Occup Physiol 58：274−277, 1988

19) 小野武也，八木　了，矢澤　格，他：下腿の回旋が大腿四頭筋の活動に及ぼす影響．理学療法学24：189，1997

20) Kang I, Han SW：Anserine bursitis in patients with osteoarthritis of the knee. South Med J 93：207−209, 2000

21) 戸田佳孝，月村規子：変形性膝関節症で鵞足に圧痛のある患者の頻度とその特徴．整形外科60：320−323，2009

22) Cardone DA, Tallia AF : Diagnostic and therapeutic injection of the hip and knee. Am Fam Physician 67 : 2147-2152, 2003

23) Mochizuki T, Akita K, Muneta T, et al : Pes anserinus : layered supportive structure on the medial side of the knee. Clin Anat 17 : 50-54, 2004

아킬레스건 손상 14

Achilles tendon damage

증례

35세, 여성. 배구 동아리에 소속되어 있으며 스파이크 연습 중 발이 바닥에 닿았을 때 파열음이 났다. 족관절 통증으로 서 있기 어렵고 걸을 수 없게 되어 정형외과를 찾았다.

Thompson squeeze test 양성으로 MRI에서 **아킬레스건 파열**을 확인하였다. 본인의 희망으로 보존요법을 실시하여 저굴 자세에서 석고붕대를 감아 고정하고 2주 후, 석고붕대를 교체하고 체중부하가 가능해지면서 4주 후에는 석고붕대를 제거하였다. 그 후, 4주간은 보조 부위가 높은 단하지 보조기(short leg brace)를 처방했다.

Ⅰ 물리치료는 석고붕대를 감아 고정하는 기간 중에 실시하였으며 처음에는 족지의 굴근 신전운동을 실시하였다. 석고붕대를 제거한 후, 전하중 보행과 족관절 가동범위 훈련이 개시됐다. 전체 체중부하 보행을 개시하면서 Ⅱ 체중부하 시의 중족골두부 통증을 확인하였다. 족부의 static alignment는 **넓적발**과 **외반무지**, **평발**(▶ 그림 14-1~14-3)에서 족저의 제2 · 3중족골두부에 굳은살을 확인하였다. 이 부위를 압박하면 보행 시 통증이 재발되며 단하지 보조기를 사용하면 통증이 증가하였다.

무지외전근의 스트레칭과 무지내전근 수축 촉진을 실시하고 테이핑으로 전족부 횡아치를 형성하여 중족골두부의 통증은 경감하였다. 그리고 출근과 같이 보행 시간이 길어질 때는 보조기와 테이핑도 함께 병용하여 통증 대책을 강구하였다. 이후, 보조기를 빼자 통증은 소실하고 하퇴삼두근의 근력 강화 훈련을 적극적으로 실시하였다.

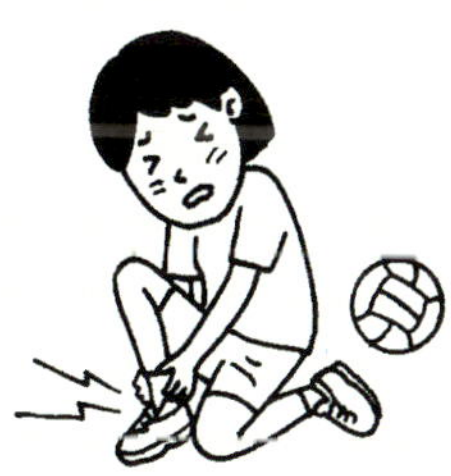

I 아킬레스건 손상 후의 물리치료는?

1. 아킬레스건 손상이란?
2. 하퇴삼두근을 초음파로 관찰해 보자!
3. 하퇴삼두근의 운동요법

II 왜, 중족골두부 통증이 발생하였는가?

1. 중족골두부 통증과 전족부 횡아치의 관계
2. 무지내전근 · 무지외전근을 초음파로 관찰해 보자!
3. 무지내전근 · 무지외전근의 운동요법

용어해설

Thompson squeeze test

아킬레스건 파열 진단으로 사용된다. 엎드린 자세에서 무릎을 90° 굴곡하여 하퇴 중앙(비복근)을 꽉 움켜쥔다. 아킬레스건이 파열하지 않은 경우에는 족관절이 족저굴곡(음성)하지만, 파열한 경우에는 족관절의 움직임이 보이지 않는다(양성).

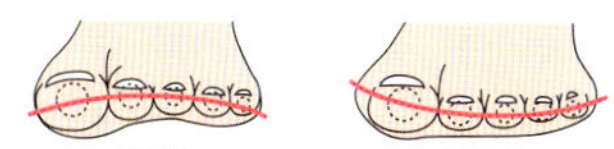

▶ 그림 14-1 **넓적발의 전족부 횡아치**

오른쪽 그림에서는 전족부가 선형(부채꼴)으로 넓어지고 전족부 횡아치가 소실되어 있다.

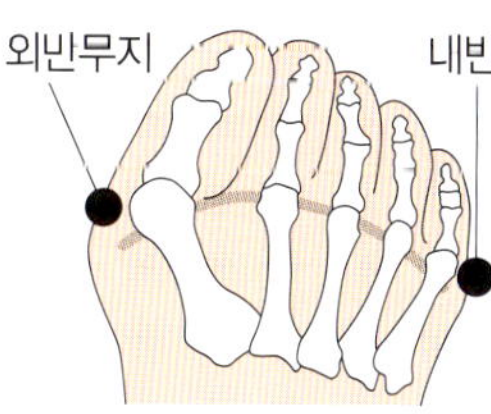

▶ 그림 14-2 **외반무지**

제1중족골이 내반하여, '<'의 모양으로 변형된 상태. 내반소지나 족저 굳은살을 합병하는 경우가 많다.

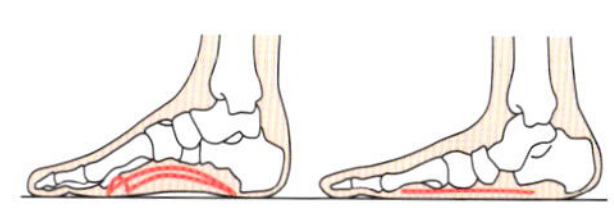

▶ 그림 14-3 **평발의 종아치**

I 아킬레스건 손상 후의 물리치료는?

1. 아킬레스건 손상이란?

비복근내측두와 **외측두**, **가자미근**인 세 개의 근을 합친 **하퇴삼두근**과 **족저근**은 하퇴 후면을 하행하여 **아킬레스건**이 되어 **종골융기**에 부착한다(▶ 그림 14-4). 하퇴삼두근은 가장 강한 족관절 저굴근군이며 아킬레스건은 그 장력을 종골로 전달한다. 이 때문에 보행이나 주행에서의 입각기, 점프 후 착지와 같은 동작에서 족관절이 배굴하면 하퇴삼두근의 **원심성수축**이 강해진다. 이러한 동작에서 하퇴삼두근의 장력으로 아킬레스건에 강한 신장력이 더해지면 건의 파열이 일어난다.

아킬레스건 손상 치료는 보존요법과 수술로 크게 나뉘며 대상자에 맞춰 치료 방법을 결정한다(● 표 14-1). 각각의 자세한 치료 프로그램에 관해서는 전문서로 보충하길 바란다. 여기에서는 양쪽의 공통된 물리치료 목표로 적절한 유연성과 근력을 안전하게 회복시키는 방법에 대해서 설명한다.

→ 비복근내측두 (medial head of gastrocnemius muscle)

→ 비복근외측두 (lateral head of gastrocnemius muscle)

→ 가자미근 (soleus muscle)

→ 하퇴삼두근 (triceps surae muscle)

→ 족저근 (plantaris muscle)

→ 아킬레스건 (achilles tendon)

→ 종골융기 (calcaneal tuberosity)

→ 원심성수축 (eccentric contraction)

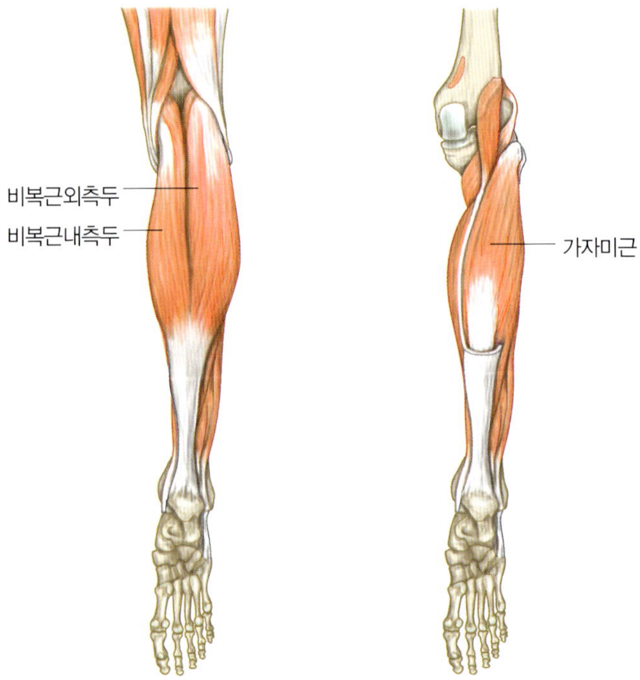

▶ 그림 14-4 하퇴삼두근의 구조

● 표 14-1 수술과 보존요법의 비교

	장점	단점
수술	• 재파열의 위험이 낮다 • 수술 후, 스포츠 복귀가 보존요법에 비해 빠르다	• 감염 위험성이 있다 • 수술부위의 외관상 문제
보존요법	• 외관이 깨끗하다 • 감염 위험성이 낮다	• 재파열의 위험이 높다 • 수술 후, 스포츠 복귀까지의 기간이 길다

1) 적절한 이완성 회복

아킬레스건 손상에서 아킬레스건의 회복을 촉진하기 위해서는 아킬레스건에 분리 스트레스를 주지 않도록 족관절을 저굴 자세로 고정한다. 수술이나 보존요법으로 고정장치를 제거한 후에는 강한 **배굴 제한**이 잔존하게 된다.

아킬레스건에는 신장 자극을 가하지 않아야 하지만 다른 주위조직의 가동범위 제한에 대한 적극적인 예방이 필요하며 특히, 족관절 후방에 존재하는 **후경골근건**, **장지굴근건**, **장무지굴근건**의 활주성 유지는 급성기 때부터 중요하다. 그래서 초기부터 **족지 굴곡 신전운동** 등을 충분히 실천해야 한다.

➔ 후경골근건 (tibialis posterior tendon)

➔ 장지굴근건 (flexor digitorum longus tendon)

➔ 장무지굴근건 (flexor hallucis longus tendon)

2) 적절한 근력 회복

아킬레스건에 분리 스트레스를 주지 않도록 해야 한다. 족관절을 저굴 자세로 고정하지만 체중부하를 제한하면 하퇴삼두근은 위축되고 신전성을 잃게 되기 때문에 가급적 빠르고 안전하게 하퇴삼두근의 근력 강화 훈련을 실시하지 않으면 안 된다.

보통 골절이나 인대 손상과 같은 관절 손상에서는 뼈 또는 관절의 치유를 촉진하고 근건의 유착을 방지하기 위해 등척성수축의 근력 강화 훈련부터 개시한다. 하지만, 등척성수축에서 근복은 이동하지만 뼈는 움직이지 않기 때문에 건에 강한 신전력이 가해지게 된다. 이로 인해, 아킬레스건 손상을 비롯한 건의 손상에서는 급성기의 등척성수축은 금기이며 건의 손상에 대해서 근력 강화 훈련은 **구심성수축 → 등척성수축 → 원심성수축** 순서로 실시된다.

또한, 아킬레스건 손상 후 보존요법에서 하퇴삼두근의 생체역학적 지표를 검토하기 위해[1] 저굴 자세로 고정하여 초기부터 체중부하를 가하는 근육과 면하 기간을 거친 근육을 비교했다. 그 결과, 체중부하를 가한 군에서 근의 점탄성이 6개월 후에 더욱 더 개선됐다고 보고했다. 즉, 가급적 초기 때부터 안전하게 체중부하를 가하는 것이 운동요법에서 중요하다고 볼 수 있다.

특히, 족관절의 굴곡 가동범위 개선에서 움직임이 과하면 아킬레스선의 신전성이 높

✎ 용어해설

구심성수축
근섬유의 길이가 짧아지면서 장력을 발휘한다(단축성수축).

등척성수축
근섬유의 길이가 변화하지 않으며 장력을 발휘한다.

원심성수축
근섬유의 길이가 길어지면서 장력을 발휘한다(신전성수축).

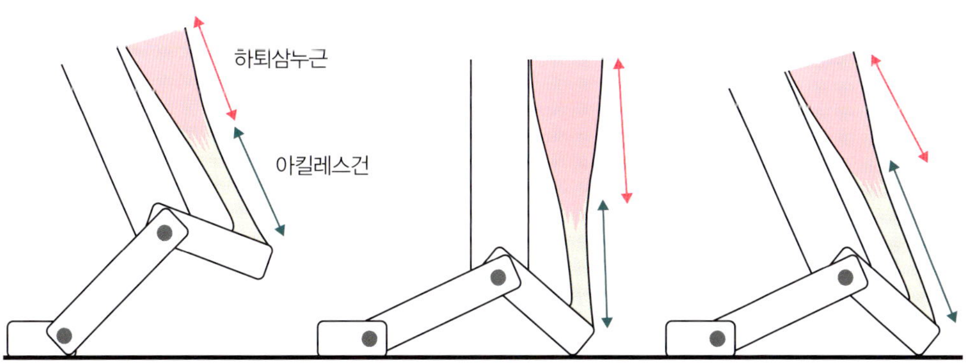

a 정상적인 하퇴 앞으로 기울기 운동 b 정상적인 정지 자세 c 아킬레스건의 신전성이 너무 높은 경우의 하퇴 앞으로 기울기 운동

▶ 그림 14 5 **하퇴삼두근의 근장**

a: 정상적으로 하퇴삼두근이 수축하면 하퇴가 앞으로 기울어지면서 아킬레스건의 신전성이 높아지며 종리지(발뒤꿈치가 지면에서 멀어지는 것)가 발생한다.

c: 아킬레스건의 신전성이 항진하면, 하퇴삼두근의 수축으로 인해, 아킬레스건이 신전되고 종골에 힘이 전달되지 않아 종리지가 발생하지 않는다.

아져 하퇴삼두근의 탄력이 종골로 충분히 전달되지 않는 경우가 있다(▶ 그림 14-5). 이것을 예방하려면 유연성과 근력의 균형을 고려해야 한다.

2. 하퇴삼두근을 초음파로 관찰해 보자!

기　　시 : 비복근내측두 : 대퇴골내측과
비복근외측두 : 대퇴골외측과
가자미근　　 : 경골 후면의 가자미근선과 내측연, 비골두, 가자미근건궁
종　　지 : 종골융기
신경지배 : 경골신경
작　　용 : 비복근내측두 : 하퇴 내회전 } 족관절 저굴, 슬관절 굴곡
비복근외측두 : 하퇴 외회전 }
가자미근　　 : 족관절 저굴

● 하퇴삼두근의 주행

하퇴삼두근의 단면적은 족관절의 저굴에 작용하는 굴근군의 75%를 차지하고 있다[2].

비복근내측두와 외측두는 각각 대퇴골내측과, 외측과에서 기시하며 표층에 존재하는 기시건부터 심층에 존재하는 종지건을 향하는 **반우상근**의 모양을 하고있다(▶ 그림 14-6).

➔ 반우상근 (unipennate muscle)

가자미근 표층에는 아킬레스건의 건막이 존재하고 심층 중앙에는 아킬레스건과 합류하는 종지건이 존재하여 그 내외측으로 각각 기시 건막이 존재한다.

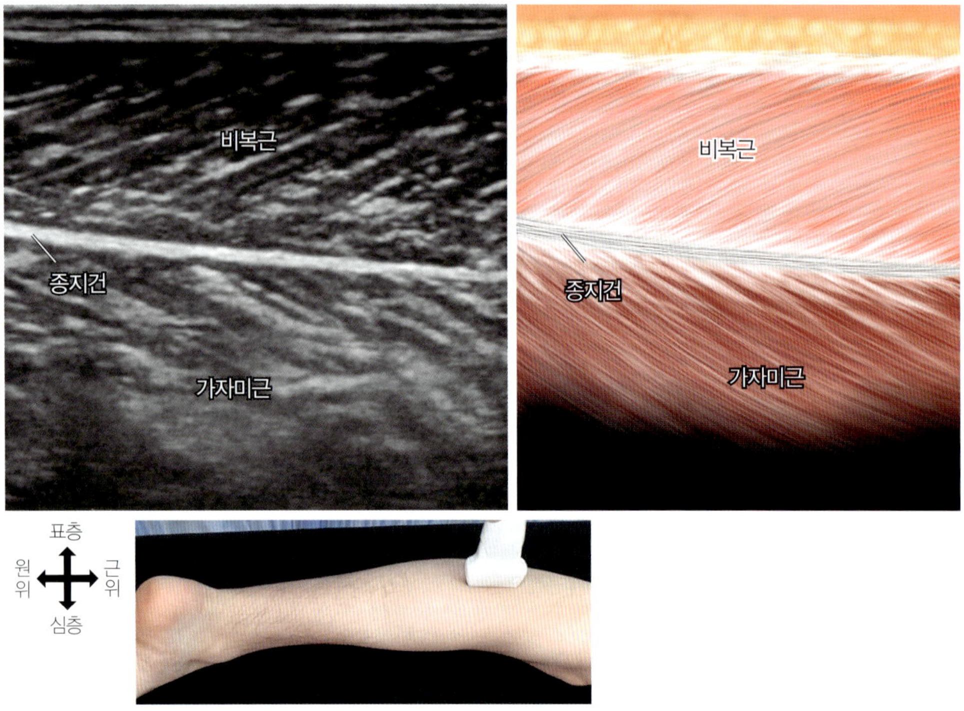

▶ 그림 14-6 **하퇴삼두근 근위부의 장축 영상**

비복근의 근섬유속은 근위 표층에서 원위 심층으로 가자미근의 근섬유속은 근위 심층에서 원위 표층을 향해 주행한다.

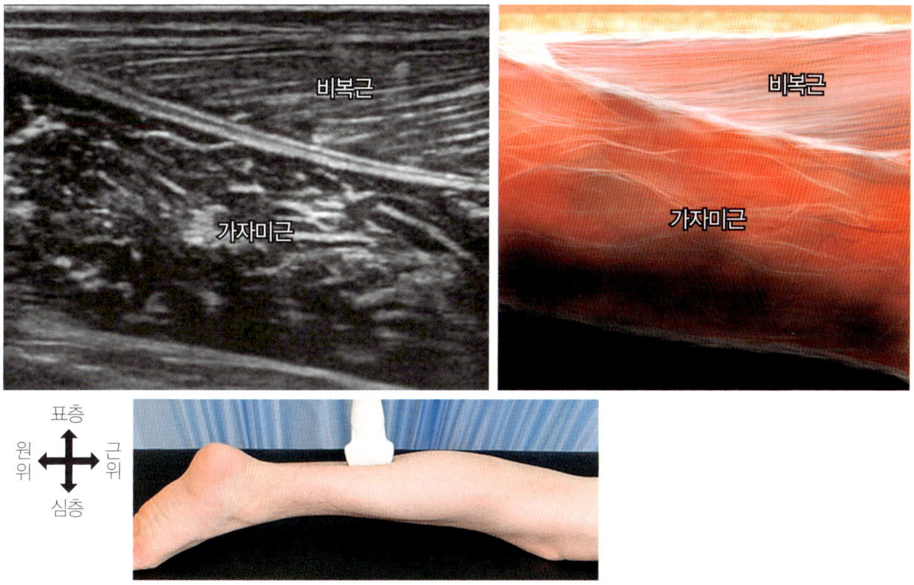

▶ **그림 14-7 비복근 원위의 장축 영상**

비복근에서는 우상각(근섬유속각)이 명료하지만 가자미근에서는 불명확하다.

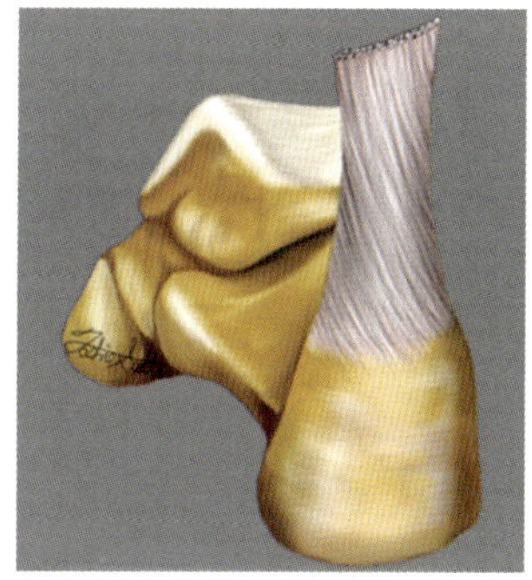

▶ **그림 14-8 아킬레스건의 섬유 구조**

아킬레스건의 섬유 구조는 내측에서 후외측, 외측에서 전내측으로 향해 교차하듯이 주행한다.

즉, 근육으로서는 양쪽 근육 모두 하퇴 장축을 따라 하행하지만 근속의 주행은 서로 다르기 때문에 초음파로 관찰하면 하퇴에 대한 장축 스캔에서는 비복근의 확실한 우상각이 관찰되지만 가자미근의 우상각을 확인할 수 없는 부위도 많다(▶ 그림 14-7).

그 후, 가자미근과 비복근은 아킬레스건이 시작되는 하퇴 중앙 부분에서 합류하고 종골융기의 5~6cm 근위부에서 하나의 건이 된다[3]. 건섬유는 종지부의 12~15cm 근위부에서 내측에서 후외측, 외측에서 전내측으로 회전하고 있으며 이 회전으로 건이 늘어난 후의 반발력이 증가한 것이라고 여겨진다(▶ 그림 14-8).

● 아킬레스건의 구성

아킬레스건은 건초가 아니라 건방조직으로 감싸여 있다. **건방조직**은 단층으로 배열된 세포로 운동 시 근건의 활동성을 높인다. 보통 건은 근건 접합부 또는 건골이행부에서만 혈류가 존재하기 때문에 다른 부분의 혈류는 매우 적고 영양 상태도 좋지 않다. 하지만, 건방조직은 건에 영향을 공급하고 있어 아킬레스건은 영양상태를 유지할 수 있다(▶ 그림 14-9).

➔ 건방조직 (paratenon)

아킬레스건 손상의 약 80%는 종골 부착부 2~6cm 근위부에서 발생하는데 이 영역은 건의 단면적이 가장 적기 때문에 혈행이 충분하지 않아 생긴 것이라고 볼 수 있다[3, 4].

● 보행 시 비복근의 움직임

보행 중 족관절은 저배굴 0°에서 **초기닿기**(IC)가 되고 일단 **부하반응기**(LR)로 저굴한다. 이후에 **중간입각기**(MSt)에서 배굴운동이 일어나는데 하퇴삼두근은 족관절의 배굴운동을 제어하는 역할을 맡아 원심성수축을 실시한다. 그 후, **말기입각기**(TSt)에서 발뒤꿈치가 상면에서 떨어질 때 하퇴삼두근의 근육활동은 최고가 되며 MMT는 거의 80%까지 올라간다[5].

➔ 초기닿기 (initial contact, IC)

➔ 부하반응기 (loading response, LR)

➔ 중간입각기 (mid stance, MSt)

➔ 말기입각기 (terminal stance, TSt)

이때, 족관절은 저굴운동을 일으키기 때문에 하퇴삼두근은 구심성수축을 실시한다고 여겨지지만 TSt에서 하퇴삼두근의 등척성수축으로 족관절의 동적 안정성이 높아져 발뒤

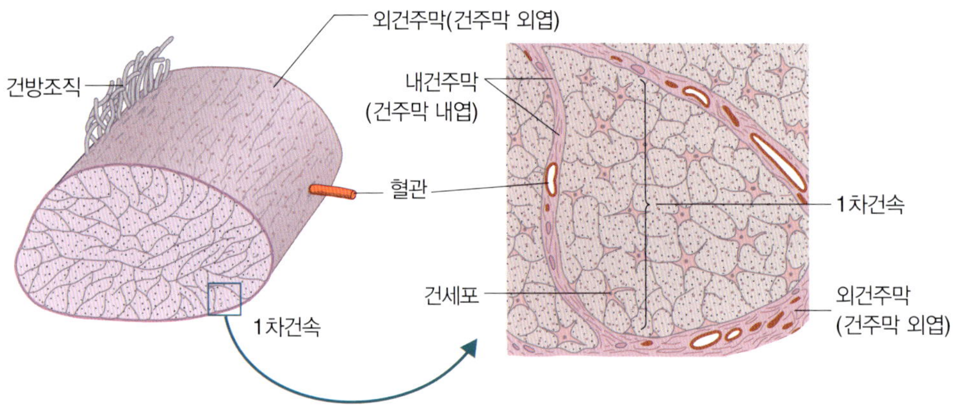

▶ 그림 14-9 **건방조직과 건의 구조**

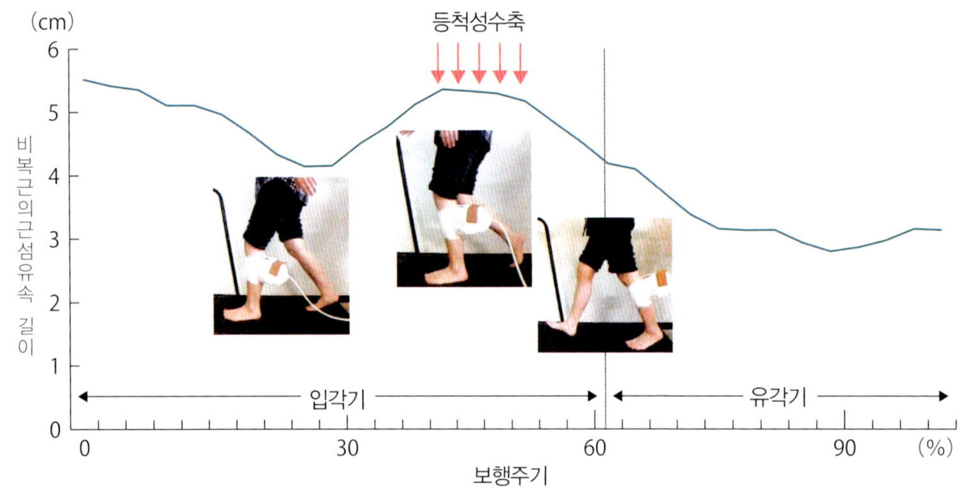

▶ 그림 14-10 **보행 그래프**

비복근의 근섬유속 길이는 단축하는데 입각기 전반에서 족관절이 저굴하기 때문이라고 볼 수 있다. 이후, 중간입각기(MSt)를 향해서 신전된다. 이것은 ankle rocker로 인해 족관절이 배굴하기 때문이라고 여겨진다. 그 후, 중간입각기 후반에서 말기입각기(TSt)에 걸쳐 발뒤꿈치가 거상할 때 비복근의 근섬유속 길이의 변화가 적어진다(화살표). 이것이 비복근의 등척성수축을 나타낸다. 이때, 족관절이 배굴각도를 증가시키기 때문에 근 · 건 복합체는 신전되는 것이 확실하다. 하지만, 근섬유속 길이가 변화하지 않아 건이나 근막 등의 탄성력이 높은 조직이 신전된다.

꿈치가 떨어질 가능성이 있다[6]. 또한, 보행 중 에코에서 TSt의 하퇴삼두근은 등척성수축을 한다[7]. 이것으로 근막이나 건과 같은 비수축조직이 신전되며 그 탄성으로 발뒤꿈치를 끌어 올리는 힘이 생성된다고 한다.

즉, MSt 전반에서 원심성수축을 한 하퇴삼두근은 TSt에 걸쳐서 등척성수축으로 바뀐다(▶ 그림 14-10).

초음파 해부로 알 수 있는 것

· 하퇴삼두근은 보행 시 MSt에서 TSt에 걸쳐 등척성수축을 한다

3. 하퇴삼두근의 운동요법

아킬레스건 손상 후 물리치료에서는 하퇴삼두근의 적절한 유연성과 근력을 획득하는 것이 중요하다. 수술 후부터 단계적인 운동요법이 전개되지만 단계적인 부하를 가하는 법에 대해서는 다른 전문서를 참고하자.

이 책에서는 하나의 운동요법을 실시해 혼자 걸을 수 있게된 후의 절음발이 걸음이나 스포츠 복귀 전 트레이닝에 대해서 초음파를 사용해 검증한 연구를 소개한다.

1) 발뒤꿈치 이탈(종리지)의 이상

보행이나 주행 중의 비복근은 앞서 말했듯이 MSt의 후반부터 TSt에 걸친 원심성수축부터 등척수측으로 변한다. 아킬레스건 손상 후 환자에게는 족관절의 배굴제한으로 TSt에서의 발뒤꿈치 이탈이 초기에 나타나는 경우나 반대로 하퇴삼두근의 근력 저하로 늦게 나타나는 경우가 존재한다. 후자에서는 하퇴삼두근의 근력강화훈련이 필요한데 이때 원심성수축에서 등척성수축으로 변하는 것을 강조할 수 있는 방법은 없는 것일까?

여기서 하퇴삼두근의 점탄성에 주목해 calf raise training을 검토했다.

2) Calf raise training

아래의 2가지에 주목해 실험을 실시하였다[8, 9].

① **Calf raise training의 속도를 높이는 것만으로 하퇴삼두근의 점성을 높이고 등척성수축을 일으킬 수 있는가?**

② **운동범위를 넓히는 것으로 하퇴삼두근의 탄성을 높여 등척성수축을 일으킬 수 있는가?**

전족부에 작은 발판을 설치하고 족관절을 배굴 자세에서 개시하는 calf raise training을 실시하자, 최대 거상 자세에서 족관절 0°까지는 원심성수축이 발생하고 그 뒤, 0°부터 배굴할 때까지는 등척성수축이 나타났다(▶ 그림 14-11).

즉, 배굴 자세부터 시작하는 calf raise training을 실시하여 보행 중이나 보행 중의 하퇴삼두근의 수축운동에 가까운 트레이닝이 가능한 것을 알 수 있나.

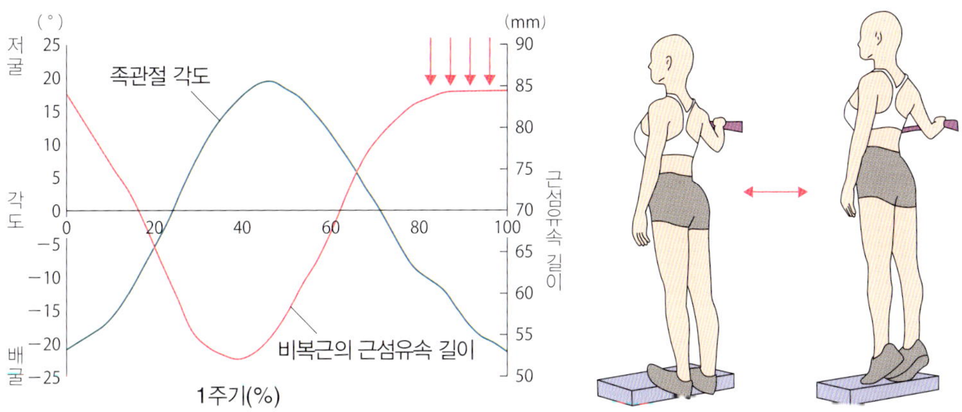

▶ 그림 14-11 Calf raise training

족관절 각도는 거상을 동반하는 저굴한 후, 배굴운동이 생긴다. 비복근의 근섬유속 길이는 족관절 저굴 각도의 증가와 함께 단축하고 각도의 감소와 함께 신장된다. 그리고 전족부에 설치된 작은 발판으로 배굴 각도가 0°를 넘어 배굴할 때, 그 변화량은 적어진다. 최대 배굴 자세 부근에서는 등척성수축이 발생한다(붉은색 화살표).

단, 이 트레이닝에서는 아킬레스건이나 근막에 가해지는 부하가 강하기 때문에 아킬레스건 손상이나 근육 이탈의 증례에서는 신중하게 고려해야 한다.

II 왜, 중족골두부 통증이 발생하였는가?

1. 중족골두부 통증과 전족부 횡아치의 관계

1) 중족골두부통의 구조

보행의 TSt에서 **중족골통증**이 발생하는 경우가 많다. TSt에서는 발뒤꿈치가 상면에서 떨어지면서 **중족지절관절**(MTP 관절)에서 체중을 지지할 필요가 있다. MTP 관절에서의 부하가 강해지고 관절에서의 응력이 집중되면 중족골두부에서 통증이 발생한다.

➔ 중족골통증 (metatarsalgia)

➔ 중족지절관절 (metatarsophalangeal joint, MTP joint)

아킬레스건 손상 후, 족관절에 배굴제한이 나타났기 때문에 보조 구두나 장구를 이용하는 경우가 많다. 이러한 환경에서는 족지를 굴곡하여 족부가 활성화되지 않도록 하는 증례도 많다. 그 결과, 족부 내재근의 과긴장부터 전족부의 강성이 높아져 전족부의 체중부하응력이 강해지게 된다.

2) 전족부 횡아치의 체중부하 분산 기능

이 전족부에서의 체중부하응력을 분산하기 위해서 중족골에서 구성되는 **전족부 횡아치**가 존재한다(▶ 그림 14-12). 전족부 횡아치는 족부에 존재하는 **내측종아치**, **외측종아치**와 함께 체중부하로 편평화되고 체중부하응력을 분산하는 기능을 가지고 있다. 즉, 전족부 횡아치의 기능 저하는 중족골두부에서의 체중부하응력이 집중되는 것을 야기한다.

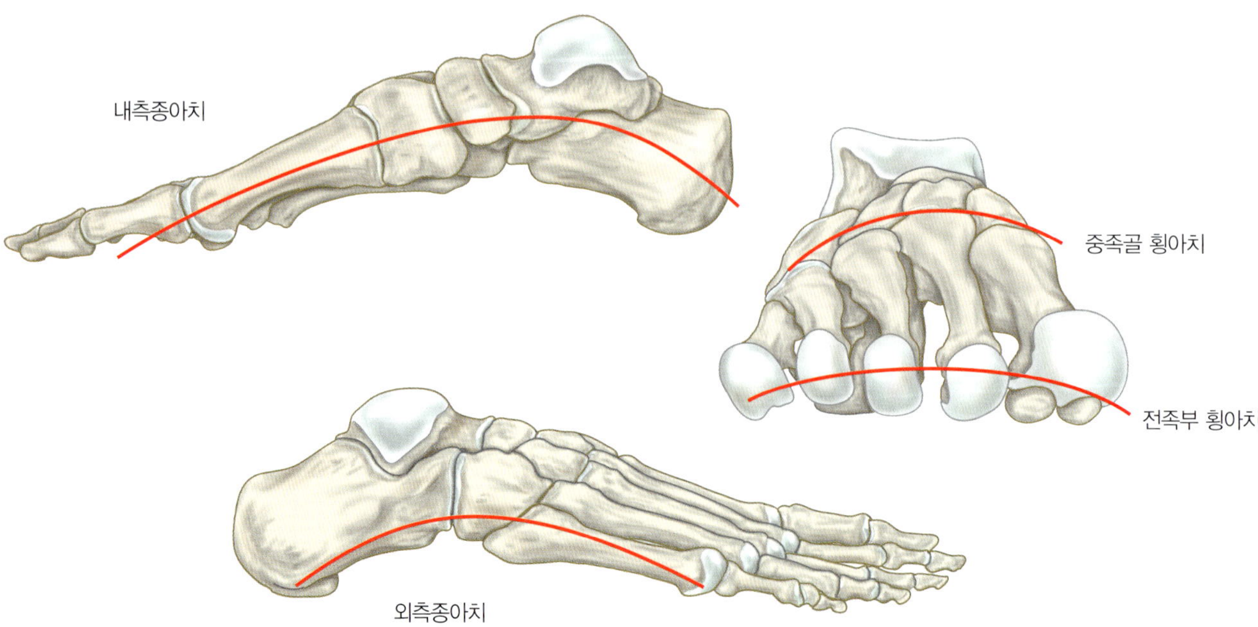

▶ 그림 14-12 **4개의 족부 아치**

족부에는 내측종아치, 외측종아치, 전족부 및 중족부의 횡아치가 존재한다.

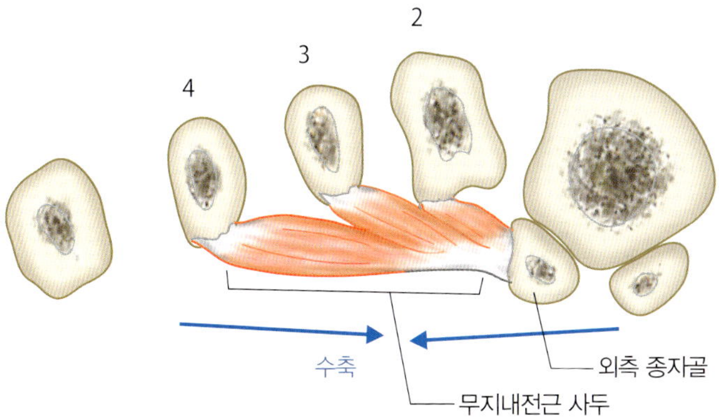

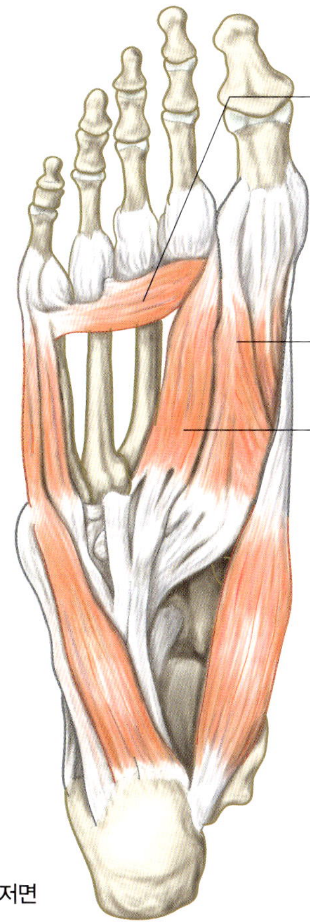

▶ 그림 14-13 **무지내전근**

무지내전근은 주로 제2~4중족골저부 저측에서 기시하는 사두와 같은 중족골두부에서 기시하는 횡두에서 나와 외측 종자골에 종지한다. 이로 인해 같은 근육의 수축은 전족부 횡아치를 거상시키는 작용을 한다.

이 때문에 전족부 횡아치의 체중부하 분산 기능을 재획득하면, 중족골통증이 경감한다고 볼 수 있다.

3) 무지내전근과 무지외전근

전족부 횡아치를 유지하는 동적 안정화 기구에는 **무지내전근**이 있다(▶ 그림 14-13). 그래서 무지내전근의 과긴장이나 단축이 있는 경우에는 체중부하 분산 기능이 저하된다.

또한, **무지외전근**은 내측종아치의 유지에 관여하지만, 과긴장이나 단축은 제1중족골을 내반 자세로 만든다. 이것으로 전족부 횡아치가 저하하고 상대적으로 제2~4중족골두부에서의 체중부하가 증가한다.

이러한, 전족부 횡아치의 기능 저하가 중족골통증을 일으키는 것으로 무지내전근이나 무지외전근의 이완이 유효하게 된다.

➔ 무지내전근 (adductor hallucis muscle)

➔ 무지외전근 (abductor hallucis muscle)

2. 무지내전근 • 무지외전근을 초음파로 관찰해 보자!

1) 무지내전근의 초음파 해부

기 시 : 사두: 입방골, 외측설상골, 장족저인대 및 제2~4중족골저
횡두: 제3~5MTP 관절낭 및 제3~5중족골두
정 지 : 무지 외측 종자골을 통해 무지기절골 저외측
신경지배 : 외측족저신경
작 용 : 무지 내전, 무지 MTP관절 굴곡

● **무지내전근의 주행**

무지내전근은 단지굴근과 장지굴근건의 심층 및 단무지굴근 외측두의 외측에 위치하는 근(▶ 그림14-14)으로 전족부 횡아치의 유지에 관여한다.

CLINICAL HINT

전족부 횡아치의 유연성 평가 방법[10, 11]

임상에서는 전족부 횡아치 유연성 평가 방법을 개발하고 있다. 전족부 횡아치의 형태는 **횡아치 길이 비율**(TAL)이라는 측정 방법으로 평가할 수 있다. 하지만, 이 방법은 정지 자세에서 측정하기 때문에 대부분의 체중부하는 후족부에 가해진다. 거기서, 측정지를 전방으로 내딛은 상태(하퇴 최장 전경위)에서 TAL을 측정한 수치와 정지 자세에서의 TAL의 차이를 전족부 횡아치 유연성의 지표로 측정하고 있다.

➜ 횡아치 길이 비율 (transverse arch length, TAL)

이 측정의 재현성과 타당성에 관해 실험한 결과, 재현성이 높고 3차원 운동계측으로 구하는 전족부의 유연성과 상관관계를 가지고 있는 것을 알게 되었다.

이후, 측정 곤란한 전족부 횡아치의 유연성을 임상에서 간단하게 측정할 수 있다.

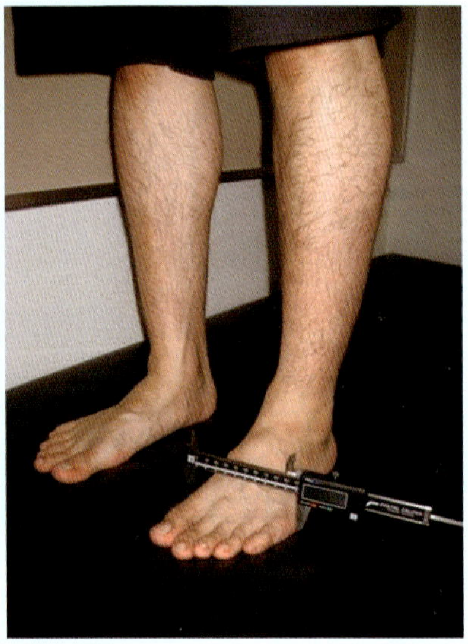

정지 자세

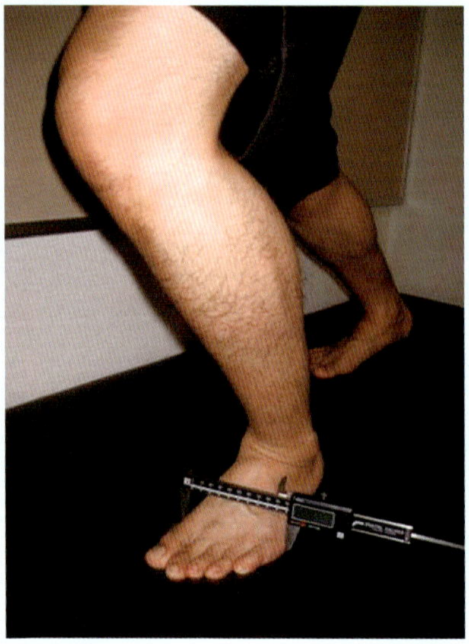

하퇴 최대 전경위

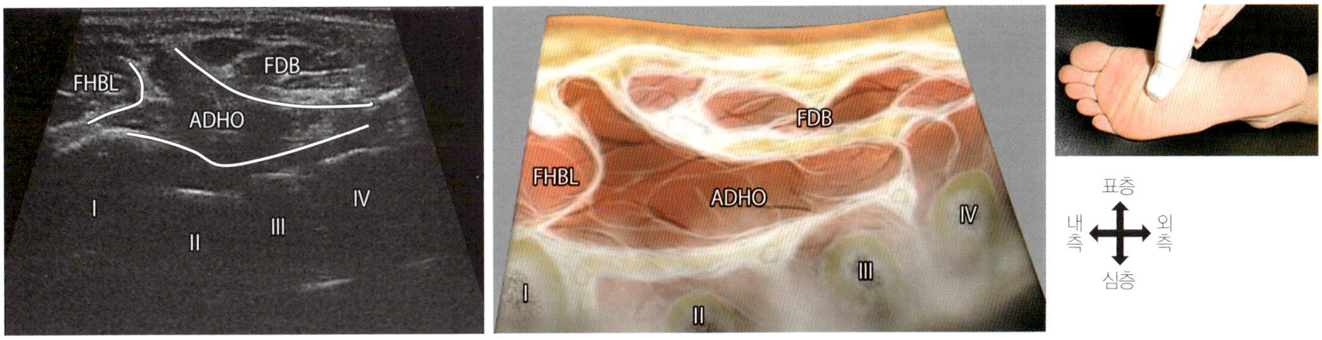

▶ 그림 14-14 **무지내전근 사두의 단축 영상**

무지내전근 사두(ADHO)는 무지굴근(FDB)의 심층 및 단무지굴근 외측두(FHBL)의 외측에 위치하고 있다.

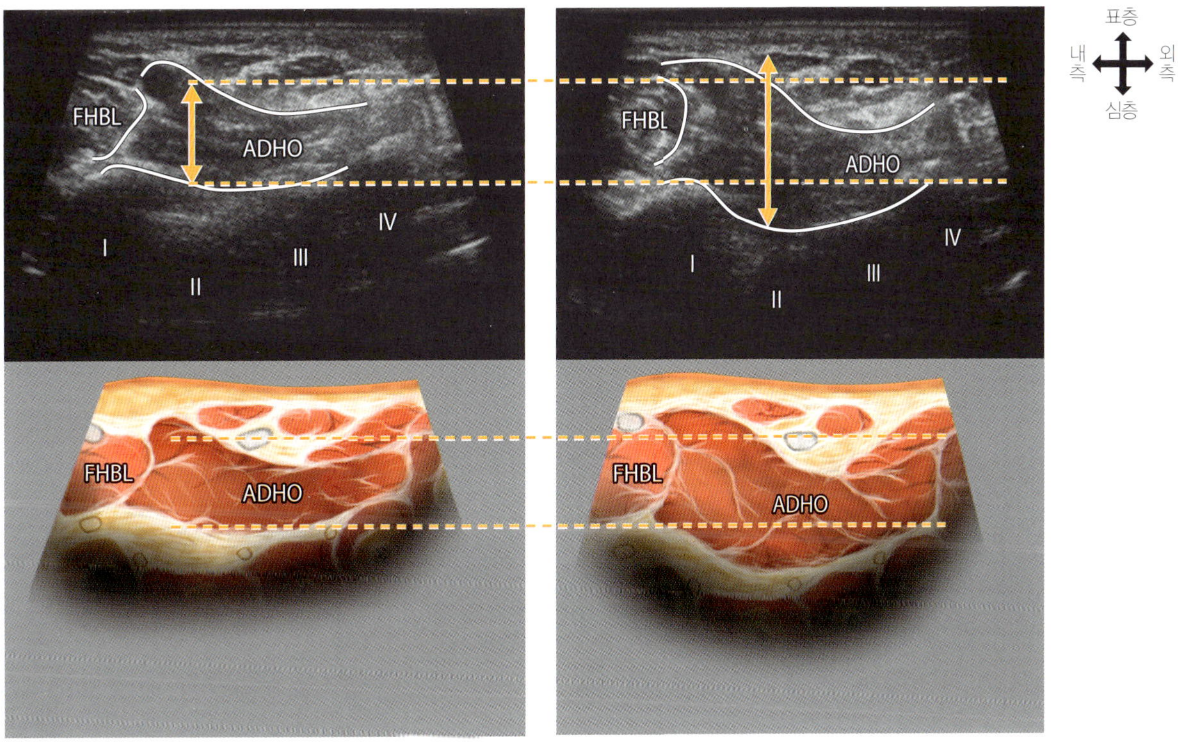

a 안정 시　　　　b 수축 시

▶ 그림 14-15 **수축 시의 무지내전근(단축 영상)**

무지내전근 사두의 근복은 수축 시 저측/배측 방향으로 향한다.

기시부의 변이에 대해 사두가 제5중족골저나 주상골까지 넓어지는 예나, 횡두가 제5중족골두부까지 넓어지는 예를 보고하고 있다[12]. 또한, **사두**는 모든 발의 내재근 속에서 무지외전근 다음으로 근육 부피 중에서 커다란 근육이며[13] **횡두**는 결여되는 경우가 있다(6∼9%)[13, 14]. 이로 인해, 전족부 횡아치의 유지에서 사두가 중요하다는 것을 알 수 있다.

➔ 사두 (oblique head)

➔ 횡두 (transverse head)

● 무지내전근의 작용

무지내전근의 수축은 무지의 내전 및 굴곡운동에 작용한다. 그 수축과 함께 사두의 근복이 저측 · 배측 방향으로 볼록해지는 것을 확인할 수 있다(▶ 그림 14-15).

● 외반무지의 발병 구조

외반무지에서 무지내전근의 근력저하와 무지외전근의 단축으로 무지 MTP 관절 주위의 역학적 불균형으로 문제가 나타나게 된다.

초음파 해부로 알 수 있는 것

- 무지내전운동을 실시하면 무지내전근의 두께가 저측/배측 방향으로 증가한다

2) 무지외전근의 초음파 해부

기　　시 : 종골융기의 내측부, 굴근지대, 족저건막, 주상골조면
종　　지 : 무지의 내측 종자골을 통해 무지기절골저 내측
신경지배 : 외측족저신경
작　　용 : 무지의 내전, 무지 MTP 관절 굴곡

● 무지외전근의 주행

무지외전근은 **단지굴근**, **소지외전근**과 함께 족저의 제1층을 구성하는 근이다. 무지외전근은, 내측면에서도 자주 관찰할 수 있으며 무지의 외전작용을 갖는 유일한 근육이다.

→ 단지굴근 (flexor digitorum brevis muscle)

→ 소지외전근 (abductor digiti minimi muscle)

또한, 무지외전근은 내측종아치 바로 아래에에 존재하고 하중으로 인한 편평화에 제동을 거는 역할을 맡고 있다. 근복은 종골에서 내측설상골 근방까지 존재하고 종지 건은 근복 중앙 근처에서 원위로 향해 주행하며 우상근 형태를 갖고 있다(▶ 그림 14-16).

● 외반무지의 운동요법

외반무지에서 제1중족골이 내반하여 무지외전근이 단축되기 때문에 외반무지의 운동요법에서는 무지외전근의 스트레칭이 중요하다.

● 무지외전근의 동태

무지의 자동 외전운동과 함께 무지외전근이 약간 배내측으로 이동하는 타입 1과 그대로 수축되는 타입 2가 존재한다. 그리고 타입 1이 더 많이 나타나는 것을 확인할 수 있다(▶ 그림 14-17)[15].

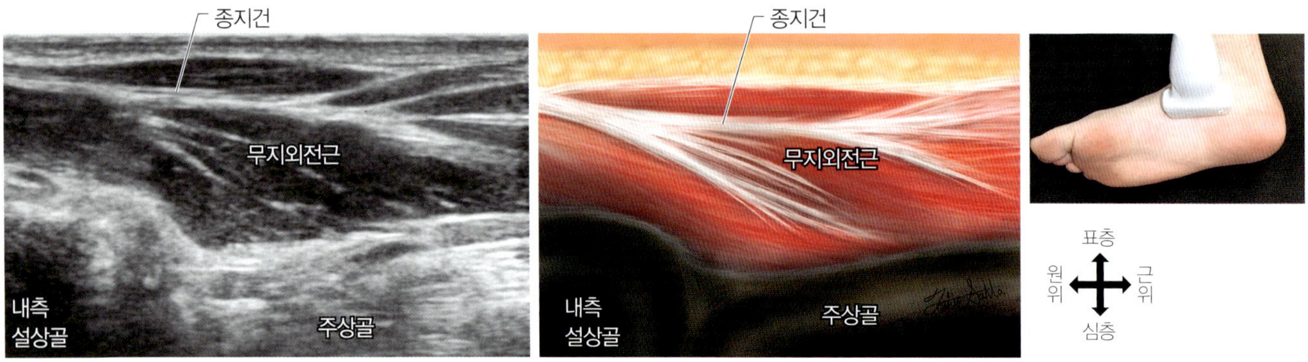

▶ 그림 14-16 무지외전근의 장축 영상

무지외전근은 우상근이다. 근섬유는 표층의 근막이나 심층의 뼈에서 중앙에 존재하는 종지건을 향해서 사주한다.

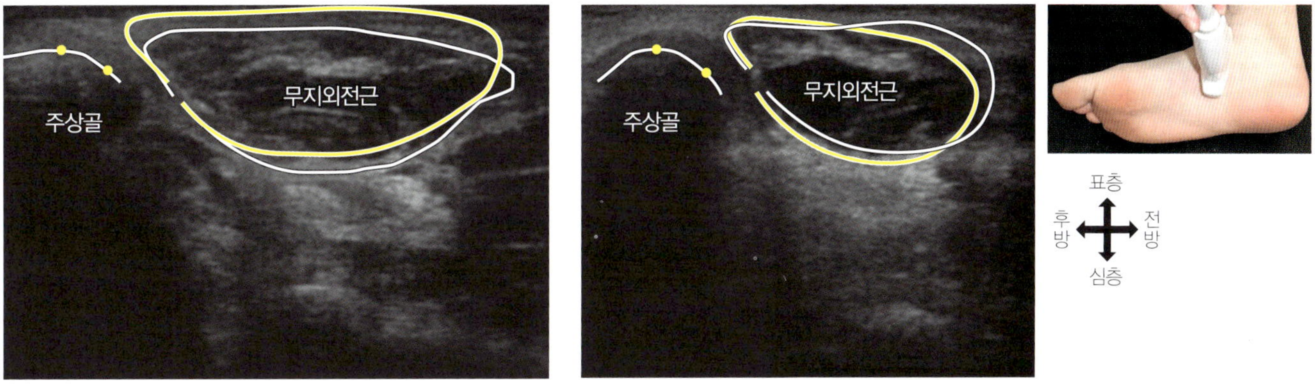

a 타입 1　　b 타입 2

▶ 그림 14-17 **수축 시 무지외전근(단축 영상)**

수축 시, 무지내전근은 배내측으로 이동하는 타입 1과 거의 그대로 수축되는 타입 2가 존재한다. 노란색 점은 뼈의 특징점(최내측부와 저측부)과 노란색 선은 수축 시 근복을 나타낸다.

초음파 해부로 알 수 있는 것

- 무지외전근의 근복은 우상근에서 내측설상골 근처까지만 존재한다
- 무지외전운동을 실시하면 근복이 약간의 배내측 방향으로 이동하는 타입 1이 많다

3. 무지내전근 • 무지외전근의 운동요법

1) 무지내전근의 이완

무지내전근의 과긴장이나 단축은 전족부 횡아치의 강성을 높이고 체중부하로 인한 편평화를 막는다. 이로 인해 무지내전근의 이완을 실시하는 경우가 있는데 무지내전근은 근육 길이가 짧고 신전을 얻기 어려우며 심층에 위치하기 때문에 직접 압박하는 것과 같은 물리적 조작을 가하는 것도 어렵다.

여기서, 근혈류의 개선을 목적으로 무지 내전운동을 저부하로 반복하면 무지내전근의 수축과 이완을 촉진할 수 있다.

2) 무지내전근의 수축 촉진 방법

초음파로 무지내전근의 움직임을 관찰하면 수축으로 저측/배측 방향으로 부푸는 것을 알 수 있다. 무지내전근의 근수축을 촉진할 때, 무지의 내전운동을 실시하는 것 뿐만 아니라 전족부를 양쪽에서 압박하듯이 조여 무지내전근의 수축 시 저배측에서의 벌어지는 공간을 확보하면 효과적인 것을 알 수 있다.

3) 무지내전근 스트레칭

무지내전근을 스트레칭할 때 무지를 강제로 외전운동한다. 이 때, 무지내전근 수축 시 저측/배측에서의 벌어심을 생각하면 근복을 짓누르듯이 직접 신장하도록 조작을 가하는 것이 좋다.

무지내전근의 수축 촉진 방법

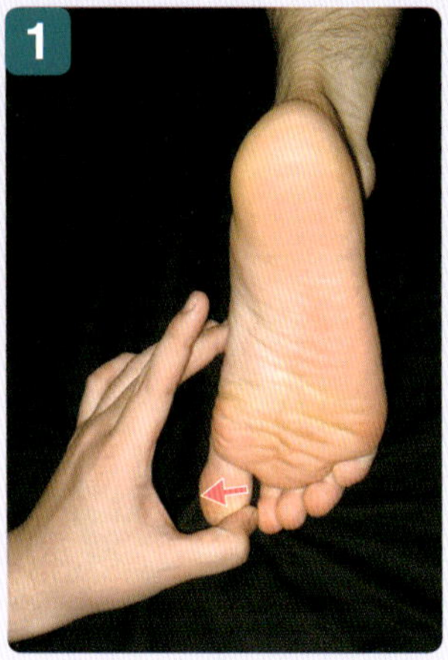

1 무지의 내전운동.

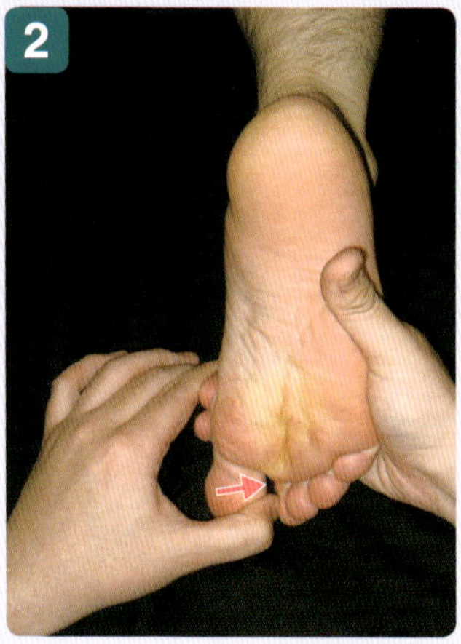

2 무지내전근의 근수축을 촉진할 때, 전족부를 양쪽에서 압박하듯이 조여, 무지내전근 수축 시 저배측으로 벌어지는 공간을 확보하면 좋다.

→ : 치료사가 힘을 가하는 방향

무지내전근의 신전 방법

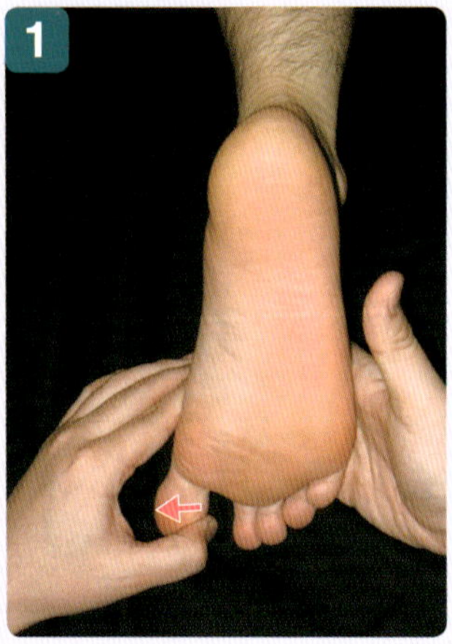

1 무지내전근을 스트레칭할 때 강제로 무지의 외전운동을 한다.

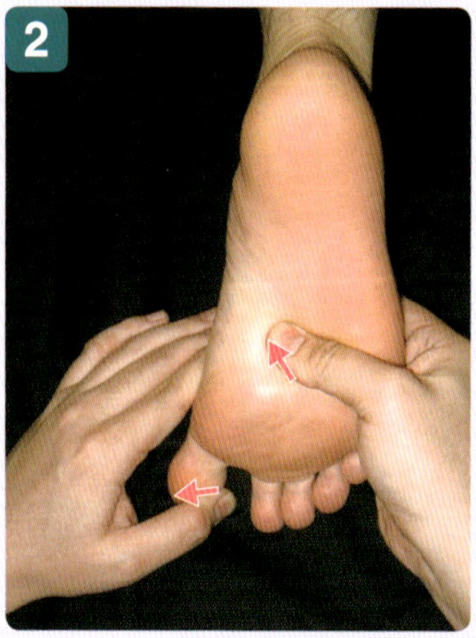

2 무지내전근의 수축 시와 안정 시의 저측/배측에서의 벌어짐을 생각하여 근복을 직접 신장하면서 조작을 가하는 편이 좋다.

이런 증상에도 사용한다!

외반무지에서 무지외전근의 근력저하와 무지내전근의 단축으로 제1중족골을 외전하고 무지기절골을 내전한다.

여기서, 무지내전근의 스트레칭과 무지외전근의 수축 촉진 방법은 외전무지의 운동요법에서도 유효하다.

4) 무지외전근의 수축 촉진 방법

무지외전근은 평발 등의 변형이 있는 경우 근력저하를 동반하면서 무지외전근의 수축을 촉진하게 된다. 하지만, 무지의 외전운동 자체가 어려운 예도 많고, 무지외전근의 근력강화는 쉽지 않다. 거기서, 무지외전근의 움직임을 고려하고 무지외전근의 근복을 배내측 방향으로 유도하면서 근수축을 일으키는 것이 유효하다.

무지외전근의 수축 촉진 방법

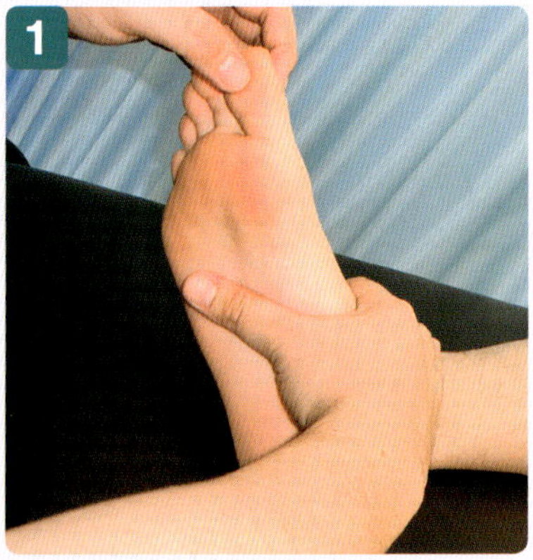

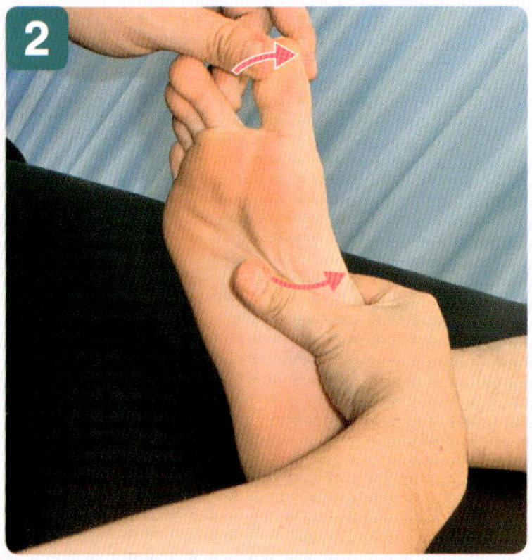

1 시작 자세. 무지의 외전운동을 능동보조운동 또는 능동운동으로 실시한다.

2 무지외전근의 근복을 수축과 함께 배내측으로 유도한다.

[참고문헌]

1) McNair P, Nordez A, Olds M, et al : Biomechanical properties of the plantar flexor muscle-tendon complex 6 months post-rupture of the Achilles tendon. J Orthop Res 31 : 1469-1474, 2013
2) Schepsis AA, Jones H, Haas AL : Achilles tendon disorders in athletes. Am J Sports Med 30 : 287-305, 2002
3) Starkey C, Ryan JL : Evaluation of Orthopedic and Athletic Injuries, 2nd ed. FA Davis, Philadelphia, 2002
4) Kongsgaard M, Aagaard P, Kjaer M, et al : Structural Achilles tendon properties in athletes subjected to different exercise modes and in Achilles tendon rupture patients. J Appl Physiol (1985) 99 : 1965-1971, 2005
5) Perry J, Burnfield JM : Gait Analysis : Normal and Pathological Function, 2nd ed. p58, Slack, Thorofare, 2010
6) Neptune RR, McGowan CP : Muscle contributions to whole-body sagittal plane angular momentum during walking. J Biomech 44 : 6-12, 2011
7) Fukunaga T, Kubo K, Kawakami Y, et al : In vivo behaviour of human muscle tendon during walking. Proc Biol Sci 268 : 229-233, 2001
8) 久田智之, 佐藤貴徳, 三津橋佳奈, 他：カーフレイズにおける運動域の違いは等尺性収縮を生み出せるか? 東海北陸理学療法学術大会誌29：214, 2013
9) 佐藤貴徳, 久田智之, 三津橋佳奈, 他：Curf raiseにおける反復速度は等尺性収縮を生み出せるか？東海北陸理学療法学術大会誌29：215, 2013
10) Kudou S, Hamajima K, Kaneiwa J, et al : Reliability of the Transverse Arch of the Forefoot as an Indicator of Foot Conditions. J Phys Ther Sci 24 : 335-337, 2012
11) Kudo S, Hatanaka Y, Naka K, et al : Development of a method to measure the flexibility of the transverse arch of the forefoot. J Orthop Surg, in press
12) 荒川高光, 河上敬介, 寺島俊雄：カラーアトラス―三次元的視点からみた筋の位置：ヒト足底の深層筋における起始の変異を力学的・機能的に再考する. 理学療法23：424-427, 2006
13) Kura H, Luo ZP, Kitaoka HB, et al : Quantitative analysis of the intrinsic muscles of the foot. Anat Rec 249 : 143-151, 1997
14) Cralley JC, Schuberth JM : The transverse head of adductor hallucis. Anat Anz 146 : 400-409, 1979
15) 前川梨恵, 濱島一樹, 榎木優太, 他：超音波画像診断装置を用いた母趾外転筋の観察. 東海北陸理学療法学術大会誌29：206, 2013

신 스프린트

Shin splints

15

증례

16세, 여성. 장거리 마라톤 선수로 거의 매일 10km 정도 달리기를 하였다. 1개월 전부터 달리기를 늘리면서, 2주 전부터 연습이 끝나갈 때가 되면 하퇴 내측부 통증이 발생하였다. 습포(파스)를 붙이고 상태를 관찰하였지만, 최근에는 다음날 아침까지 통증이 남아 정형외과를 찾았다.

X선상, 골절 등의 외상은 없고 **신 스프린트**라고 진단되어 물리치료를 시작하였다. 달리기 중의 통증은 **foot strike**와 **take off**로 출현하였다(▶ 그림 15-1). 통증부위는 경골 내측연 원위 1/2~1/3이다. Ⅰ운동요법으로 하퇴굴근의 이완을 실시하고 내측 종아치를 지지하는 테이핑을 실시하였다. 그 결과, take off에서의 통증은 소실했지만, foot strike에서의 통증이 남게 되었다.

족부를 재평가하자 족관절의 외번 근력이 저하하였고, 소지외전근의 긴장이 저하하였다. 여기서 Ⅱ소지외전근과 비골근군의 근력 강화 훈련을 실시하고 내측종아치와 함께 외측종아치를 지지하는 궁지대(arch support)를 강화하였다. 그러자, foot strike에서의 통증도 소실되었으며 경기 복귀도 가능하게 되었다.

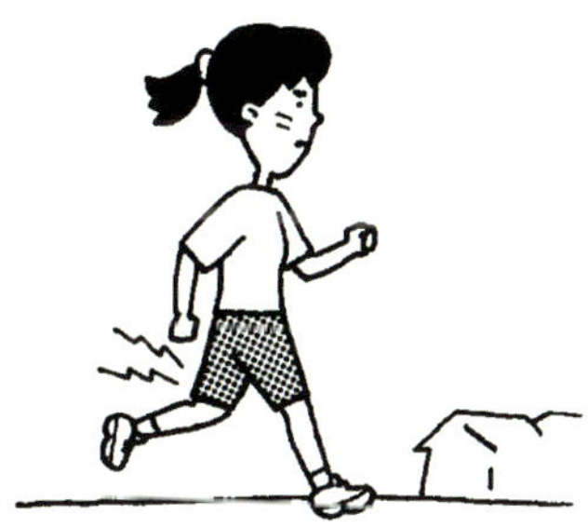

➔ 신 스프린트 (shin splints)

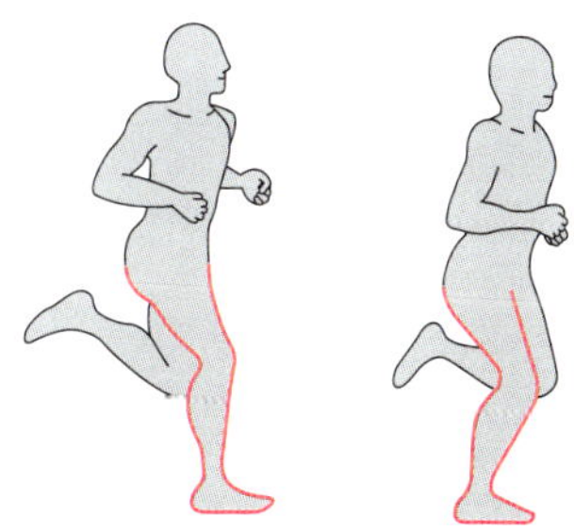

▶ 그림 15-1 달리기의 단계

붉은색: 관찰다리

Ⅰ 왜, 하퇴심층굴근군의 운동요법으로 take off에서 통증이 소실되었는가?

1. 신 스프린트(shin splints)란?
2. 달리기와 운동해부학
3. 하퇴심층굴근군을 초음파로 관찰해 보자!
4. 하퇴심층굴근군의 운동요법

Ⅱ 왜, 소지외전근과 비골근군의 근력 강화로 foot strike에서 통증이 소실되었는가?

1. 족부의 아치
2. 내반 불안정성의 영향
3. 소지외전근과 비골근군을 초음파로 관찰해 보자!
4. 소지외전근과 비골근군의 운동요법

I 왜, 하퇴심층굴근군의 운동요법으로 take off에서 통증이 소실되었는가?

1. 신 스프린트(shin splints)란?

신 스프린트(shin splints)란, 콘크리트 등의 딱딱한 면에서의 달리기나 저굴근의 과부하로 인해 유발되는 하퇴의 어긋나는 느낌이다. 달리기나 돌진을 반복하는 스포츠 선수에게서 많이 발생하며 경골 내측연 원위 1/2~1/3영역에서 운동 시 통증을 호소한다.

이 통증의 원인으로 하퇴굴근 근막의 염증, 하퇴골막의 염증, 하퇴굴근의 내압의 상승 등이 의심되지만 정확한 원인은 밝혀지지 않았다. 그 때문에 내측경골피로증후군(medial tibial stress syndrome)이라는 하나의 통증증후군으로 여기는 사람도 있다[1]. 이 책에서는 이러한 복합적인 개념을 신 스프린트라고 부른다.

통증은 달리기의 foot strike~take off(▶ 그림 15-1)까지의 어떤 위상(topology)에서도 출현할 수 있다. 초기에는 스포츠 활동 후에만 통증이 발현하지만, 악화하면 스포츠 활동 중이나 그 후에도 통증이 출현하게 되며 중증례에서는 안정 시에도 통증이 발생하는 경우도 있다(● 표 15-1).

2. 달리기의 운동해부학

달리기 중의 족관절은 30° 가까이나 되는 배굴 자세가 요구된다[2]. 이것으로 족관절이 배굴운동으로 신장되는 저굴근군에는 이러한 가동범위를 유지하기 위한 유연성이 필요하다.

3.7min/km로 주행하면 대략 좌우 방향으로 체중의 0.12배, 전후 방향으로는 0.43~0.45배, 수직 방향은 2.7~2.8배의 힘이 가해진다[3]. 이 충격을 완충하기 위해서 외회전 자세에서 접지한 후, foot strike~mid support에서 종부는 회내하며 하중을 받고 take off에서는 다시 회외한다[4]. 이렇게, 족관절 배굴운동과 함께 거골하관절의 회내·회외운동이 중요하다.

1) 하퇴심층굴근군의 부하

Foot strike에서의 회내운동에서 회외작용을 갖는 하퇴심층굴근군은 원심성수축이 요구되고 이로 인해, **후경골근**, **장지굴근**, **장무지굴근**은 과부하가 된다(▶ 그림 15-2).

Take off에서는 급격한 **중족지절관절**(MTP 관절)의 신전운동이 생기며 45~65° 신전 자세가 된다[5]. 보행 시, MTP 관절의 신전 각도가 40~60°와 거의 같은 각도가 되며 보행보다 강한 힘이 가해지는 달리기에서의 족지의 굴근군은 더욱 강한 원심성수축이 요구된다고 볼 수 있다(그림 ▶ 15-3).

➔ 후경골근 (tibialis posterior muscle, TP)

➔ 장지굴근 (flexor digitorum longus muscle, FDL)

➔ 장무지굴근 (flexor hallucis longus muscle, FHL)

➔ 중족지절관절 (metatarsophalangeal joint)

● 표 15-1 Walsh 분류

Stage Ⅰ	스포츠 활동 후에만 통증이 있다
Stage Ⅱ	스포츠 활동 중에도 통증이 있지만, 행동에 영향이 없다
Stage Ⅲ	스포츠 활동 중에도 통증이 있으며, 행동에도 영향이 있다
Stage Ⅳ	안정 시에도 만성적으로 지속되는 통증이 있다

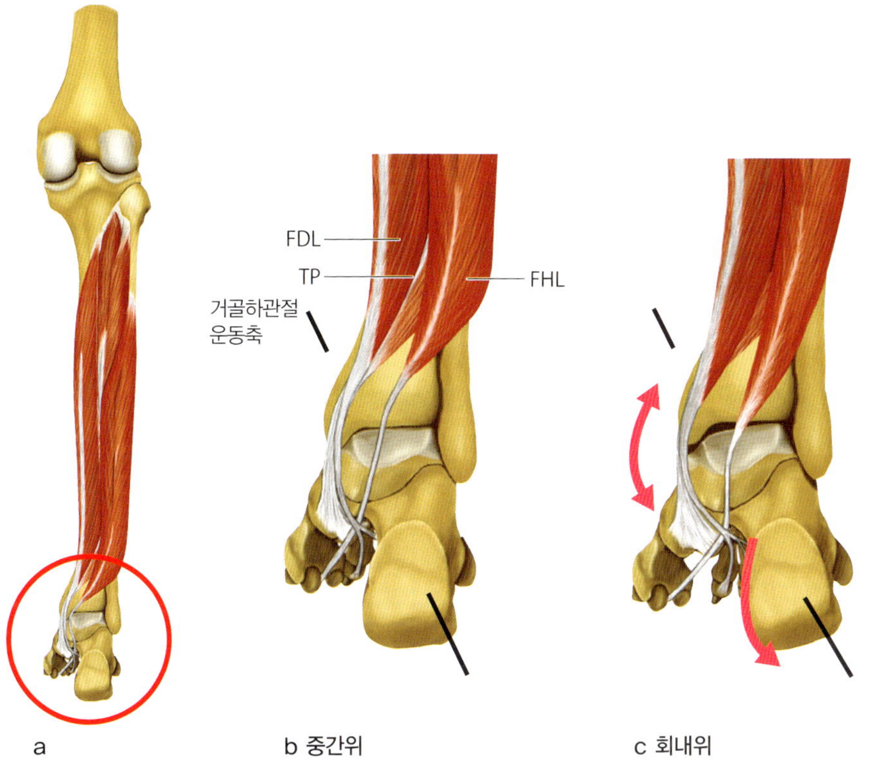

▶ 그림 15-2 회내운동에 동반하는 하퇴굴근의 변화

a : 하퇴심층굴근군, b : a의 붉은색 동그라미의 확대도, c : b의 상태에서 거골하관절을 회내한 그림. 하퇴심층굴근군은 회내/회외의 축보다 내측을 통과하므로 신장된다.

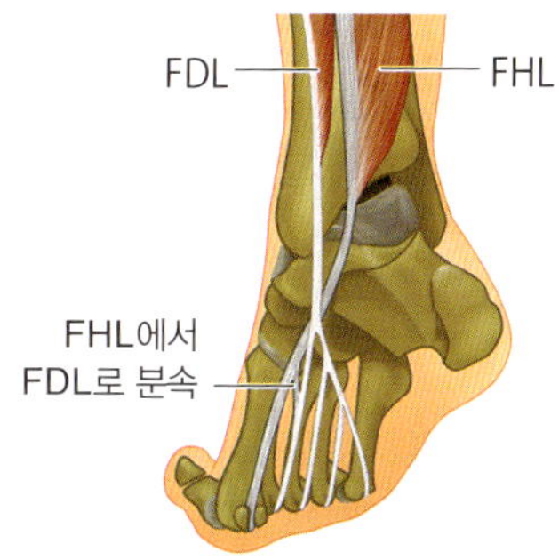

▶ 그림 15-3 take off에서의 지굴근건

즉, 장지굴근이나 장무지굴근에 가해지는 견인력이 증강한 결과, 장지굴근의 기시부인 **경골 내측연**에서 압통이 나타난 것이라고 볼 수 있다.

➜ 경골 내측연 (medial border of the tibia)

2) 경골 내측면에서의 스트레스

경골 내측면에 근육은 부착하지 않는다. 하지만 근육을 감싸는 **근막**과 뼈를 감싸는 **골막**은 연결성이 있는 소성결합조직(loose connective tissue)으로 되어 있다. 이로 인해 근막에 가해지던 상당한 역학적 스트레스가 골막으로 전해진다.

또한, 경골 내측면에는 착지 시의 충격도 더해진다. 중증화 증례에서는 이러한 여러 역학적 스트레스가 더해지는 것으로 근육 부착이 없는 골막 부분에서도 압통이 존재한다고 여겨진다.

➜ 경골 내측면 (medial surface of the tibia)

➜ 근막 (fascia)

➜ 골막 (periosteum)

3. 하퇴심층굴근군을 초음파로 관찰해 보자!(▶ 그림 15-4)

경골 내측면에 존재하는 연부조직은 **가자미근**과 **장지굴근**이다. 장지굴근은 **후경골근·장무지굴근**과 함께 **하퇴심횡근막**에 둘러싸여 있다(▶ 그림 15-5). 이 하퇴심횡근막의 긴장이 항진하면 통증부위의 경골 내측연 원위부에 대한 기계적 자극이 증가하고 통증이 발생한다.

신 스프린트(shin splints)에서는 하퇴심횡근막에 둘러싸인 장지굴근, 후경골근, 장무지굴근인 3근에 대한 운동요법이 필요하다.

➜ 가자미근 (soleus muscle)

➜ 심횡근막 (deep transverse fascia)

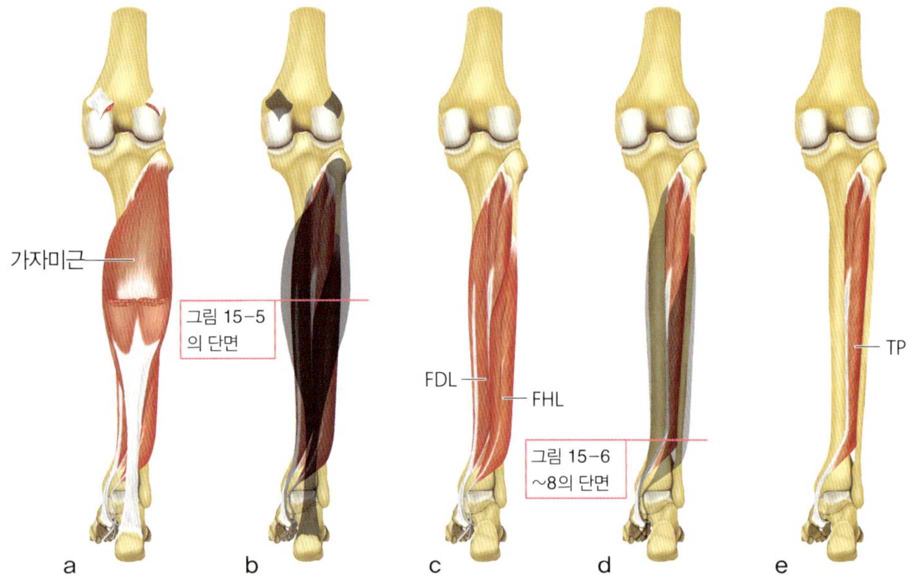

▶ 그림 15-4 **하퇴심층굴근군의 구조(a 천층 → e 심층)**

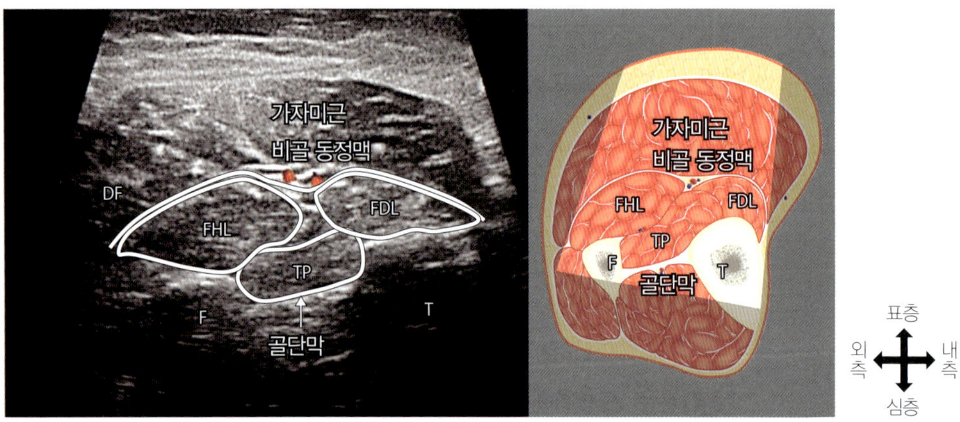

▶ 그림 15-5 **하퇴심횡근막과 하퇴심층굴근군의 위치 관계**

하퇴 중앙부의 단축 영상.
하퇴심층굴근군은 심횡근막으로 둘러싸여 있다. 심횡근막의 천층에 위치하는 가자미근의 심층은 경골동맥 · 정맥이 주행한다. 컬러도플러로 혈류를 확인하면 심횡근막의 구별이 쉽다.
DF: 하퇴심횡근막, FHL: 장무지굴근, FDL: 장지굴근, TP: 후경골근, F: 비골, T: 경골.

1) 장지굴근의 초음파 해부

기　　시: 경골 후면, 하퇴골간막, 후경골근의 근막
종　　지: 단지굴근의 건열공을 관통하여 제2~5지말절골저
신경지배: 경골신경
작　　용: 족관절의 내반, 족지의 굴곡, 내측종아치의 유지

● 장지굴근의 주행

내과의 후방에 근복이 존재하고 건이 된 후경골근건, 장무지굴근건과 함께 족근관을 통과하여 족저로 돌아 들어간다. 근복은 하퇴 내측에 있지만, 족저에서는 족부 외측으로

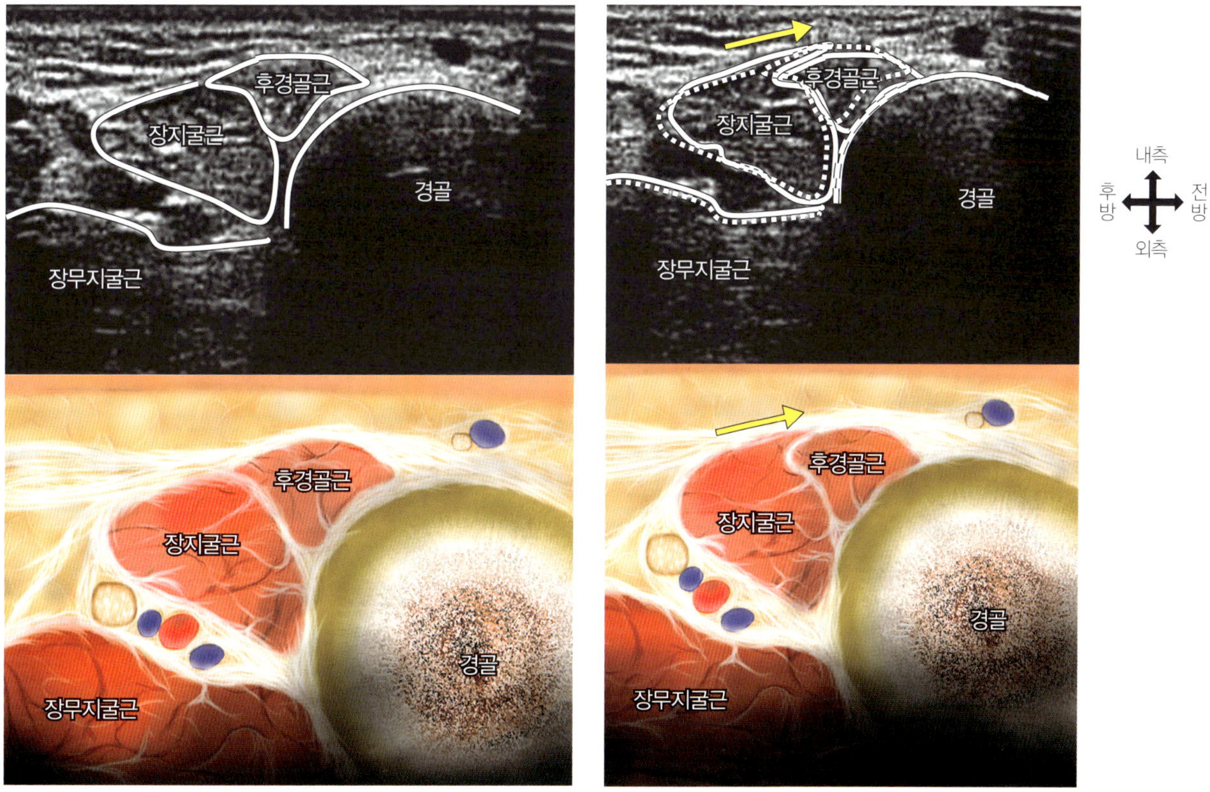

a 안정 시　　　b 굴곡 시

▶ 그림 15-6 **제2~5지 굴곡 시 장지굴근(단축 영상)**

하퇴 원위부(내과보다 5cm 근위)에서의 단축 영상.

b: 안정 시 근육의 위치를 점선으로 나타냈다. 장지굴근의 내측부가 후경골근 표층으로 이동하는 모습을 확인할 수 있다.

향하는 제2~5지에서 종지한다. 이로 인해, 내과의 후방을 통과하고 족저로 돌아 들어갈 때, 장무지굴근건과 교차하며 무지의 말절골저에서 종지하는 경우도 2~14% 존재한다[6)].

초음파 해부로 알 수 있는 것

- 제2~5지가 굴곡하면 장지굴근의 수축으로 장지굴근의 내측부가 후경골근의 표층으로 이동한다. 또한 후경골근도 전방으로 이동하며 장지굴근도 약간 내측으로 움직인다 (▶그림 15-6)

2)장무지굴근의 초음파 해부

기　　시: 비골체의 후면, 후하퇴근간중격의 아래쪽 절반
종　　지: 무지의 말절골저
신경지배: 경골신경
작　　용: 족관절 내반, 제1지(무지)의 굴곡, 내측종아치의 유지

● 장무지굴근의 변이

장무지굴근의 건은 제1지(무지) 이외에 제2 · 3지에 종지하는 예가 많으며 61%에 이른다. 제1지에만 종지하는 예는 0.4%, 제1 · 2지에 종지하는 예는 10%, 제1~4지에 종지하

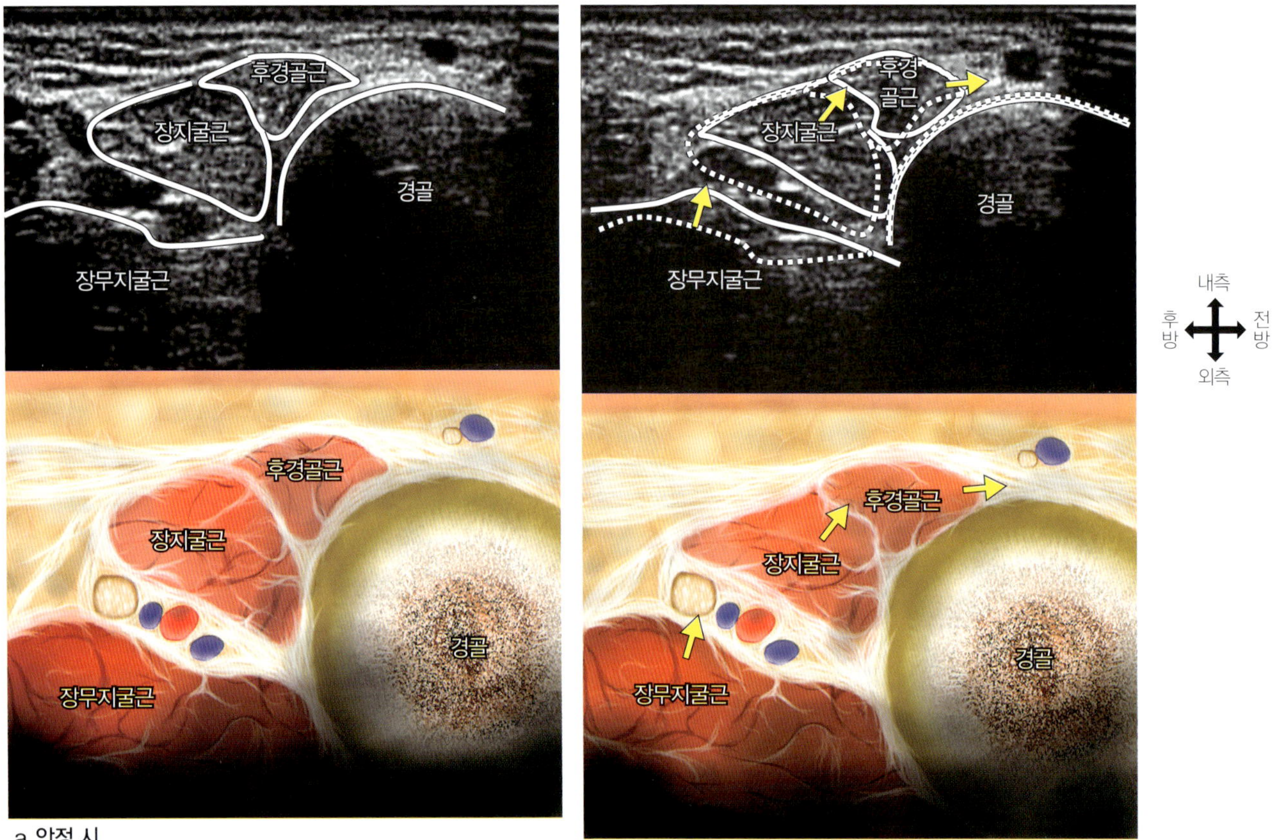

▶ 그림 15-7 **제1지(무지) 굴곡 시 장지굴근(단축 영상)**

하퇴 원위부(내과에서 5cm 근위)에서의 단축 영상.

b: 안정 시의 근육의 위치를 점선으로 나타냈다. 장무지굴근이 내측으로 넓어지며 장지굴근도 내측으로 이동하는 모습을 확인할 수 있다.

는 예는 25%, 제1~5지에 종지하는 예는 2.9%이다[6](▶ 그림 15-3).

또한, 사람 이외의 포유류에서 장지굴근과 장무지굴근이 모든 발가락에 종지라는 것이 일반적이다.

초음파 해부로 알 수 있는 것

- 제1지(무지)가 굴곡하면 장무지굴근이 내측으로 퍼지면서 수축하는 것과 함께, 장지굴근도 내측으로 크게 이동한다(▶ 그림 15-7)

3) 후경골근의 초음파 해부

기　시: 하퇴골간막의 후면 상반과 경골, 비골에 인접하는 근육의 근막
종　지: 족저의 내측부에서 설상골 조면과 내측 주상골에 종지한다. 중간 · 외측 주상골, 입방골, 제2 · 3중지골에 종지하는 섬유속도 존재한다.
신경지배: 경골신경
작　용: 족관절 내반, 내측종아치의 유지

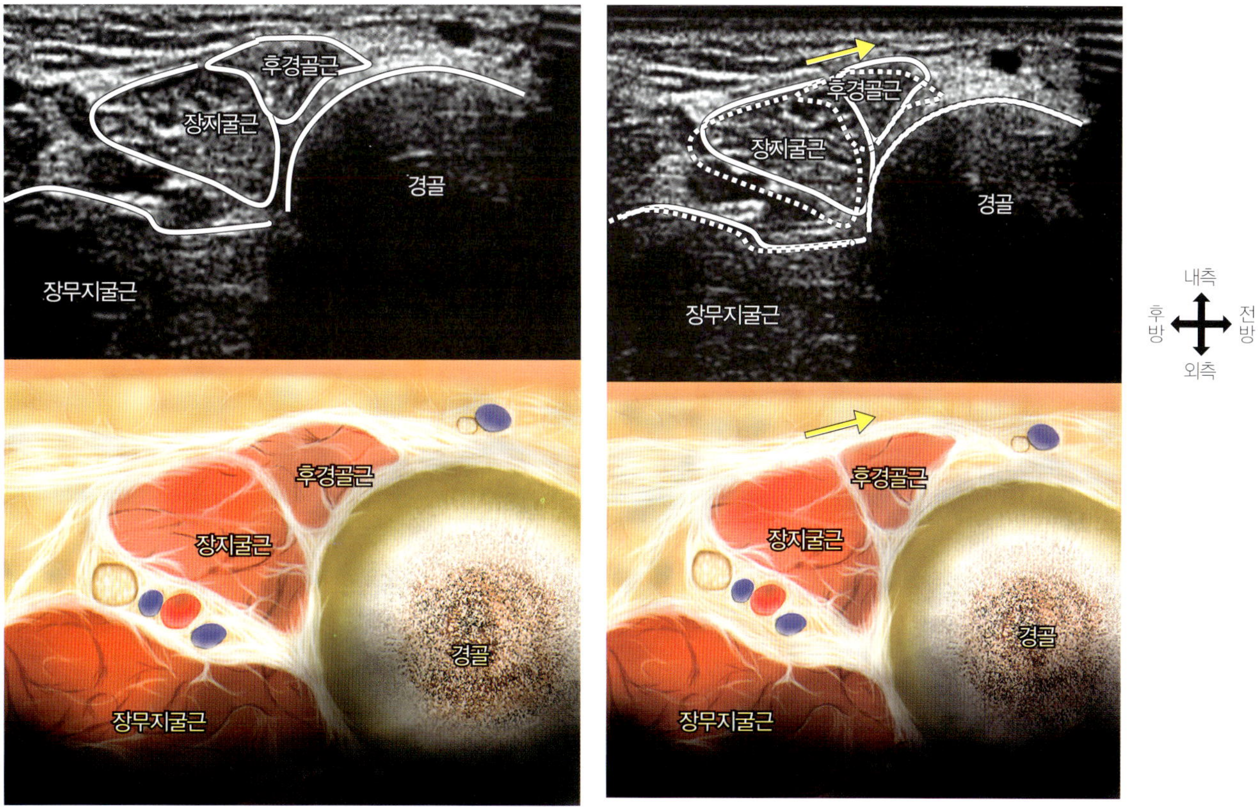

a 안정 시 b 족관절 내반운동 시

▶ 그림 15-8 족관절 내반운동 시의 후경골근(단축 영상)

하퇴 원위부(내과보다 5cm 근위)에서의 단축 영상.

b: 안정 시의 근육 위치를 점선으로 표시하였다. 후경골근이 전내측으로 이동하는 모습을 확인할 수 있다.

● 후경골근의 변이

후경골근의 설상골 조면의 종지부에서는 섬유연골성 또는 골성의 **종자골**이 존재하는 경우가 있다(23%). 이 종자골은 설상골에 가해지는 압력을 완충하거나 활주하는 것으로 후경골근 기능을 높인다고 볼 수 있다.

➔ 종자골 (sesamoid bones)

그 외, 후경골근의 종지부에는 여러 변이가 존재하지만 기능적 의의는 확실하지 않다[7].

초음파 해부로 알 수 있는 것

- 족관절 내반운동에서 후경골근은 전내측으로 이동하거나, 근복의 중앙을 향해 수축한다. 이것과 함께 장지굴근도 전내측으로 이동한다(▶ 그림 15-8)

4. 하퇴심층굴근군의 운동요법

1) 장지굴근 · 장무지굴근의 기능 개선

초음파 해부에서 장지굴근 · 장무지굴근은 수축 시 후경골근과 함께 전내측으로 이동하는 것을 확인할 수 있다. 장지굴근과 장무지굴근은 족지의 굴근으로 작용하며 별다른 기능 분화는 보이지 않는다.

운동요법에서는 양쪽 근육을 하나의 기능적 단위로 기능 개선을 실시한다.

2) 후경골근의 기능 개선

초음파 해부로 후경골근은 수축 시 전내측으로 이동하는 것을 확인할 수 있다. 이 후경골근의 움직임을 이용한 운동요법은 다음과 같다.

● 운동요법의 체계적 검토(systematic review)

외반족 보행에서 후경골근의 근활동은 건강한 사람보다도 높아진다[8]. 신 스프린트에서도 보행이나 주행 중에 족부의 외반이 생겨, 내측종아치가 저하하는 증례가 많다. 이 경우에는 후경골근의 근력 강화 훈련을 실시한다.

후경골근의 근력 강화로 족관절 내반의 저항운동을 반복하며 내측종아치의 유지 기능이 향상되는 것을 나타낸다[9].

장지굴근 · 장무지굴근의 이완

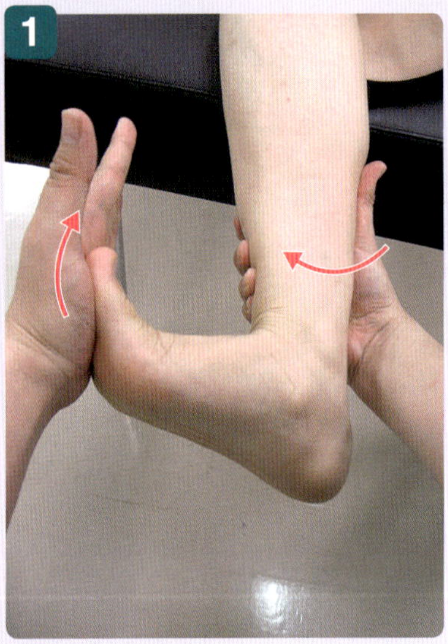

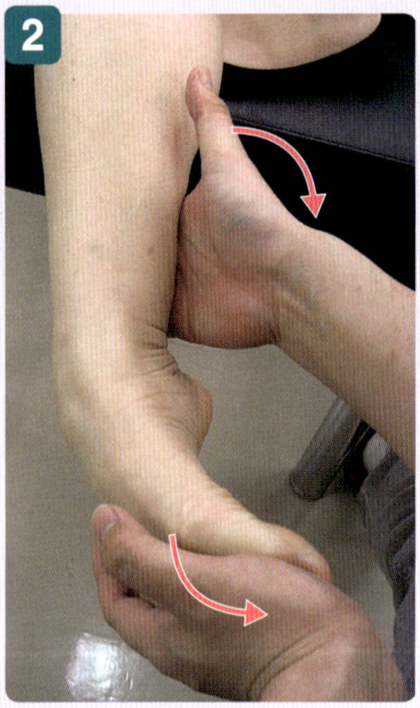

→ : 치료사가 힘을 가하는 방향

1 [신전 방법]

족관절의 외반운동과 족지의 신전운동을 실시하면서 장지굴근을 근위 외측으로 직접 신전한다. 이렇게 하면 장지굴근의 신전과 함께 외측으로의 이동을 일으킬 수 있다.

2 [수축 촉진 방법]

하퇴 원위 1/2～1/3에서 장지굴근의 근복을 꽉 쥐고 족관절의 내반운동과 족지의 굴곡을 실시하면서 장지굴근을 전내측으로 유도한다. 이렇게 하면 장지굴근이 수축과 함께 전내측으로 이동하는 움직임을 일으킬 수 있다.

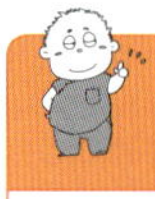

이런 증상에도 사용한다!

장지굴근 · 장무지굴근건의 활주성은 족관절의 배굴 가동범위 확보에 중요하다. 특히, 족관절 탈구골절 후 배굴 가동범위 제한에 대한 운동요법에서 유효하다.

후경골근의 이완

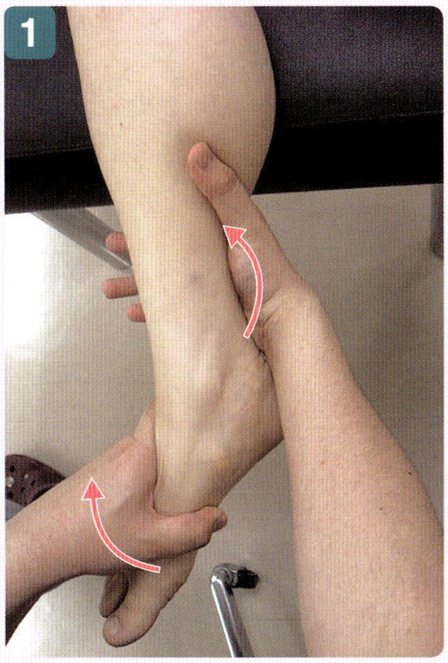

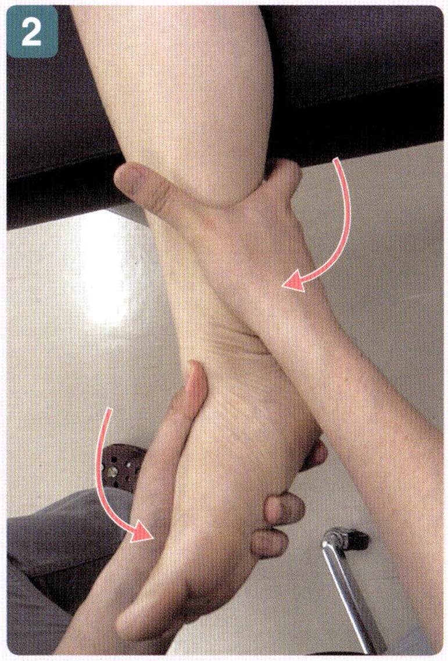

1 [신전 방법]

하퇴 원위부를 꽉 쥔 채 외반운동을 실시하면서 후경골근을 근위 외측으로 직접 신전한다. 이렇게 하면, 후경골근이 신전되어 근위 외측으로 이동한다.

2 [수축 촉진 방법]

하퇴 원위부에서 하퇴 심굴근을 꽉 움켜쥔다. 족관절의 내반운동과 함께 후경골근을 전내측으로 유도한다. 이렇게 하면 후경골근의 수축과 함께 전내측으로 이동하는 움직임을 일으킬 수 있다.

BREAK TIME

후경골근 표면 근전도 부착 위치

후경골근은 내측종아치 유지에 관여하는 근육으로 보행과 같은 동작 시 후경골근의 기능을 평가하기 때문에 표면 근전도학적인 분석이 실시되는 경우가 있다.

보행 중인 후경골근은 initial contact 이후에 크게 활동하고 일단 활동성이 낮아진 후에 mid stance를 걸쳐 다시 활동성이 높아지는 두봉우리(bimodal)가 나타난다.

하지만 건강한 사람의 근육 방전은 개인차가 크다[10]. 그 원인은 근전도의 전극 부착 위치에 있다고 생각되는데 후경골근의 전극 부착 위치는 내과에서 두 손가락 너비 근위이다. 같은 부위를 초음파로 관찰하더라도 후경골근의 근복이 조금만 존재하거나 건만 있는 경우 등 개인차가 크다.

또한, 장지굴근이 바로 외측에 위치해 수축 시 내측으로 이동하는 것을 생각하면 보행 중 후경골근으로 기록된 수축은 장지굴근의 수축을 함께 기록(cross talk)했을 가능성도 충분하다고 볼 수 있다.

그 때문에 표면 근전도를 붙일 때에는 초음파로 근복의 유무를 확인하는 것이 오차를 줄이는 효과적인 방법일 것이다[11].

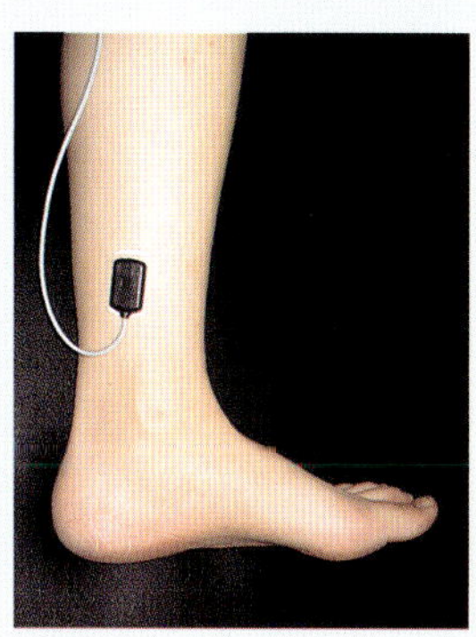

CLINICAL HINT

하퇴 원위 내측부의 압통과 장지굴근의 움직임 관계

하퇴 원위 내측부에 압통이 존재하는 경우와 압통이 존재하지 않는 경우에서 장지굴근을 수축할 때의 움직임이 서로 다르다.

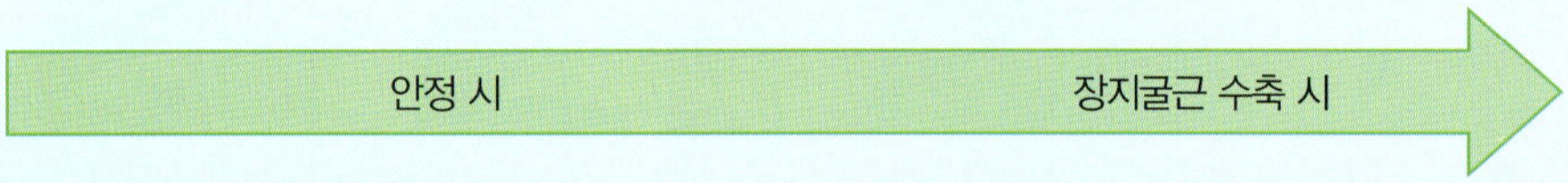

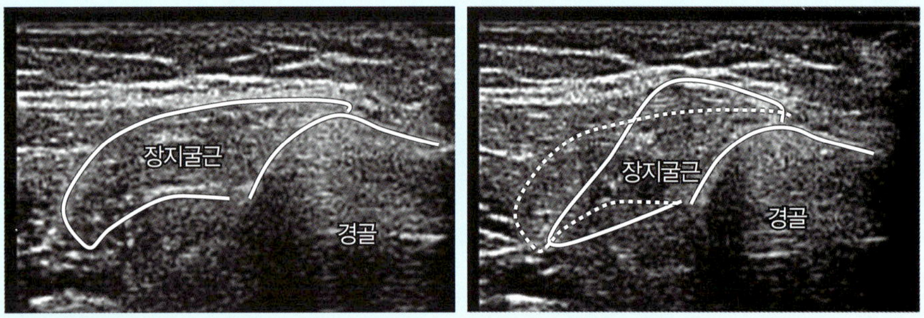

압통이 존재하지 않는 증례 : 장지굴근은 내반운동과 함께 전내측으로 크게 이동한다.

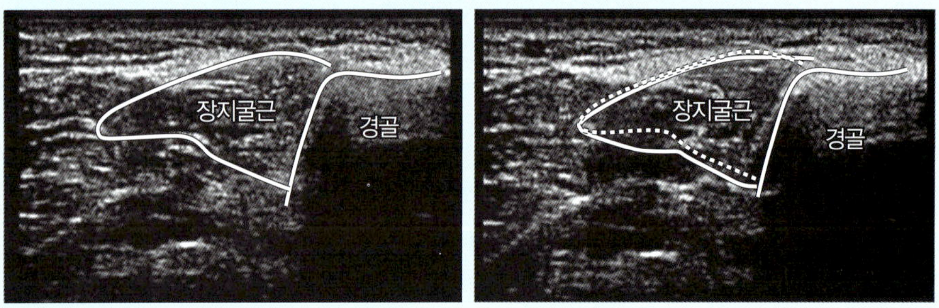

압통이 존재하는 증례 : 내반운동을 실시해도 장지굴근의 근복 이동은 거의 보이지 않는다.

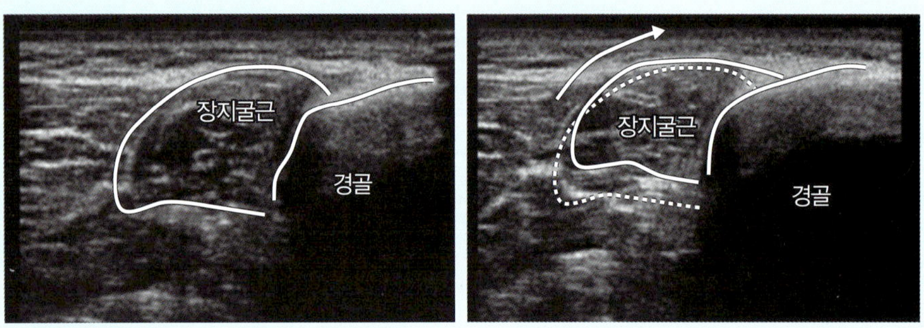

압통이 존재하는 증례에 대해 운동요법으로 근육 기능 개선 후 : 압통이 없는 경우 정도까지 아니지만 근복 이동을 확인할 수 있다.

II 왜, 수지외전근과 배굴근군의 근력 강화로 foot strike에서 통증이 소실되었는가?

1. 족부의 아치

족부에는 종골 · 거골 · 주상골 · 내측설상골 · 제1중족골에서 **내측종아치**, 종골 · 입방골 · 제5중족골에서 **외측종아치**, 전족부 · 중족부에서 **횡아치**가 존재하는데 하중의 분산이나 족부의 강성 조정을 담당하고 있다.

내측종아치가 저하된 **평발**은 여러 장애를 일으키는 원인으로 알려져 있는데 신 스프린트가 대표적이다. 내측종아치는 족부의 회내 · 외전을 동반하여 저하하는 경우가 많다. 이 때문에 앞서 말한 회외 · 내전작용을 가지고 있는 후경골근이나 장지굴근, 장무지굴근은 평발일 경우에 강화해야 하는 근육이다.

➔ 내측종아치 (medial longitudinal arch)

➔ 외측종아치 (lateral longitudinal arch)

➔ 횡아치 (transverse arch)

➔ 평발 (flatfoot)

2. 내반 불안정성의 영향

본 증례에서 내측종아치를 지지하는 근육에 대해 접근을 실시해도 foot strike에서의 증상이 경감하지 않았다. 다시 족부 · 족관절의 기능 평가를 실시하며 족관절의 **내반 불안정성**이 뚜렷하고 **비골근군**의 근력이 저하하며 외측종아치가 내려간 것을 알았다. 여기서, 외측종아치를 지지했지만 외측종아치가 거상하면 족부는 회내하고 내측종아치가 저하하는 것은 아닐까?

족관절의 내반 불안정성을 갖는 증례에서 정상적인 주행 시에 보이는 '거골하관절 회외-회내-회외'와 같은 순환이 훼손된다. 정상이라면 족부 회외 · 외전 자세에서 접지하는 곳을 회내 · 외전 자세에서 접지하고 족부의 회내운동에서 toe off(족첨이지)하는 경우가 있다. 이러한 증례에서는 내측종아치의 근력 강화와 함께 족부 외측종아치를 지지하는 **소지외전근**이나 **장 · 단비골근**의 근력을 강화하여 foot strike에서 mid support phase에 걸친 족부 내측종아치의 저하를 막을 수 있다.

➔ 소지외전근 (abductor digiti minimi muscle)

➔ 장 · 단비골근 (peroneus longus and brevis)

➔ 근위지간관절 (proximal interphalangeal joint, PIP)

3. 소지외전근과 비골근군을 초음파로 관찰해 보자!(▶ 그림 15-9)

1) 소지외전근의 초음파 해부

기　시: 종골융기 외측 돌기, 외측 족저근간중격, 비측건막
종　지: 제5기절골저 때때로 제5중족골저
신경지배: 외측족저신경
작　용: 소지 근위지간(PIP) 관절의 외전과 굴곡, 소지 MTP 관절의 외전과 굴곡, 외측종아치의 지지

● 소지외전근의 역할

소지외전근은 족저 외측연의 융기를 형성하고 있다. 생리학적 단면적은 족저내재근 중에서 무지외전근, 무지내전근 사두 다음으로 3번째로 크다[12]. 소지의 외전운동 자체는 어려운 경우도 많은데 어째서 이렇게 발달하였는가?

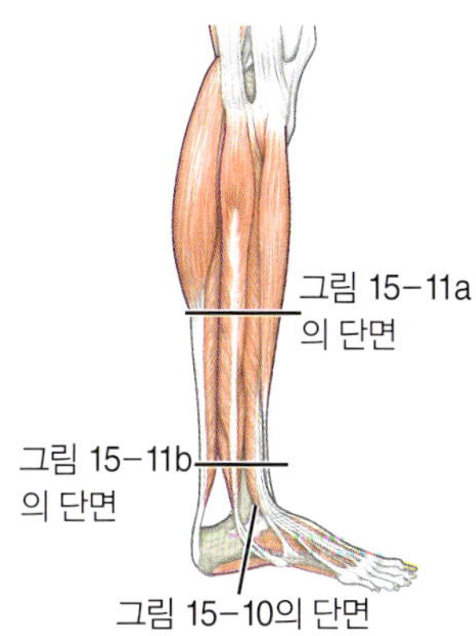

▶ **그림 15-9 장 · 단비골근의 주행**

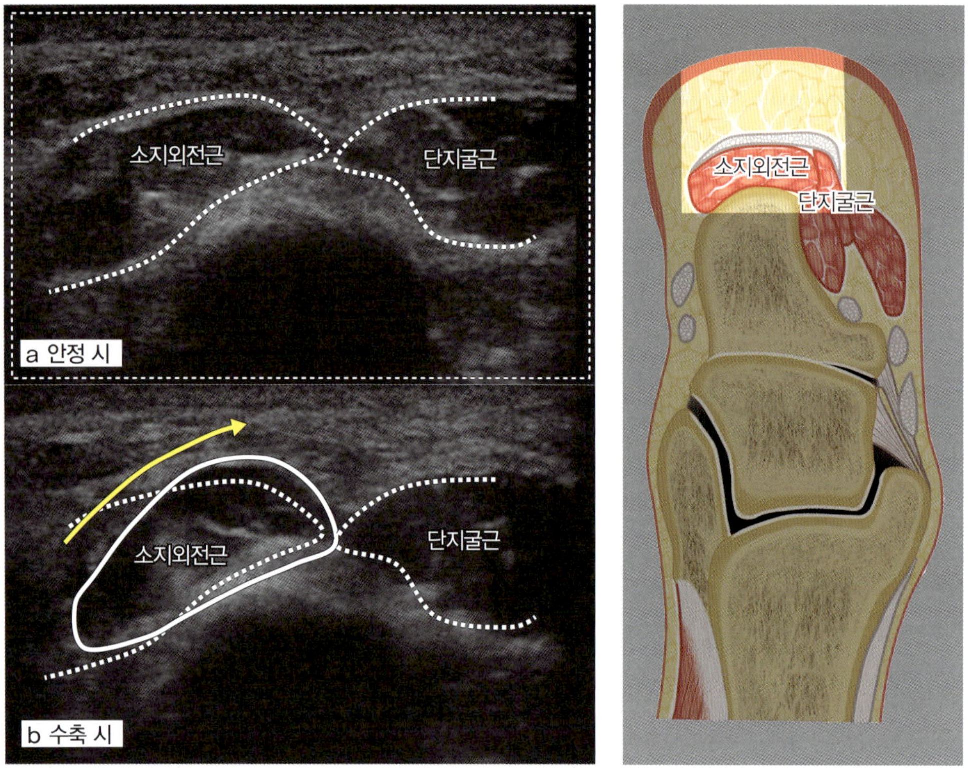

▶ 그림 15-10 **수축 시 소지외전근(단축 영상)**

소지외전근은 수축으로 저측 내방으로 이동하면서 수축한다.

소지외전근은 외측종아치 지지에 크게 관여하고 있으며 이로 인해 발달했다고 여겨진다.

초음파 해부로 알 수 있는 것

- 소지외전근을 수축하면 근복이 중앙으로 모이고 근육 두께가 증가한다(▶ 그림 15-10)

2) 장 · 단비골근의 초음파 해부

● **장비골근**

기　　시 : 비골두에서 비골체 외측부 위쪽 절반, 일부는 전하퇴근간중격

종　　지 : 제1 · 2중족골, 내측설상골

신경지배 : 천비골신경

작　　용 : 족관절 저굴 · 족부 외전 · 회내

● **단비골근**

기　　시 : 비골 외측면과 전하퇴근간중격

종　　지 : 제5중족골조면

신경지배 : 천비골신경

작　　용 : 족관절 저굴 · 족부 외전

● 장비골근건의 주행

장비골근건은 단비골근의 종지건의 뒤로 모여 외과 후방에서 상비골근지대인 종골의 장비골근건구에서 하비골근지대의 심층을 통과한다(▶ 그림 15-9). 그 후, 입방골의 외측

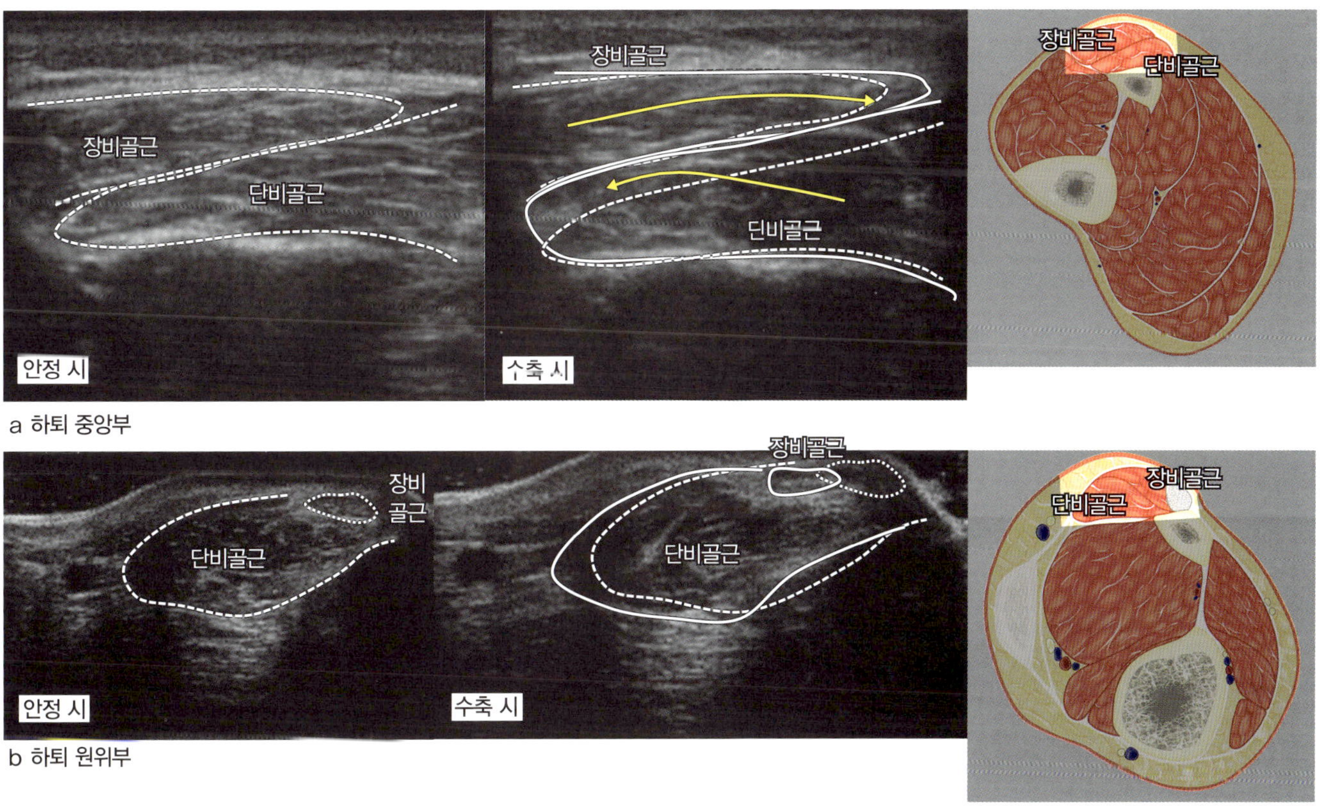

▶ 그림 15-11 **장 · 단비골근의 단축 영상**

a: 하퇴 중앙부. 장비골근은 후방, 단비골근은 전방으로 활주하고 있다.

b: 하퇴 원위부. 장 · 단비골근이 모두 전방으로 이동한다.

에서 족저로 돌아 들어가 족부 전내측으로 향한다.

돌아 들어가는 주행을 바꾸는 부위에 종자골이 존재하는 경우 종자골이 피로골절을 일으키는 것을 os peroneum friction syndrome라고 부른다[13].

종지는 제1중족골 이외에도, 제1배측골간근(65.8%), 내측설상골(48.7%), 후경골근막(23.7%), 무지외전근 사두(2.0%)가 있다고 보고됐다[13].

● 단비골근의 주행

단비골근의 건은 장비골근건과 함께 상 · 하비골근지대인 심층을 통과하고 제5중족골에 이른다. 단비골근건에서 소지에 이르는 건이 존재하는 경우가 있는데 이것을 **소지 비골근이**라고 부르며(22%). 건의 중간에 소근복을 가지는 경우도 있다(5.1~16.7%)[13].

➔ 소지비골근 (peroneus digiti quinti)

● 장비골근건과 단비골근건의 감별

장비골근과 단비골근의 경계는 하퇴 중앙 외측부에서의 에코 영상은 불명확하지만 족부 외전 · 회내운동을 실시하면 수축 방향이 다른 것으로 감별 가능하다(▶ 그림 15-11).

초음파 해부로 알 수 있는 것

- 하퇴 중앙부: 장비골근은 후방, 단비골근은 전방으로 활주한다
- 하퇴 원위부: 장비골근은 건조직이며 단비골근은 전외측으로 활주한다

● 비골근건염

하퇴 원위부에서 장비골근은 건으로 되어 있고, 그 건의 후방 심층에서 장비골근건 저면을 단비골근건이 구성하고 있다. 외과 후방에서 관찰하면 단비골근의 수축으로 장비골근건이 외과와 상비골근지대 사이에서 압박받는다. 이로 인해 장 · 단비골근의 근긴장이 항진하면 장비골근건이 외과와 비골근지대부에서 압박되어 비골근건염이 나타난다고 볼 수 있다(▶ 그림 15-12).

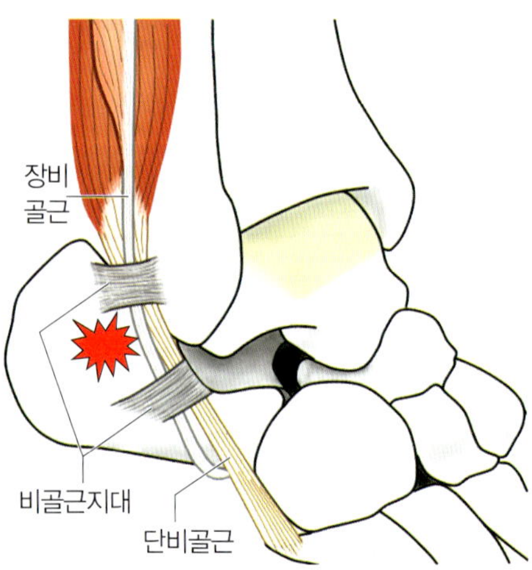

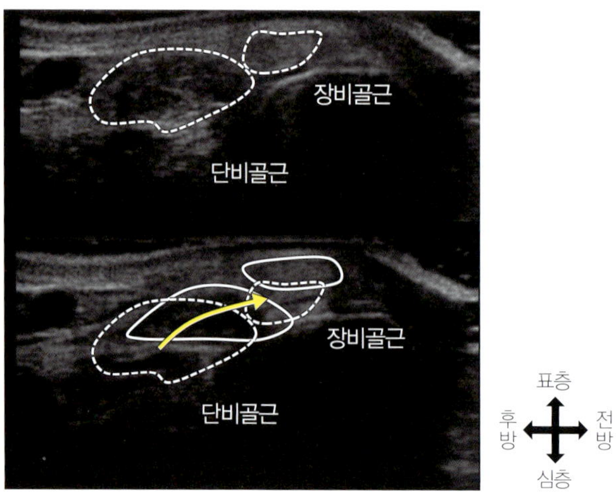

▶ 그림 15-12 **비골근건염의 발생 기서**

장비골근은 단비골근건과 상비골근지대 사이을 활주한다. 이 활주성이 원활하지 않으면 비골근지대 심층에서 마찰력이 증가한다.

4. 소지외전근과 비골근군의 운동요법

1) 소지외전근의 근력 강화

초음파 해부로 소지외전근은 수축 시 근복이 중앙에 모이며 근육 두께가 증가하는 것을 확인할 수 있다. 이 움직임을 고려하여 근복에 도수적 조작을 실시한다.

소지외전근의 수축 촉진 방법

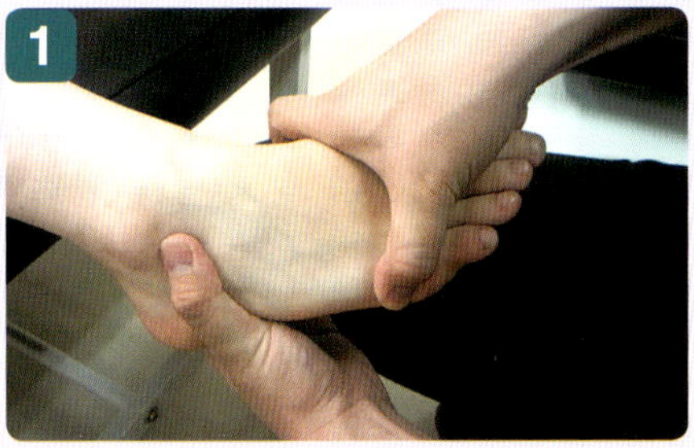

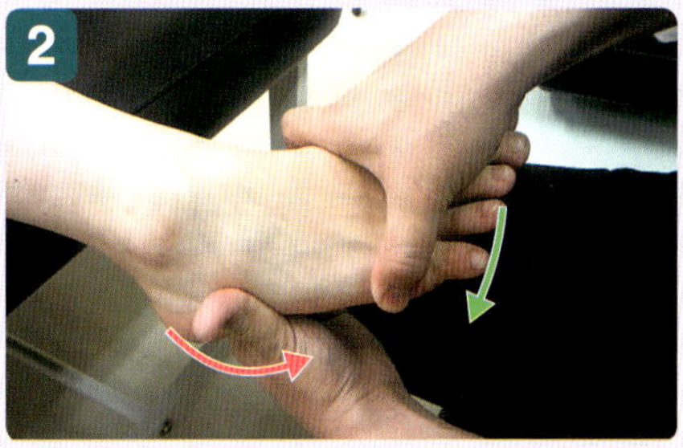

→ : 환자가 움직이는 방향

1 시작 자세.

2 소지외전근 근복을 외측에서 압박하고 저측으로 끌어 올리듯이 조작하여 소지의 외전을 촉진한다. 소지의 외전운동은 어려운 경우가 많기 때문에 제5중족골두부를 외측에서 압박해 제5중족골의 외전운동을 유발하여 소지외전근의 수축을 촉진한다.

2) 장 · 단비골근의 근력 강화

초음파 해부로 수축 시, 장비골근은 후방, 단비골근은 전외측으로 활주하는 것을 확인할 수 있다. 이 움직임을 생각하며 수축을 촉진한다.

장 · 단비골근과 함께 족관절의 저굴, 족부의 외전에 작용한다. 양쪽 근육은 협조하여 수축하지만 원위부에서는 단비골근, 근위부에서는 장비골근의 수축을 촉진하기 쉽다.

장비골근의 수축 촉진 방법

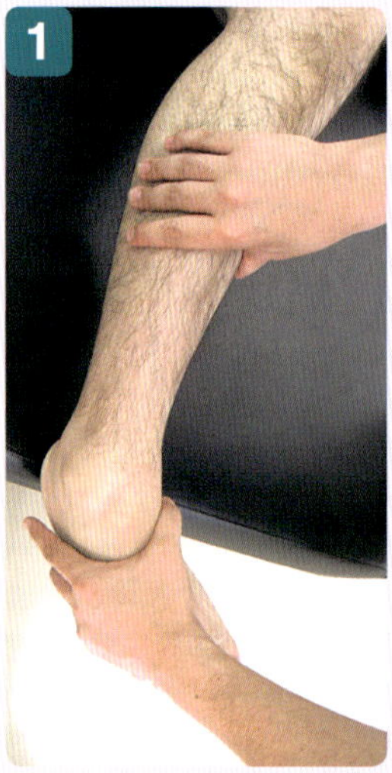

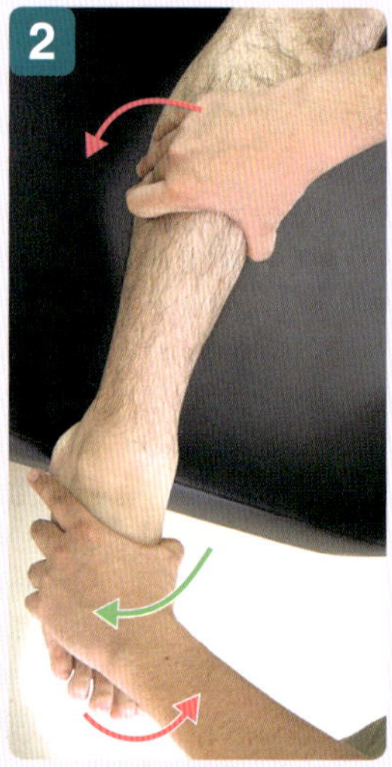

1 시작 자세.

2 환자에게는 족부를 외전하도록 지시한다. 한 손(왼손)으로 족부의 외전에 저항을 가하면서 다른 한 손(오른손)으로 하퇴 중앙 측부의 장비골근의 근복을 장비골근의 수축과 함께 후방으로 활주시킨다.

단비골근의 수축 촉진 방법

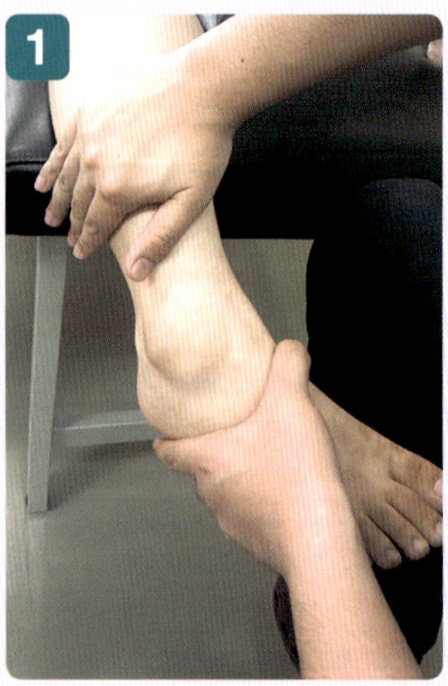

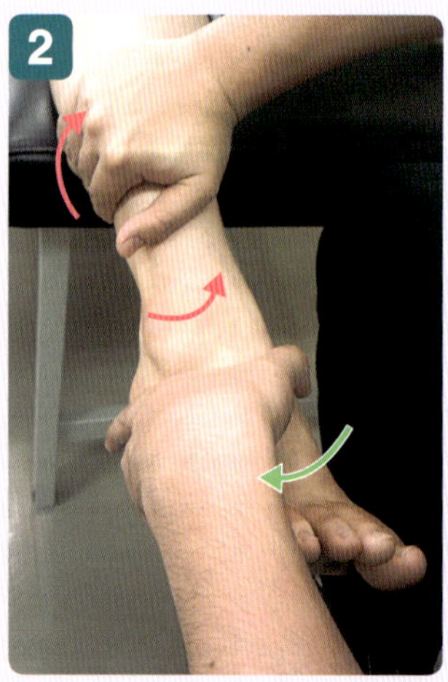

1 시작 자세.

2 환자에게는 족부를 외전 하도록 지시한다. 한 손(왼손)으로 족부의 외전에 저항을 가하면서, 다른 한 손(오른손)으로 하퇴 원위 외측의 단비골근을 확실히 고정한다. 단비골근의 수축과 함께 근복을 전외측으로 활주 시키듯이 조작하면 단비골근을 수축하기 쉬워진다.

이런 증상에도 사용한다!

내반 염좌의 후유증은 평발이라도 비골근의 기능 저하가 나타나는 증례는 많다. 그러한 증례에서도 이러한 방법은 유효하며 특히 단비골근의 수축을 촉진하고 압통이 소실하면 외측종아치의 지지성이 개선되는 경우가 많다.

3) 운동요법의 결과가 나타나는 증례

이들의 운동요법을 실시하여 동작 시 족부 외측종아치의 강성이 높아지면 하퇴의 전경운동이 가능해지는 예를 나타냈다(▶ 그림 15-13).

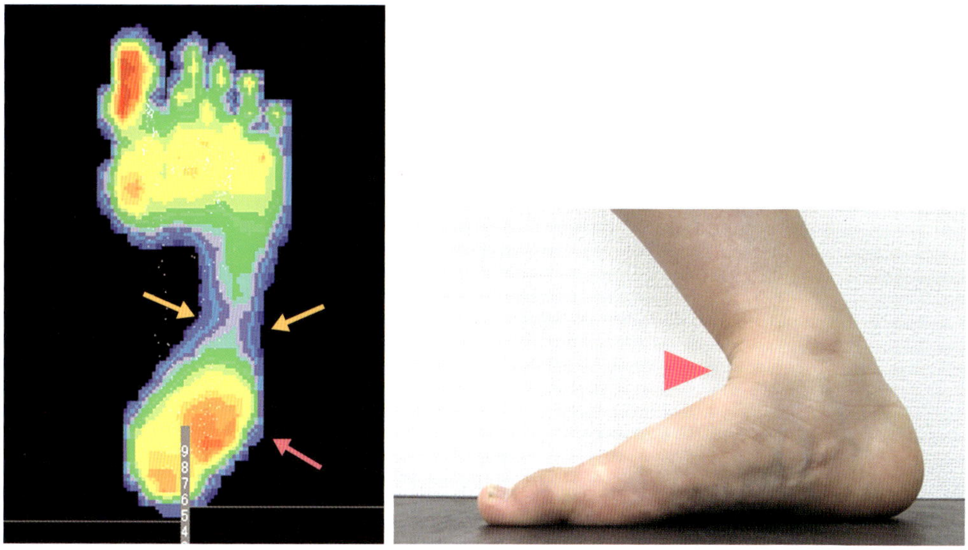

a 치료 전

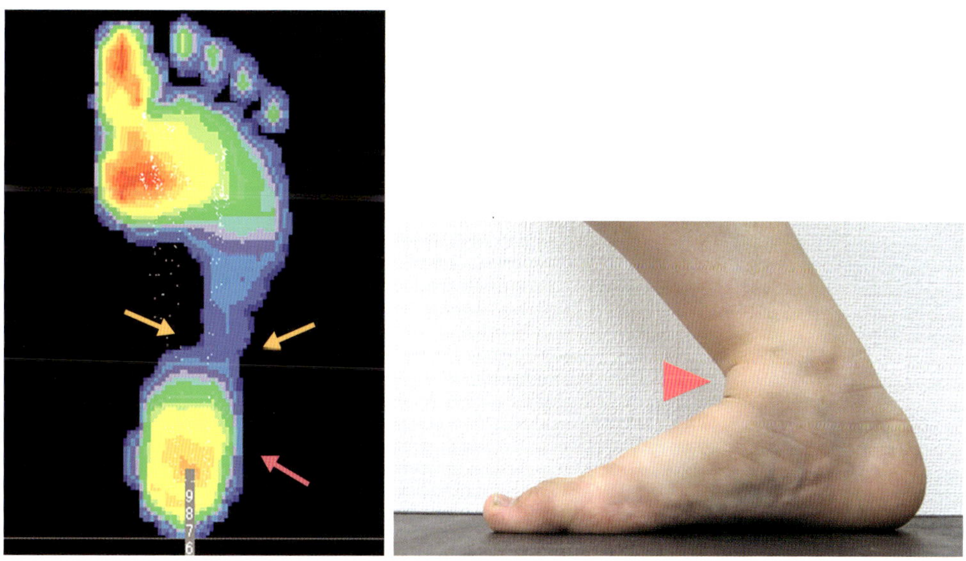

b 치료 후

▶ 그림 15-13 **하퇴 전경운동이 어려운 예와 운동요법으로 인한 변화**

a: 운동요법 실시 전에는 하퇴 전경 시에 종골이 회외하고(붉은색 화살표), 족부 외측종아치가 저하한다(노란색 화살표).

b: 운동요법 실시 후 종골의 회외와 외측종아치의 저하는 보이지 않고 하퇴 전경운동으로 족관절 전면 피부에 주름이 생기는 것을 관찰 할 수 있다(화살표 머리). 부드러운 하퇴 전경운동이 가능하게 되면 보행이나 보행 시에 신체 중심을 전족부로 부드럽게 이동시킬 수 있고 동작의 효율성이 높아진다.

[참고문헌]

1) Beck BR, Osternig LR : Medial tibial stress syndrome. The location of muscles in the leg in relation to symptoms. J Bone Joint Surg Am 76 : 1057－1061, 1994

2) Mack RP : American Academy of Orthopaedic surgeons Symposium on the foot and leg in running sports. pp1－29, Mosby, St Louis, 1982

3) Cavanagh PR, Lafortune MA : Ground reaction forces in distance running. J Biomech 13 : 397－406, 1980

4) 横江清司：ランナー膝．整形・災害外科25：1825－1831，1982

5) 亀山　泰，横江清司：ランニングにおける母趾MTP関節の動作解析．日本臨床バイオメカニクス学会誌17：451－455，1996

6) 森　於菟，小川鼎三，大内　弘，他：分担解剖学Ⅰ，第11版．pp403－411，金原出版，1982

7) Semple R, Murley GS, Woodburn J, et al : Tibialis posterior in health and disease : a review of structure and function with specific reference to electromyographic studies. J Foot Ankle Res 2 : 24, 2009

8) Keenan MA, Peabody TD, Gronley JK, et al : Valgus deformities of the feet and characteristics of gait in patients who have rheumatoid arthritis. J Bone Joint Surg Am 73 : 237－247, 1991

9) 平野佳代子，井戸田仁，畑川猛彦，他：足関節周囲筋群へのエクササイズが足部アーチに及ぼす影響．東海スポーツ傷害研究会会誌29：37－39，2011

10) Murley GS, Buldt AK, Trump PJ, et al : Tibialis posterior EMG activity during barefoot walking in people with neutral foot posture. J Electromyogr Kinesiol 19 : e69－e77, 2009

11) 工藤慎太郎，颯田季央，久田智之：後脛骨筋の表面筋電図の電極貼付位置の妥当性について―超音波画像を用いて．理学療法科学28(suppl 3)：14，2013

12) Oh SJ, Kim YH, Kim SK, et al : Painful os peroneum syndrome presenting as lateral plantar foot pain. Ann Rehabil Med 36 : 163－166, 2012

13) 堀口正治(著)，佐藤達夫・秋田恵一(編)：日本人のからだ―解剖学的変異の考察．p125，東京大学出版，2000

찾아보기

한글 찾아보기

ㄱ

ㄴ

ㅇ

ㅈ

ㅊ • ㅋ

ㅌ • ㅍ

ㅎ

영문 찾아보기

I

J • K • L

M

N • O

P

Q • R

S

T

U・V

W・Z

기타